婴幼儿托育、教育与保育精品教材

婴幼儿
生理基础

主审　刘　娟
主编　肖　艳　欧阳叶

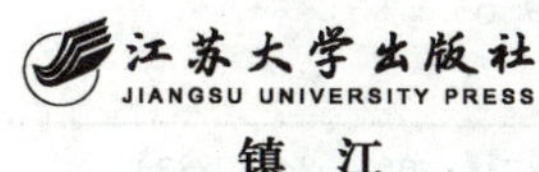

镇　江

内 容 提 要

本书以学生为主体，对接行业需求，兼顾专业知识传授、职业能力培养和职业素养培育，以“实用为主、够用为度”为原则，系统阐述婴幼儿生理的相关知识。全书包括绪论，以及婴幼儿的运动系统、婴幼儿的循环系统、婴幼儿的呼吸系统、婴幼儿的消化系统、婴幼儿的泌尿系统、婴幼儿的生殖系统、婴幼儿的内分泌系统、婴幼儿的神经系统和婴幼儿的感觉器官 9 个项目。

本书结构清晰，内容全面，体例新颖，集科学性、完整性、实用性和适用性于一体，可作为职业院校婴幼儿托育、教育与保育类专业的教材。

图书在版编目（CIP）数据

婴幼儿生理基础 / 肖艳，欧阳叶主编. -- 镇江 ：江苏大学出版社，2025.1

ISBN 978-7-5684-2109-6

Ⅰ. ①婴… Ⅱ. ①肖… ②欧… Ⅲ. ①婴幼儿一生理卫生一高等职业教育一教材 Ⅳ. ①R720.1

中国国家版本馆 CIP 数据核字(2024)第 021973 号

婴幼儿生理基础

Ying-you'er Shengli Jichu

主　　编 / 肖　艳　欧阳叶

责任编辑 / 柳　艳

出版发行 / 江苏大学出版社

地　　址 / 江苏省镇江市京口区学府路 301 号（邮编：212013）

电　　话 / 0511-84446464（传真）

网　　址 / http://press.ujs.edu.cn

排　　版 / 北京时代华都印刷有限公司

印　　刷 / 北京时代华都印刷有限公司

开　　本 / 787 mm×1 092 mm　1/16

印　　张 / 15

字　　数 / 347 千字

版　　次 / 2025 年 1 月第 1 版

印　　次 / 2025 年 1 月第 1 次印刷

书　　号 / ISBN 978-7-5684-2109-6

定　　价 / 49.80 元

如有印装质量问题请与本社营销部联系（电话：0511-84440882）

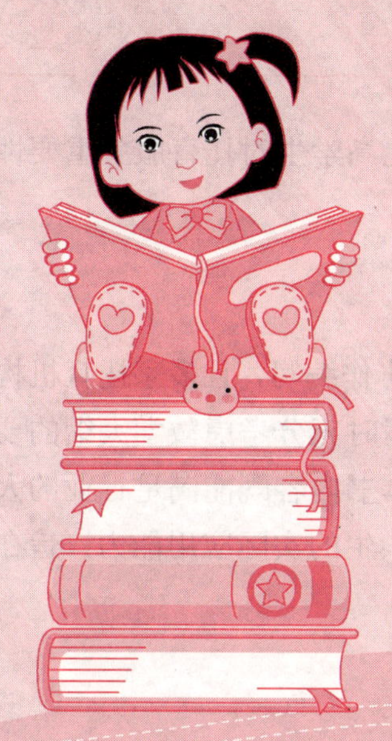

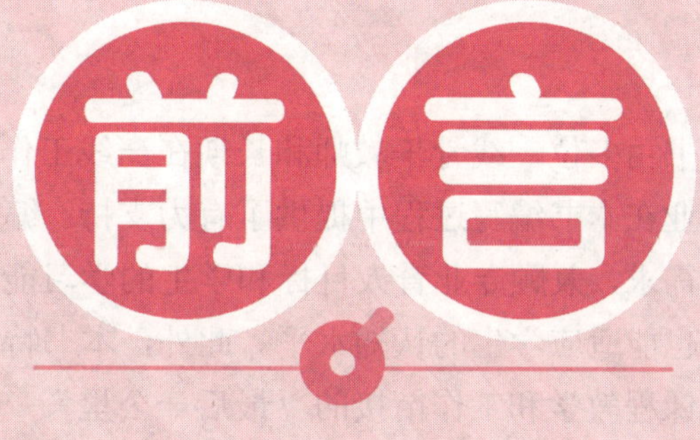

前言

2022年11月19日，国家卫生健康委办公厅印发《3岁以下婴幼儿健康养育照护指南（试行）》（以下简称《指南》）。《指南》指出，婴幼儿时期是儿童生长发育的关键时期，这一时期大脑和身体快速发育。为婴幼儿提供良好的养育照护和健康管理，有助于儿童在生理、心理和社会能力等方面得到全面发展，为儿童未来的健康成长奠定基础。《指南》强调，理念是行动的先导，科学的养育照护理念是促进婴幼儿健康成长的重要保障。在养育照护中，照护者要遵循婴幼儿生长发育的规律，尊重个体特点和差异，不盲目攀比，避免揠苗助长。

鉴于此，我们在深入调研、分析和讨论后，精心策划和编写了《婴幼儿生理基础》。本书旨在通过科学的体系、简洁的语言和丰富的实践活动，帮助学生树立科学的婴幼儿照护理念，提高婴幼儿照护能力和水平，为婴幼儿提供更为全面、专业的照护和教育，从而促进婴幼儿托育服务行业的高水平发展。

本书特色

一、立德树人，铸魂育人

党的二十大报告指出："育人的根本在于立德。"本书秉承"立德树人，铸魂育人"的理念，注重"德技并修、知行合一"育人目标的实现，在编写过程中以润物细无声的方式对学生进行素质教育，以落实立德树人的根本任务。例如，在项目首页的"学习目标"中设置"素质目标"，旨在引导学生努力成长为品德高尚、富有爱心、敬业奉献、素质优良的婴幼儿照护服务者；正文中穿插"幼有善育"模块，介绍我国托育服务行业的政策支持和发展趋势等，以增强学生对托育工作的归属感和荣誉感，提高学生对托育服务重要性的认识。

二、校企联动，职业引领

本书由多位一线骨干教师和长期在一线工作的从业人员协作编写，且多家托育机构及相关企业在本书编写过程中提供了有力支持。编写人员在编写时充分考虑教学大纲的要求与岗位需求，兼顾专业育人目标和学生的学习能力，以确保本书内容既能满足行业的人才需求，也能适应学生的认知水平。此外，本书特别强调提升学生的实际应用能力，旨在打通学校课程教学和工作衔接的“最后一公里”。

三、全新理念，全新形式

在编写本书时，我们始终遵循“必需、够用、实用”的原则，力求突出“以学生为中心”，突出“教、学、做”一体，注重培养学生观察、分析和解决实际问题的能力，并以此创新本书编写形式。全书采用项目式编写形式，每个项目按照“项目导读→学习目标→项目导入→知识讲解→项目检测→项目实践→项目评价”的形式展开。

项目导读： 简明扼要地讲述项目设计的背景等，引出项目的主要内容。

学习目标： 列明“知识目标”“能力目标”“素质目标”，帮助学生明确学习方向。

项目导入： 选用能突出反映项目知识的经典案例，通过提出问题激发学生的兴趣，使学生带着问题，有目的地开始新知识的学习。

知识讲解： 遵循“实用为主、够用为度”的原则，语言精练，重点突出。同时，文中穿插“课堂互动”“知识窗”“小贴士”等多种模块，拓展学生的知识宽度，提升学生的课堂参与度和活跃度。

项目检测： 设置单项选择题、填空题和简答题，考查学生对相关知识的掌握程度，帮助学生查漏补缺。

项目实践： 设置形式多样、内容丰富的实践活动，引导学生独立思考、自主学习、主动实践、大胆探究，真正做到学以致用。

项目评价： 以自评、互评与师评相结合的方式，从能力、知识和素养三个方面对学生的综合能力进行评价，以使学生获得真实、全面的关于自身学习情况的反馈信息，进而有针对性地改进和提升。

四、平台支撑，资源丰富

本书配有丰富的数字资源，读者可以借助手机或其他移动设备扫描二维码观看微课视频，也可以登录文旌综合教育平台“文旌课堂”查看和下载本书配套资源，如教学课件、课后习题答案等。读者在学习过程中有任何疑问，都可以登录该平台寻求帮助。

此外，本书还提供了在线题库，支持“教学作业，一键发布”，教师只需通过微信或

“文旌课堂”App 扫描扉页二维码，即可迅速选题、一键发布、智能批改，并查看学生的作业分析报告，提高教学效率、提升教学体验。学生可在线完成作业，巩固所学知识，提高学习效率。

本书由刘娟担任主审，肖艳、欧阳叶担任主编，罗敏芳、李晓燕、刘丹维、冉鑫源、陈崇燕、邓菲妮担任副主编。由于编者水平有限，书中难免存在疏漏和不妥之处，诚请广大读者批评指正。

特别说明：

（1）本书在编写过程中，参考了大量资料并引用了部分内容和图片。这些引用的资料大部分已获授权，但由于部分资料来自网络，我们暂时无法联系到原作者。对此，我们深表歉意，并欢迎原作者随时与我们联系，我们将按规定支付稿酬。

（2）本书所选案例均来源于真实事件，但为了避免引起不必要的误会，部分人物使用了化名。

（3）本书没有注明资料来源的案例均为编者根据真实事件改编。

本书配套资源下载网址和联系方式

网址：https://www.wenjingketang.com

电话：400-117-9835

邮箱：book@wenjingketang.com

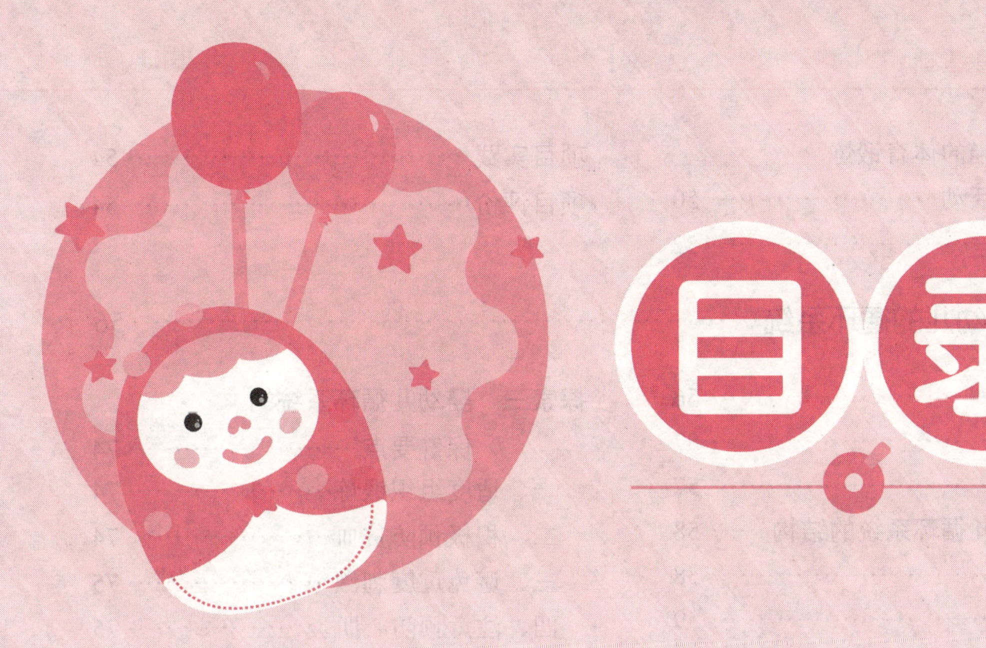
目录

绪 论

婴幼儿自出生起就已具备人体的基本结构和功能，但婴幼儿并非成人的简单缩小版，他们有自己独特的生理特点。只有深入探究婴幼儿身体的结构和功能，才能把握其在不同生长阶段的特有表现与发展变化，进而制订更为科学合理的保育教育策略，确保婴幼儿健康成长。

一、人体的结构

人体由细胞、组织、器官和系统构成。

（一）细胞

细胞是人体结构和功能的基本单位，由质膜、细胞质和细胞核构成，如图 0-1 所示。

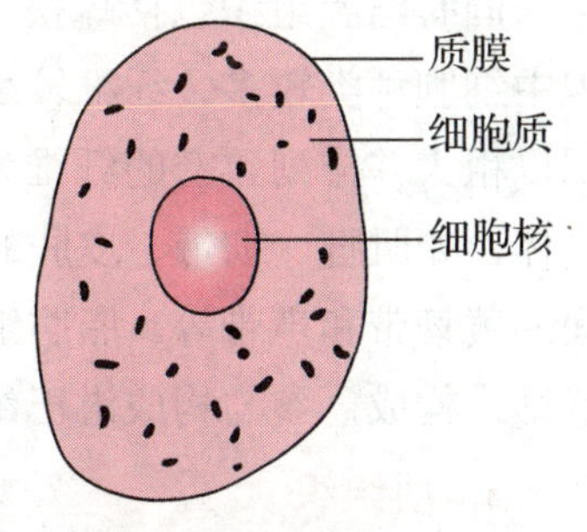

图 0-1　细胞的结构

质膜是指将细胞内外环境分开的一层膜，可为细胞的生命活动提供相对稳定的内部环境，并具有物质转运和信号传导等重要功能。

细胞质是指质膜以内、细胞核以外的部分，包括细胞质溶胶、细胞器和细胞骨架等结构。细胞质溶胶是指均质、半透明的液态成分，含有多种酶。细胞骨架是指与保持细胞形态结构和细胞运动有关的纤维网络。细胞器是指具有一定形态、执行特定功能的结构，如线粒体、核糖体、内质网和高尔基体等。细胞质是细胞新陈代谢的主要场所。

细胞核是细胞遗传与代谢的调控中心，由核被膜、染色质、核仁和核基质构成，如图 0-2 所示。

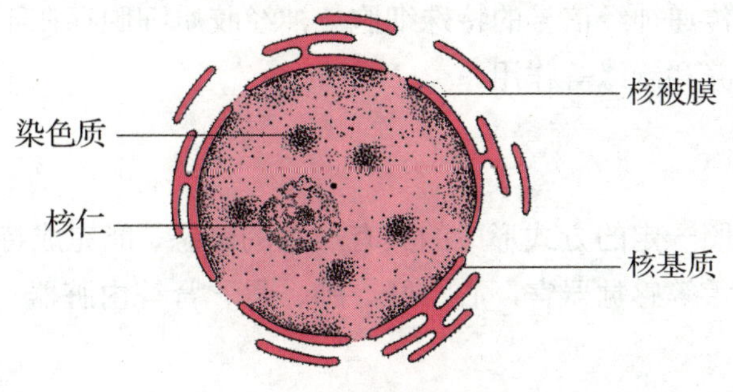

图 0-2　细胞核的结构

（二）组织

在细胞与细胞之间，有一些非细胞形态的物质，这些物质称为细胞外基质。具有相同结构和功能的细胞与细胞外基质联合在一起形成细胞群，这样的细胞群称为组织。人体组织一般分为上皮组织、结缔组织、肌组织和神经组织四种基本类型。

1. 上皮组织

上皮组织由大量形态规则、排列密集的上皮细胞和少量的细胞外基质构成。根据分布和功能，上皮组织可分为被覆上皮和腺上皮两大类。被覆上皮被覆于体表，或内衬于体腔和空腔脏器的内表面，具有保护、吸收、分泌和排泄等功能；腺上皮构成各种腺体，具有分泌功能。

2. 结缔组织

结缔组织由细胞和大量的细胞外基质构成，是人体中一种支持、连接、保护其他组织和器官的重要组织类型。广义的结缔组织包括血液、淋巴、固有结缔组织、软骨组织和骨组织，一般所说的结缔组织仅指固有结缔组织。

固有结缔组织包括疏松结缔组织、致密结缔组织、脂肪组织和网状组织。疏松结缔组织中细胞种类较多、纤维较少，排列稀疏，广泛分布于器官之间和组织之间。致密结缔组织以粗大并排列致密的纤维为主要成分，细胞较少。绝大多数致密结缔组织以胶原纤维为主体，如肌腱、韧带、皮肤的真皮及一些器官的被膜等；少数以弹性纤维为主体，如椎弓间的黄韧带和声带等。脂肪组织主要由大量脂肪细胞群集构成。网状组织由网状细胞和网状纤维构成，参与构成淋巴组织和造血组织。

3. 肌组织

肌组织主要由具有收缩功能的肌细胞构成。肌细胞呈细长纤维状，故又称肌纤维，其质膜称为肌膜，细胞质称为肌质。肌纤维之间有少量的结缔组织，对肌组织具有支持、营养和连接等作用。根据结构和功能，肌组织可分为骨骼肌、心肌和平滑肌。

4. 神经组织

神经组织由神经细胞和神经胶质细胞构成，是神经系统最主要的组成成分。神经细胞又称神经元，是负责传递神经信号的特殊细胞。神经胶质细胞存在于神经元周围，对神经元起支持、保护、营养和绝缘等作用。

（三）器官

由不同的组织按照一定的方式形成的具有一定的形态、能完成特定功能的结构称为器官，如眼、耳、鼻、舌等感觉器官，心、肝、肺、胃、肾等内脏器官。

（四）系统

按照一定的顺序结合在一起，共同执行某种特定的功能，在结构和功能上有密切联系的许多器官的总和，称为系统。人体有运动系统、循环系统、呼吸系统、消化系统、泌尿系统、生殖系统、内分泌系统、神经系统和感觉器官九大系统。各系统相互影响，相互依存，既有一定的独立性，又有严密而完整的统一性，在神经系统和内分泌系统的支配和协调下，完成各种生命活动。

二、人体的内环境

构成人体的绝大多数细胞并不与外界直接接触，而是生存于细胞外液（包括血浆、组织液、淋巴和脑脊液等）中。细胞从细胞外液中摄取新陈代谢所需的氧和营养物质，同时将二氧化碳和代谢废物排到细胞外液中，再通过呼吸和排尿等途径排出体外。因此，细胞外液构成细胞生存的环境，被称为内环境。

知识窗

体 液

人体内的液体统称体液。体液可分为两部分：约 2/3 的体液分布在细胞内，称为细胞内液；其余的 1/3 分布在细胞外，称为细胞外液。需要注意的是，体内有些液体，如胃内、肠道内、汗腺管内、尿道内和膀胱内的液体，是与外环境连通的，不属于细胞外液。

婴幼儿刚出生时体液约占体重的 78%，1 岁时约占 70%，2～3 岁时约占 65%，成人的体液约占体重的 60%。婴幼儿因为体液占比更大，所以对水的需求量也更大。

人体内环境的理化性质（如温度、酸碱度和各种液体成分等）保持相对稳定的状态，称为内环境的稳态，简称“稳态”。稳态是一种动态平衡，即机体在一定范围内变动但又保持相对稳定。例如，人的正常体温总是在 37℃上下波动，但波动幅度不超过 1℃。稳态是细胞进行正常生理活动的重要保证，也是机体维持正常生命活动的必要条件。

小贴士

目前关于稳态的概念不再局限于内环境的理化性质，也可扩大到人体内从细胞分子水平、器官和系统水平到整体水平的各种生理活动在神经和体液等的调节下保持相对稳定的状态，如血压的稳态。

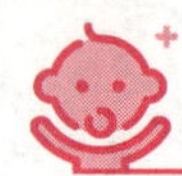

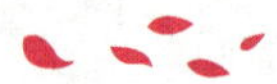

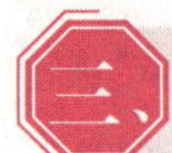

三、人体生理功能的调节

人体具有完善的调节机制，当人体处于不同的生理情况或外界环境发生变化时，各器官和系统的功能活动可受到调节，以维持稳态。人体生理功能的调节方式主要有三种，分别是神经调节、体液调节和自身调节。

（一）神经调节

神经调节是指机体通过神经系统调节各种功能活动的方式，是人体最重要的调节方式。例如，人们看到食物或进食时引起唾液腺分泌的过程，就是神经调节。神经调节具有反应迅速、持续时间短、作用部位局限和精确性高等特点。

（二）体液调节

体液调节是指机体通过体液（如血液和组织液等）中的某些化学物质（如激素和代谢产物等）调节各种功能活动的方式。例如，当血糖水平升高时，胰岛 B 细胞分泌胰岛素降低血糖的过程，就是体液调节。体液调节以激素调节为主，具有反应缓慢、持续时间长、作用部位广泛和精确性低等特点。

（三）自身调节

自身调节是指某些细胞、组织和器官不依赖于神经和体液的作用，而是凭借自身内在特性对刺激产生特定的适应性反应的一种调节方式。例如，当动脉血压突然升高时，血管平滑肌受到牵张刺激，血管收缩，血流量减少，血压降低的过程，就是自身调节。自身调节具有调节幅度小、灵敏度低和影响范围局限等特点。

四、婴幼儿生长发育的特点

人的生长发育是指从受精卵到成人的成熟过程。生长是指身体各器官、系统体积和重量增长的过程，是机体在量的方面的变化，如身高、体重、头围和胸围等的变化。发育是指细胞、组织和器官的结构与功能不断完善的过程，是机体在质的方面的变化。

婴幼儿的生长发育是一个连续渐进的动态过程，不应被人为地割裂认识。同时，随着年龄增长，婴幼儿的解剖结构和生理功能又会在不同的阶段表现出与年龄相关的特点。

（一）生长发育的连续性和阶段性

生长发育是一个连续的过程，这个过程从新生儿期开始，一直持续到青春期甚至成年期。在这个过程中，婴幼幼儿的身高、体重和器官功能等都在不断地发展变化。这种连续

性体现为每一个生长阶段都是前一个阶段的延续和扩展，每一个新的发展阶段都建立在前一个阶段的基础上。

同时，生长发育也表现出明显的阶段性。不同年龄段婴幼儿的生长发育速度、特点和重点有所不同。例如，1 岁以下婴儿的生长发育主要集中在体重和身高的快速增长上；而 1 岁以上的幼儿，除了体重和身高继续增长外，其运动能力和语言能力等也开始迅速发展。

（二）生长发育的程序性

婴幼儿的生长发育有一定的程序性，一般遵循由低级到高级、由简单到复杂的规律。例如，婴幼儿各器官和系统的功能越来越完善，动作能从坐、站和走等低级动作，发展到跑和跳等高级动作；认知能从简单的视觉、听觉和触觉等，发展到复杂的分析和判断等。

（三）生长发育的不均衡性

1. 身体各部位生长发育的不均衡性

在婴幼儿的整个生长发育过程中，身体各部位的生长发育速度不一致。一般来说，至成年，头颅的增长幅度最小，约增长 1 倍；躯干约增长 2 倍；上肢约增长 3 倍；下肢的增长最为显著，约增长 4 倍。这种不均衡性使得人体的形态从出生时的头大、四肢短，逐渐转变为成年期的头小、四肢长。

2. 各系统生长发育的不均衡性

各系统的生长发育呈现出不同的趋势，表现为有快有慢、有早有晚。神经系统的生长发育速度非常快。例如，脑的重量在出生时就已经达到成人的 25%左右，到 6 周岁时，已经接近成人的 90%。淋巴系统在婴幼儿期迅速生长发育，并在青春期前达到高峰。生殖系统在婴幼儿期基本处于静止状态，直到青春期开始后，才迅速生长发育。运动系统、呼吸系统和消化系统等的生长发育速度相对较慢。

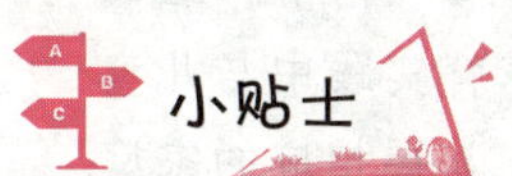

尽管婴幼儿各系统的生长发育时间和速度各不相同，但机体是统一的整体，各系统的发育并非孤立地进行，而是互相联系、互相影响、互相适应的，且任何一种起积极作用的因素都可促进多个系统的发育。例如，适当的体育锻炼不仅能促进运动系统的发育，还能促进呼吸系统、循环系统和神经系统的发育。

（四）生长发育的个体差异性

婴幼儿在生长发育过程中，由于受遗传、环境和营养等多种因素的影响，不同个体在身体形态和机体功能等方面存在着明显的差异，表现出高矮、胖瘦和强弱等的不同。即使同年龄、同性别的婴幼儿，生长发育水平和速度等也各不相同。

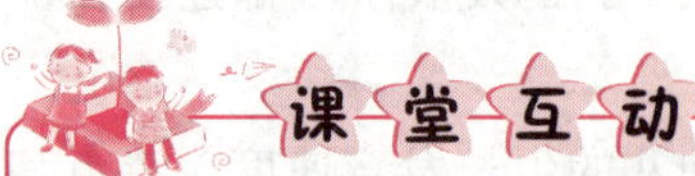

人们常说："一母生九子，九子各不同。"你怎么理解这句话？

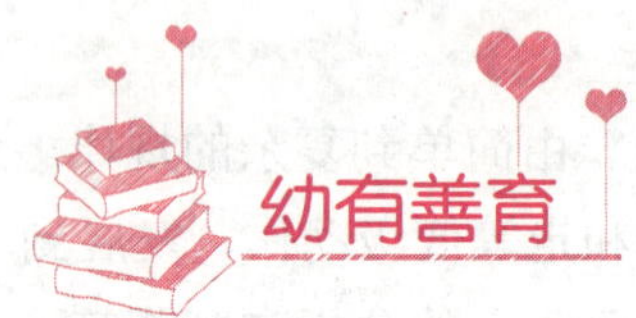

护苗行动，国家先行

为提升儿童健康水平，促进儿童早期发展，加强婴幼儿养育照护指导，国家卫生健康委办公厅于 2022 年 11 月 19 日印发《3 岁以下婴幼儿健康养育照护指南（试行）》（以下简称《指南》）。

婴幼儿时期是儿童生长发育的关键期，这一时期大脑和身体快速发育。《指南》聚焦 0 至 3 岁这一关键阶段，强化医疗机构通过养育风险筛查与咨询指导、父母课堂、亲子活动和随访等形式，指导养育人掌握科学育儿理念和知识，为婴幼儿提供良好的养育照护和健康管理，为儿童未来的健康成长奠定基础。

父母是婴幼儿养育照护和健康管理的第一责任人。《指南》明确要求养育人应定期带婴幼儿接受国家基本公共卫生服务项目 0 至 6 岁儿童健康检查，接受医疗机构儿童保健人员的指导，学习掌握儿童生长发育知识和技能，不断提高科学育儿能力。同时，要主动关注自身健康，定期体检，及时发现和缓解养育焦虑，保持身心健康。

科学的养育照护和健康管理是促进婴幼儿健康成长的重要保障。《指南》强调养育人要学习并掌握养育照护和健康管理的各种技能和方法，在养育实践中与儿童同步成长；通过指导，使养育人了解、辨识婴幼儿常见健康问题，掌握相应的家庭护理技能；遵循婴幼儿生长发育规律和特点，尊重个体特点和差异，为婴幼儿提供科学的养育照护，促进儿童早期发展。

《指南》结合我国实际，从生长发育监测、营养与喂养、交流与玩耍、生活照护、伤害预防、常见健康问题的防控及照护等六个方面，着力促进婴幼儿全面发展，要求儿童保健人员为婴幼儿养育人提供咨询指导，提高养育人养育照护技能，促进儿童早期在生理、心理和社会适应能力方面得到全面发展。

资料来源：朱英，《国家卫健委印发〈3 岁以下婴幼儿健康养育照护指南（试行）〉》，中国政府网，2022-11-29，有改动

项目一

婴幼儿的运动系统

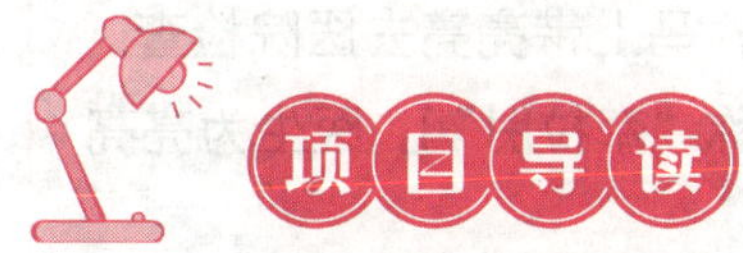

项目导读

运动系统涉及一系列复杂的生物力学和生理学过程，这些过程在人们的日常生活中起着至关重要的作用。从简单的身体运动，如坐、爬、站、走和跑，到复杂的运动技能，如打篮球、游泳、跳舞和骑自行车等，都离不开运动系统的支持。可见，运动系统的发育是一个既复杂又精细的过程。照护者只有深入探究婴幼儿运动系统结构和功能的特点，才能为婴幼儿提供更科学、更合理的照护和指导，从而有助于婴幼儿的健康成长。

本项目将详细讲解婴幼儿骨、骨连结和骨骼肌三个运动系统主要组成部分的结构和功能，以及它们如何在系统层面协同工作完成各种运动。

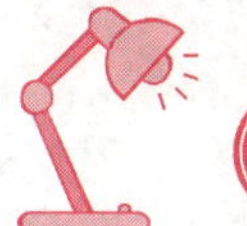

学习目标

知识目标：

- 掌握婴幼儿骨、骨连结和骨骼肌的结构与功能。
- 掌握婴幼儿运动系统的发育特点。
- 熟悉婴幼儿运动系统的保健要点。

能力目标：

能够根据婴幼儿运动系统的发育特点开展有效的保育教育活动，合理组织婴幼儿进行体育锻炼和户外活动。

素质目标：

树立“以婴幼儿为本”的理念，尊重婴幼儿的年龄特点和成长规律，注重婴幼儿发展的整体性和连续性。

项目导入

2 岁半的亮亮跑着玩时脚底被绊了一下，一旁的妈妈赶紧拉住了他的右臂。没想到亮亮却大哭起来，直喊胳膊痛。妈妈以为是自己用力过大捏痛了亮亮，于是哄了亮亮几句便去忙其他事情了。过了一会儿，妈妈发现亮亮无法抬起右手拿玩具，右肘被碰到就会喊痛，更不让碰右手。妈妈这才意识到事情不对，马上带亮亮去医院检查。经检查，医生诊断亮亮的右臂发生了桡骨小头半脱位（俗称“牵拉肘”）。医生为亮亮实施了手法复位，亮亮的手臂很快就恢复了正常。

请问：亮亮只是被拉了一下，为何就发生了牵拉肘？在日常生活中，照护者还应注意哪些类似问题？

运动系统由骨、骨连结和骨骼肌组成，具有支持、保护和运动等功能。全身各骨借助骨连结组成骨骼，构成人体的支架，具有支撑身体和保护内脏等作用；骨骼肌附着于骨，在神经的支配下收缩和舒张，牵引骨以骨连结为支点产生运动。

探索一　婴幼儿骨的结构和功能特点

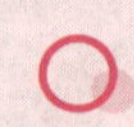

一、骨概述

骨是指以骨组织为主体构成的坚硬器官。新生儿有 305 块骨，随着生长发育，有些骨愈合，骨的数量逐渐减少，成人共有 206 块骨。

（一）骨的分类

根据形态，骨可分为长骨、短骨、扁骨和不规则骨。

1. 长骨

长骨呈长管状，有一体两端。体又称骨干，内有骨髓腔；两端膨大部分称为骨骺，其表面有光滑的关节面。长骨主要分布于四肢，在运动中起杠杆作用。

2. 短骨

短骨呈立方形或短柱状，多成群分布于连接牢固且运动灵活的部位，如手和脚等部位。

3. 扁骨

扁骨扁薄，呈板状，主要参与构成人体的各种骨性体腔，如颅腔、胸腔和盆腔等，对脏器具有保护作用。

4. 不规则骨

不规则骨形态不规则，多参与构成人体的特殊结构，功能多样，如椎骨和下颌骨等。

（二）骨的结构

骨由骨膜、骨质和骨髓构成，如图 1-1 所示。

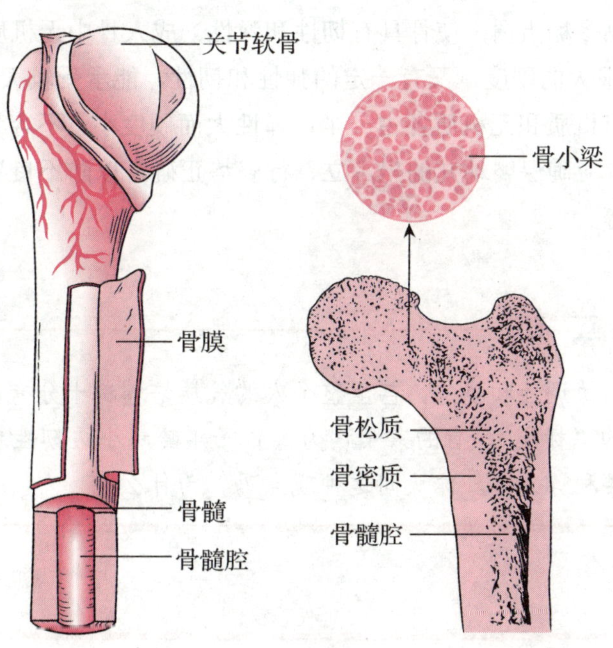

图 1-1　骨的结构

1. 骨膜

骨膜由致密结缔组织构成，覆盖在除关节之外的整个骨表面。骨膜含有丰富的血管和神经，对骨具有营养、再生和感觉等作用。骨膜内含有成骨细胞和破骨细胞，分别具有产生新骨质和破坏旧骨质的功能，对骨的生长和损伤后修复具有重要作用。

婴幼儿的骨膜较厚、血管丰富，骨的血液供应比成人充足，成骨细胞和破骨细胞非常活跃，使骨不断增长、加粗。因此，婴幼儿如果发生骨折，愈合较快，而且年龄越小，愈合越快。

2. 骨质

骨质由骨组织构成，分为骨密质和骨松质。骨密质分布于骨的外层，致密而坚硬，抗压力强；骨松质呈蜂窝状，由相互交织的骨小梁排列而成，分布于骨的内部，因骨小梁的排列与骨所承受的压力和张力的方向一致，所以骨能承受较大的压力。

3. 骨髓

骨髓填充于长骨的骨髓腔和骨松质的间隙内，分为红骨髓和黄骨髓两种。红骨髓是造血的场所，黄骨髓含有大量的脂肪组织，没有造血功能。婴幼儿的骨髓全是红骨髓，从5～7岁开始，红骨髓逐渐被脂肪组织替代变成黄骨髓。成人仅有长骨骨骺、胸骨、髌骨、肋骨和椎骨的骨松质内存在红骨髓。

（三）骨的成分

骨由无机质和有机质构成。无机质主要是碱性磷酸钙，使骨具有硬度和脆性；有机质主要是胶原纤维和黏多糖蛋白，使骨具有韧性和弹性。成人骨中无机质与有机质的比例约为7∶3，使骨既有很大的硬度，又有一定的弹性和韧性，能承受较大的压力而不变形。

婴幼儿的骨中有机质和无机质各占一半，弹性大而硬度小，不容易折断，但容易弯曲变形。因此，照护者应确保婴幼儿的坐、立、行姿势正确，以防不良姿势造成骨畸形，引起驼背和脊柱侧弯等。

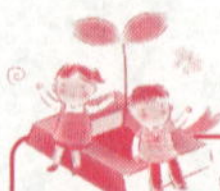

课堂互动

舞蹈对人体的协调性和姿态，甚至整个人的气质培养都十分有益。如今，学跳舞几乎成为小朋友的“标配”。有的家长认为，孩子年龄越小柔韧性越好，因此可以早早地让其学习下腰和劈叉等。你认同这种观点吗？为什么？

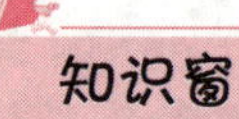

知识窗

青枝骨折

青枝骨折多见于婴幼儿。婴幼儿的骨中含有较多的有机质，弹性较大，而且骨的外膜比较厚，因此不容易折断。婴幼儿发生骨折时，肢体常会出现与植物青枝一

样折而不断的现象，即骨折部位仍有骨膜相连，这种特殊的骨折称为青枝骨折。青枝骨折的症状往往较轻，容易被忽视，如果未能得到及时的治疗和矫正，变形的骨可随婴幼儿长大而定型，出现骨干弯曲，这甚至可能会影响婴幼儿的关节功能。

二、躯干骨

躯干骨包括椎骨、肋骨和胸骨。成人的椎骨有26块，包括7块颈椎、12块胸椎、5块腰椎、1块骶骨和1块尾骨，如图1-2所示；肋骨有12对，分别与相应的胸椎和胸骨相连，如图1-3所示。婴幼儿与成人的区别在于有5块骶椎、3～4块尾椎，成年后，骶椎和尾椎分别融合成1块骶骨、1块尾骨。

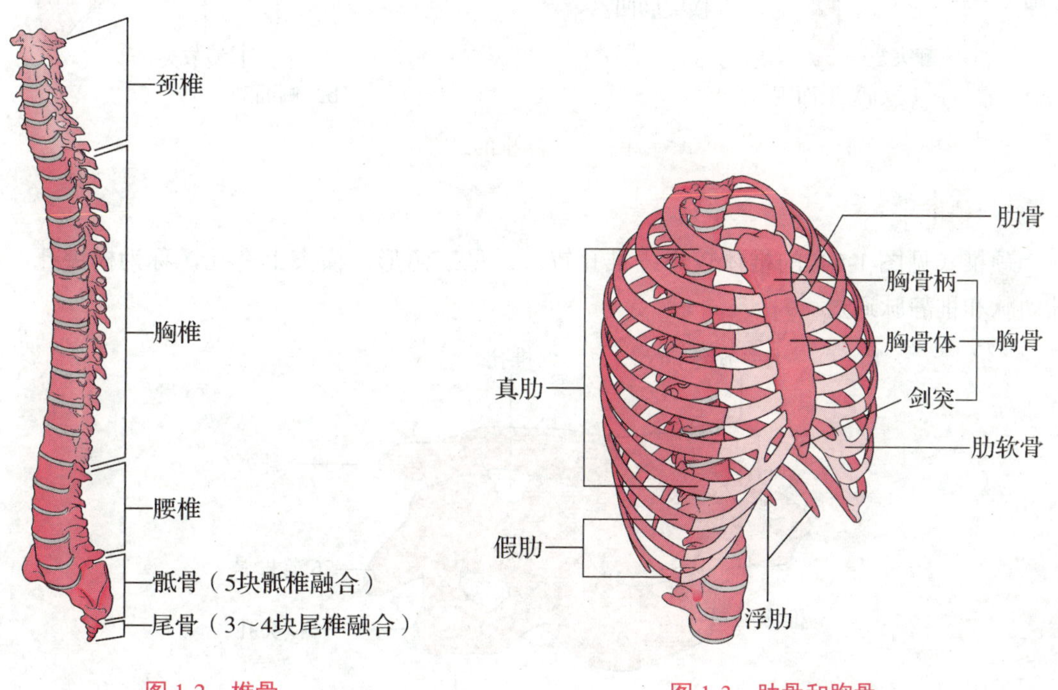

图1-2 椎骨

图1-3 肋骨和胸骨

（一）椎骨

1. 椎骨的一般形态

椎骨一般为不规则骨，典型的椎骨由椎体和椎弓组成。

椎体呈圆柱状，是椎骨承重的主要部分。椎体内部充满骨松质，表面的骨密质较薄，因此易发生压缩性骨折。椎体后面与椎弓共同围成椎孔，所有的椎孔上下贯通，形成椎管，内有脊髓。

趣味识记椎骨的一般形态

椎弓呈半环形，左右对称，前面较窄部分为椎弓根，其上、下缘分别为椎上切迹和椎下切迹。上、下两个相邻椎弓根的椎上切迹和椎下切迹围成椎间孔，内有脊神经根和血管通过。椎弓根向后内扩展变宽，形成椎弓板，两侧椎弓板于中线会合。由椎弓发出 7 个突起，包括 1 个棘突、1 对横突和 2 对关节突，如图 1-4 所示。

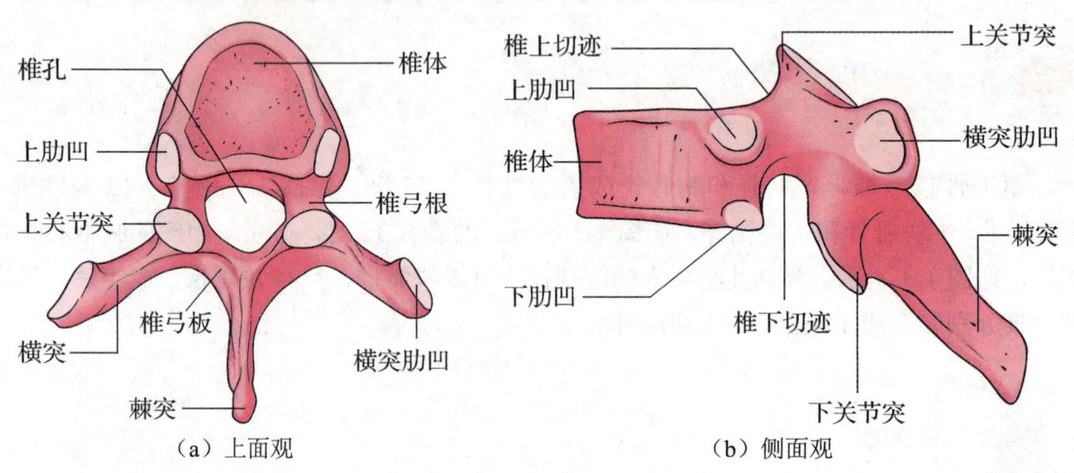

图 1-4　胸椎的形态

2. 颈椎

颈椎（见图 1-5）的椎体较小；椎孔较大，呈三角形；横突上有孔，称为横突孔，有椎动脉和椎静脉通过。

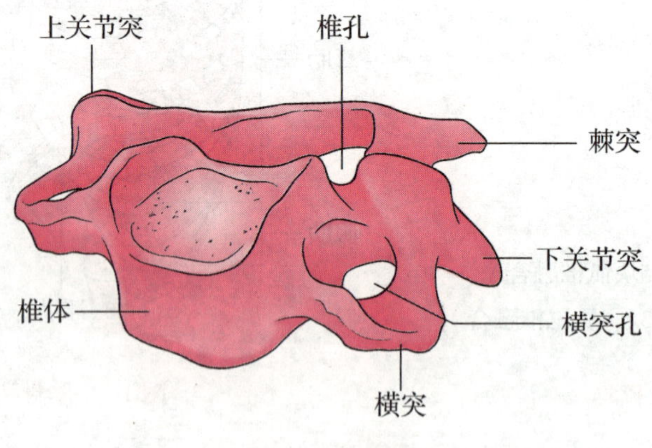

图 1-5　颈椎

第 1 颈椎又称寰椎（见图 1-6），呈环状，无椎体、棘突和关节突，由前弓、后弓及侧块组成。前弓较短，后面正中有齿突凹。

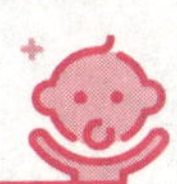

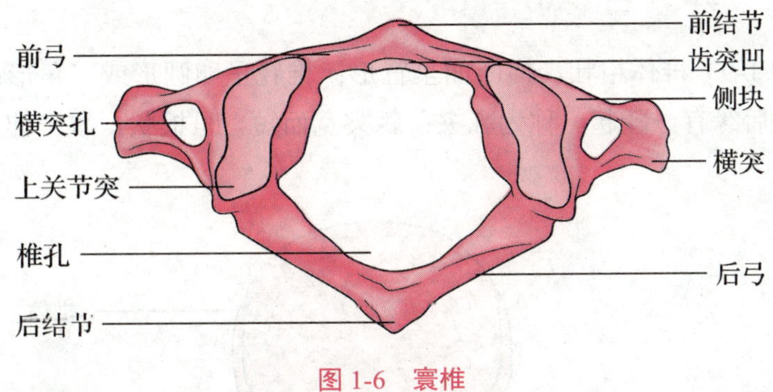

图 1-6　寰椎

第 2 颈椎又称枢椎（见图 1-7），椎体向上伸出齿突，与寰椎齿突凹组成关节。

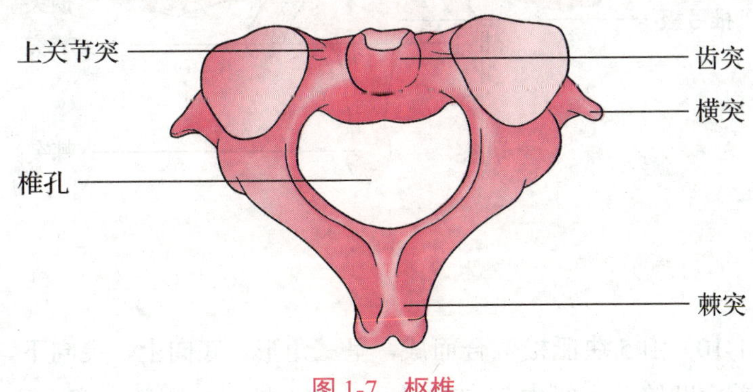

图 1-7　枢椎

第 7 颈椎又称隆椎（见图 1-8），棘突长，末端不分叉（第 2～6 颈椎棘突末端分叉），常作为计数椎骨序数的标志。

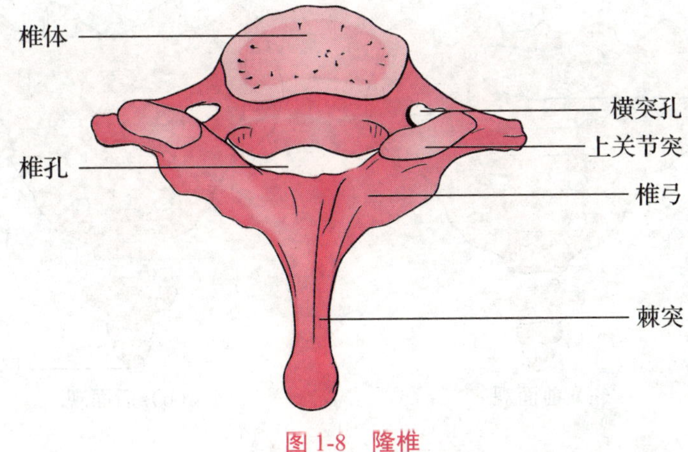

图 1-8　隆椎

3．胸椎

胸椎的椎体自上向下逐渐增大，横断面呈心形。椎体后面两侧有半圆形的上、下肋凹，横突末端的前面有横突肋凹，如图 1-4 所示。胸椎的棘突较长，向后下方倾斜，相邻棘突呈叠瓦状排列。

4. 腰椎

腰椎（见图 1-9）椎体粗壮，横断面呈肾形；椎孔呈卵圆形或三角形；上、下关节突粗大，上关节突后缘有一隆起，称为乳突；棘突宽而短，呈板状，水平伸向后方，各棘突的间隙较宽。

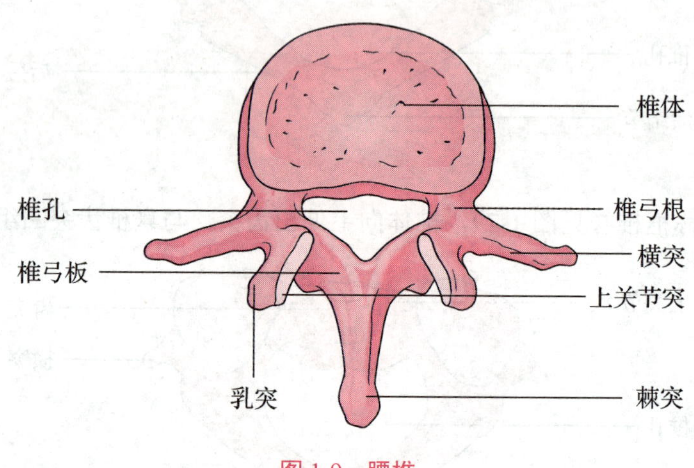

图 1-9 腰椎

5. 骶骨

骶骨（见图 1-10）由 5 块骶椎融合而成，呈三角形，底向上，尖向下，上连第 5 腰椎，下接尾骨。骶骨前面凹陷，上缘中部向前隆凸，称为岬；外侧部上宽下窄，其上部的耳状面与髂骨的耳状面构成骶髂关节。

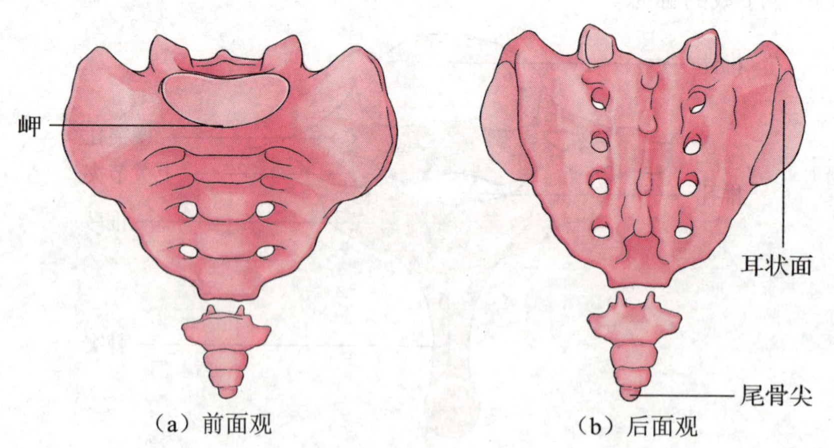

图 1-10 骶骨和尾骨

6. 尾骨

尾骨（见图 1-10）由 3～4 块退化的尾椎融合而成，上接骶骨，下端游离为尾骨尖。跌倒或撞击可能会导致尾骨骨折。

（二）肋

肋由肋骨与肋软骨组成，共 12 对。第 1～7 对肋骨因前端通过肋软骨连接胸骨，称为真肋；第 8～10 对肋骨通过肋软骨连于上位肋软骨形成肋弓，称为假肋；第 11 和 12 对肋骨前端游离，称为浮肋，如图 1-3 所示。

（三）胸骨

胸骨（见图 1-11）位于胸前壁正中，自上而下分为胸骨柄、胸骨体和剑突。胸骨柄上缘正中凹陷，称为颈静脉切迹。胸骨柄和胸骨体连接处微向前突，称为胸骨角，可在体表扪及，两侧平对第 2 肋骨，是计数肋骨的重要标志。

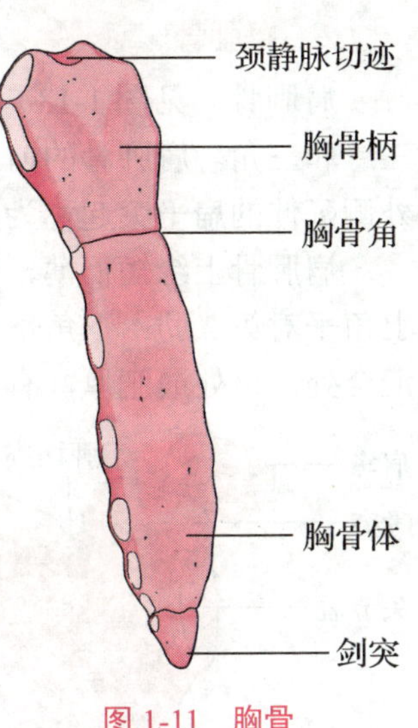

图 1-11　胸骨

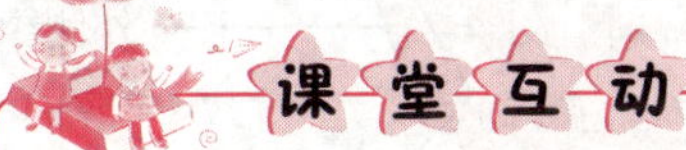

以小组为单位，互相触摸、验证胸骨角的位置，并顺势确认第 2 肋骨、计数所有肋骨。

三、附肢骨

附肢骨包括上肢骨和下肢骨。上肢骨和下肢骨分别由与躯干相连的肢带骨和游离的自由肢骨组成。

（一）上肢骨

上肢每侧有 32 块骨，包括锁骨、肩胛骨、肱骨、尺骨、桡骨和手骨。

1. 锁骨

锁骨（见图 1-12）位于颈、胸交界处，呈“～”形弯曲。锁骨内侧端粗大，为胸骨端；外侧端扁平，为肩峰端。

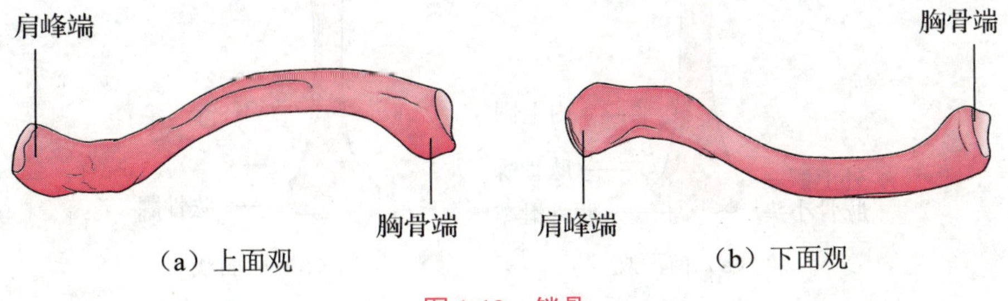

图 1-12　锁骨

2．肩胛骨

肩胛骨（见图 1-13）位于胸廓后面的外上方，是三角形扁骨，左右各一，分为两面、三缘和三角。肩胛骨的前面微凹，称为肩胛下窝。背面有一横嵴，称为肩胛冈。肩胛冈向外侧延伸的扁平突起称为肩峰，肩胛冈上、下方的浅窝分别称为冈上窝和冈下窝。

肩胛骨上缘短而薄，有肩胛切迹和喙突；内侧缘薄而锐利；外侧缘肥厚，临近腋窝。上角平对第 2 肋；下角平对第 7 肋或第 7 肋间隙，易在体表触及；外侧角为外侧缘与上缘汇合处，该处最肥厚，有一朝外侧方的梨形浅窝，称为关节盂。

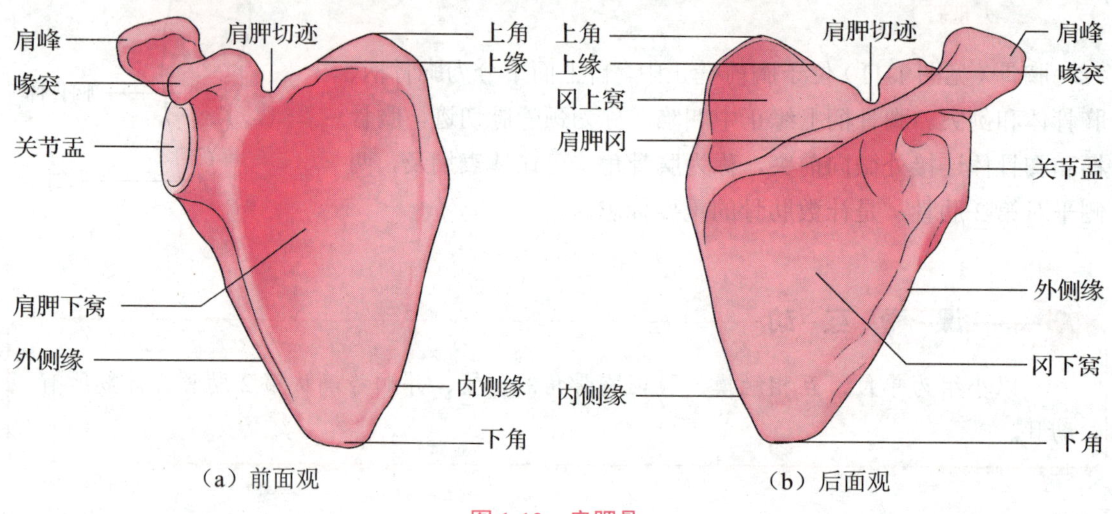

图 1-13　肩胛骨

3．肱骨

肱骨（见图 1-14）是上肢最大的管状骨，分为肱骨体和上、下端。上端是肱骨头，呈半球形隆起；下端较扁，外侧部前面有半球状的肱骨小头，内侧有滑车状的肱骨滑车。肱骨小头外侧和肱骨滑车内侧各有一突起，分别称为外上髁和内上髁。

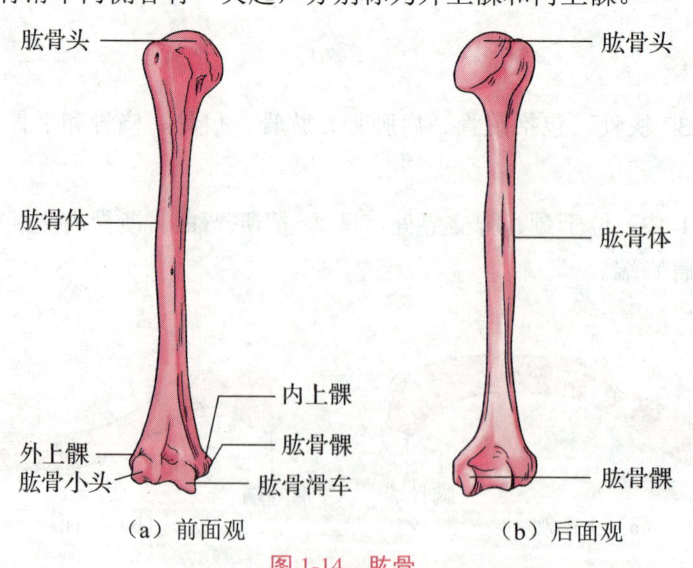

图 1-14　肱骨

4. 尺骨

尺骨（见图 1-15）位于前臂内侧部，上粗下细。尺骨前面有一半圆形深凹，称为滑车切迹，其后上方的突起称为鹰嘴，前下方的突起称为冠突。冠突外侧面有桡切迹，与桡骨头结合构成关节。冠突下方的粗糙隆起，称为尺骨粗隆。尺骨下端为尺骨头，尺骨头后内侧的椎状突起，称为尺骨茎突。

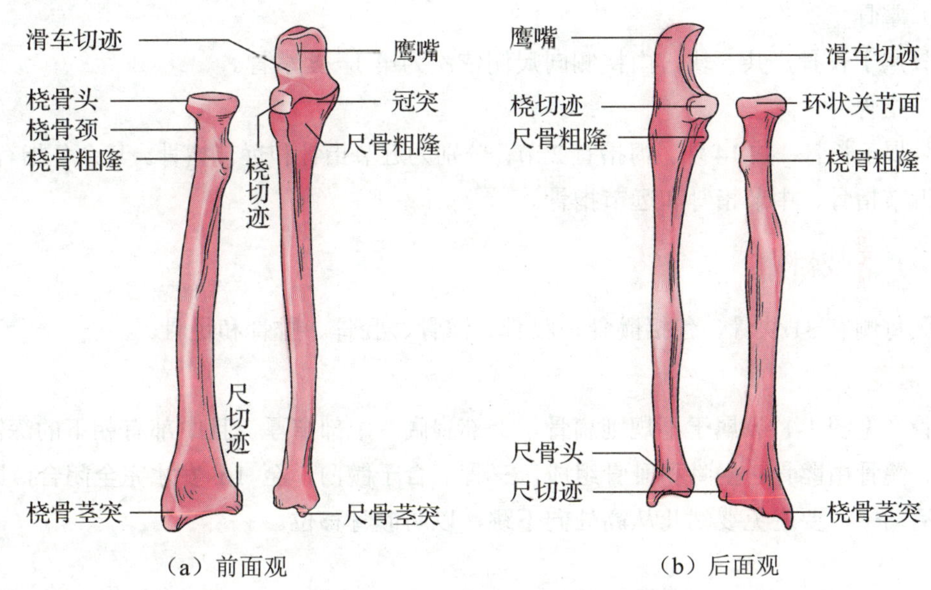

图 1-15　尺骨和桡骨

5. 桡骨

桡骨（见图 1-15）位于前臂外侧部，上细下粗。其上端膨大，称为桡骨头，桡骨头下方有略细的桡骨颈。下端前凹后凸，外侧向下突出，称为茎突。下端内面有关节面，称为尺切迹。

6. 手骨

手骨（见图 1-16）包括腕骨、掌骨和指骨。婴幼儿的腕骨是逐步发育的。新生儿时期，腕骨由软骨组成，后面逐渐出现骨化中心；至 10 岁左右，8 块腕骨全部出现骨化中心；最晚至 13 岁，腕骨的骨化全部完成。

（1）腕骨

腕骨属于短骨，共有 8 块，排成近、远两列。近侧列由桡侧向尺侧分别为手舟骨、

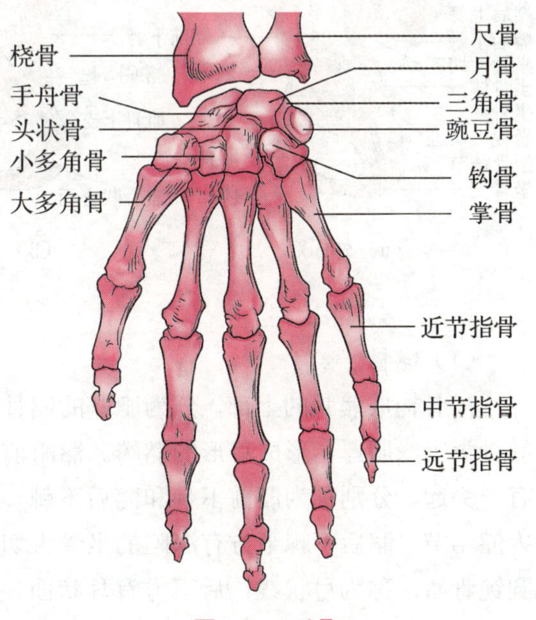

图 1-16　手骨

月骨、三角骨和豌豆骨，远侧列为大多角骨、小多角骨、头状骨和钩骨。

新生儿的腕骨全是软骨，随着年龄的增长，软骨逐渐骨化。婴幼儿的腕骨在3岁时有4个骨化中心，10～13岁时全部骨化完成，一般女孩比男孩早两年完成。婴幼儿因腕骨尚未完全骨化，腕部力量不足，照护者应为婴幼儿准备较轻的玩具和用具等，并适当控制他们的活动量。

（2）掌骨

掌骨属于长骨，共5块，由桡侧向尺侧依次为第1～5掌骨。

（3）指骨

指骨属于长骨，共14块。拇指有2节，分别为近节指骨和远节指骨。其余各指有3节，分别为近节指骨、中节指骨和远节指骨。

（二）下肢骨

下肢每侧有31块骨，包括髋骨、股骨、髌骨、胫骨、腓骨和足骨。

1. 髋骨

髋骨（见图1-17）属于不规则扁骨，上部扁阔，中部窄厚，且中部有朝下的深窝，称为髋臼。髋骨由髂骨、坐骨和耻骨组成，三骨汇合于髋臼，至16岁才完全闭合，因此，在日常活动中，要避免婴幼儿从高处向下跳，以防髋骨移位。

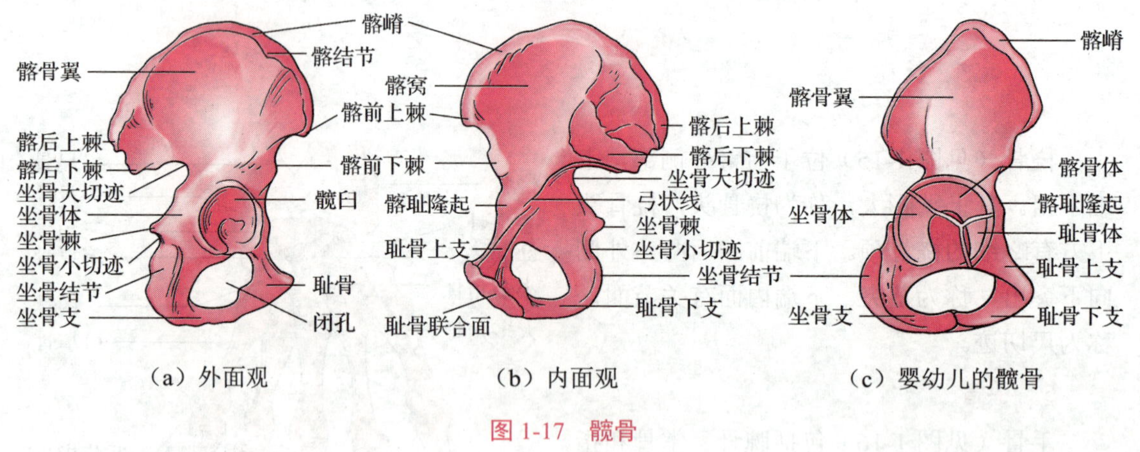

图1-17 髋骨

（1）髂骨

髂骨构成髋骨的上部，分为肥厚的髂骨体和扁阔的髂骨翼。髂骨体构成髋臼的上2/5；髂骨翼上缘肥厚，形成弓形的髂嵴。髂嵴前端为髂前上棘，后端为髂后上棘，两者下方各有一突起，分别称为髂前下棘和髂后下棘。髂前上棘后方5～7 cm处，髂嵴向外突起，称为髂结节。髂后下棘下方有深陷的坐骨大切迹。髂骨翼内面的浅窝称为髂窝。髂窝下界有圆钝骨嵴，称为弓状线；后下方有耳状面。

（2）坐骨

坐骨分为坐骨体和坐骨支，两者移行处的隆起称为坐骨结节。坐骨体组成髋臼的后下2/5，后缘有突起的坐骨棘。坐骨棘下方的凹陷称为坐骨小切迹。

（3）耻骨

耻骨构成髋骨的前下部，分为体、上支和下支。耻骨体组成髋臼的下 1/5，与髂骨的结合处称为髂耻隆起。耻骨上、下支移行处，内侧的椭圆形粗糙面称为耻骨联合面。

2. 股骨

股骨（见图 1-18）是人体最长、最粗壮的长骨，约为身高的 1/4。股骨上端有朝向内上的股骨头，与髋臼组成关节；头下外侧的狭细部称为股骨颈；颈与体交界处的外上侧的方形隆起称为大转子，内下方的隆起称为小转子，有肌肉附着。股骨体后面有纵行骨嵴，称为粗线。下端有两个凸向下方的膨大，分别称为内侧髁和外侧髁。两髁侧面最突起处分别为内上髁和外上髁。

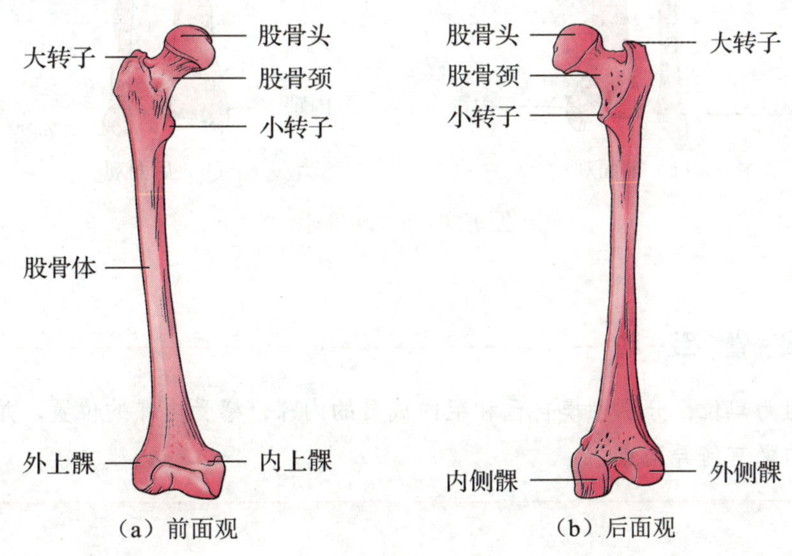

图 1-18　股骨

3. 髌骨

髌骨（见图 1-19）位于股骨下端的前面，呈扁圆形，是人体最大的籽骨（肌腱内的扁圆形小骨）。

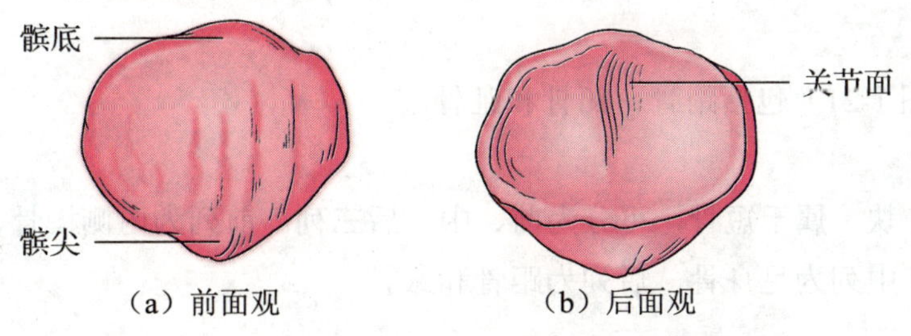

图 1-19　髌骨

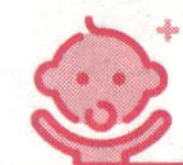

4. 胫骨

胫骨（见图 1-20）位于小腿内侧部，为小腿的主要承重骨。胫骨上端膨大，向两侧突出，形成内侧髁和外侧髁；胫骨体呈三棱柱形；下端稍膨大，其内下方的突起称为内踝，可在体表扪及。

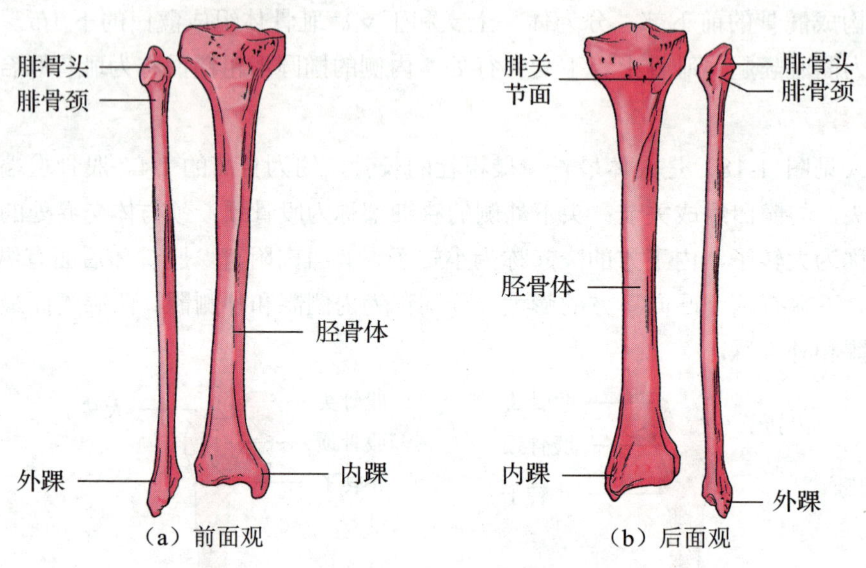

图 1-20　胫骨和腓骨

课堂互动

以小组为单位，分别触摸自己和组内成员的内踝，感受内踝的位置，并说一说彼此之间的内踝有何异同点。

5. 腓骨

腓骨（见图 1-20）位于小腿外侧部、胫骨外后方。腓骨上端稍膨大，称为腓骨头，腓骨头下方缩窄，称为腓骨颈；下端膨大，形成外踝，其内侧有外踝关节面，与距骨组成关节。

6. 足骨

足骨（见图 1-21）包括跗骨、跖骨和趾骨。

（1）跗骨

跗骨共有 7 块，属于短骨，可分为前、中、后三列。前列为内侧楔骨、中间楔骨、外侧楔骨和骰骨，中列为足舟骨，后列为距骨和跟骨。

（2）跖骨

跖骨共 5 块，为小型长骨，位于足骨的中间部，由内向外分别为第 1～5 跖骨。

（3）趾骨

趾骨为小型长骨，共有 14 块。趾骨的形状、排列和命名与指骨相似，按解剖位置依次为近节趾骨、中节趾骨和远节趾骨。

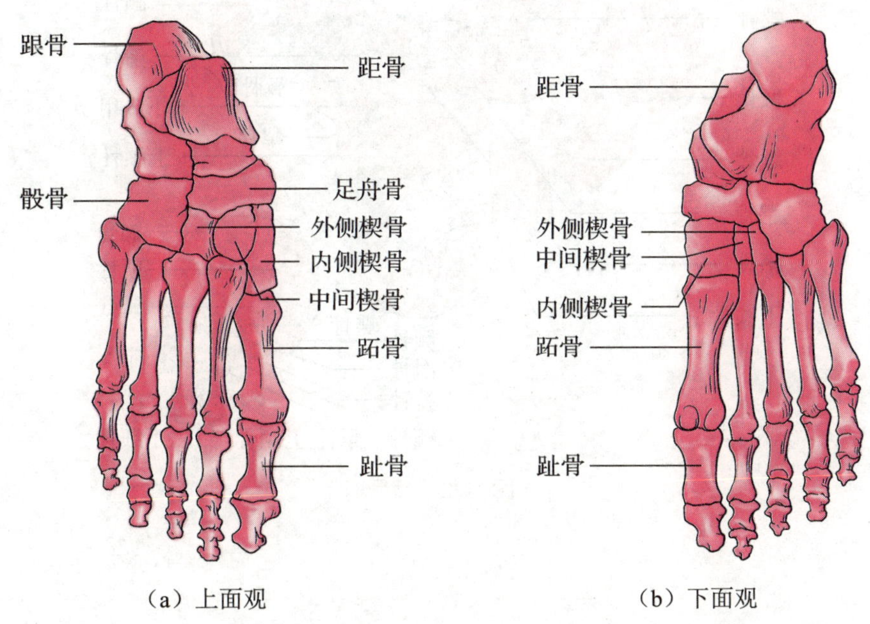

图 1-21　足骨

四、颅骨

颅骨（见图 1-22）共有 23 块。其中，脑颅骨有 8 块，包括额骨、筛骨、蝶骨和枕骨各 1 块，顶骨和颞骨各 2 块；面颅骨有 15 块，包括成对的上颌骨、腭骨、颧骨、鼻骨、泪骨和下鼻甲，以及不成对的犁骨、下颌骨和舌骨。脑颅骨围成颅腔，腔内容纳脑；面颅骨构成面部支架，围成眶、鼻腔和口腔。新生儿脑颅较大，面颅较小，面颅只占全颅的约 1/8，而成人约为 1/4。

从侧面看，颅上有一大而浅的窝，称为颞窝。在颞窝内，额骨、顶骨、颞骨和蝶骨的交界处形成一 H 形的缝，称为翼点。此处骨质薄弱，受外力作用易发生骨折，骨折时如损伤深部血管，可引起颅内出血。

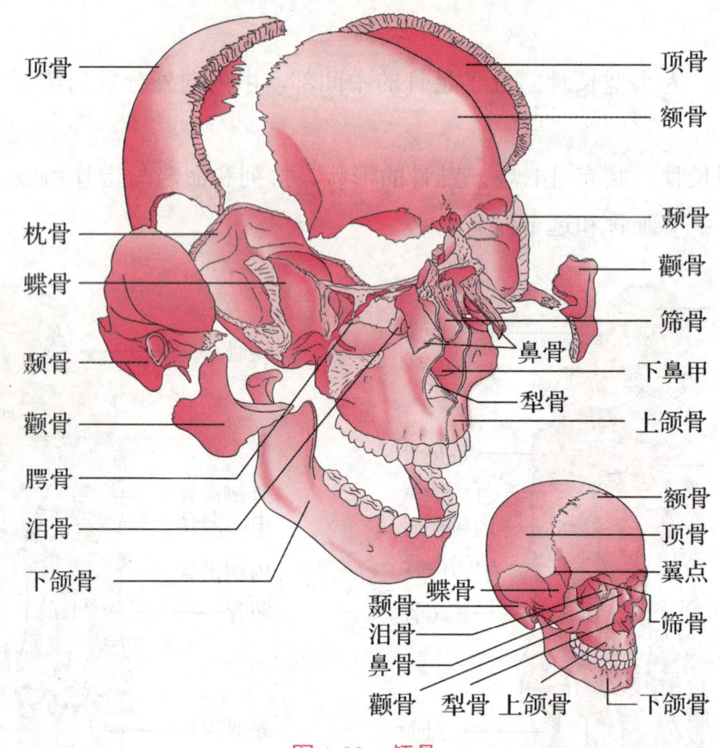

图 1-22　颅骨

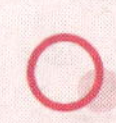

探索二　婴幼儿骨连结的结构和功能特点

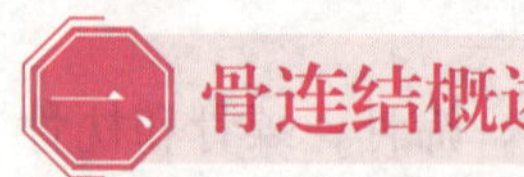

一、骨连结概述

骨与骨之间的连接装置，称为骨连结。骨连结分为直接连结和间接连结两类。

（一）直接连结

直接连结是指两骨之间以致密结缔组织、软骨组织或骨组织直接相连，其特点是骨与骨之间没有间隙，活动度很小或完全不活动。例如，颅骨间借致密结缔组织相连形成骨缝，骨缝会随着年龄的增长逐渐骨化、相互嵌合，形成不活动连结；椎骨之间的间距稍大，借较长的致密结缔组织相连，能在一定范围内活动，属于半活动连结。

直接连结的分类

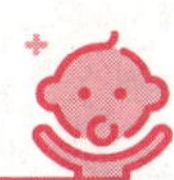

（二）间接连结

间接连结又称关节或滑膜关节，是指骨与骨之间以结缔组织囊相连，相对的骨面之间有间隙。间接连结具有较大的活动性，是骨连结的主要形式。关节具有关节面、关节囊和关节腔三个基本结构，以及韧带、关节盘和关节唇三个辅助结构，如图 1-23 所示。

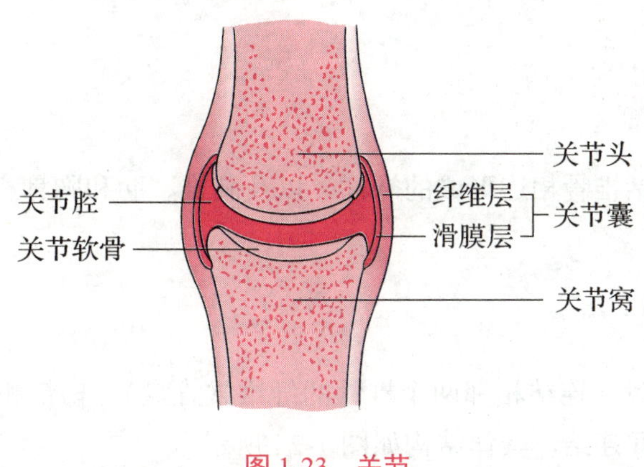

图 1-23 关节

1. 关节面

关节面是构成关节各相关骨的接触面，多为一凸一凹，分别称为关节头和关节窝。关节面上覆盖有一层透明软骨，称为关节软骨。关节软骨表面光滑，可减少运动时关节面的摩擦，还可缓冲外力对关节的冲击。

2. 关节囊

关节囊是由结缔组织构成的膜囊，附着于关节的周围，密封关节腔，分为内、外两层。外层为纤维层，厚而坚韧，有丰富的血管和神经；内层为滑膜层，能分泌滑液，有润滑关节和营养关节软骨的作用。

3. 关节腔

关节腔是由关节软骨和滑膜围成的密封空腔，内有少量滑液。关节腔内为负压，可增强关节的稳固性。

4. 韧带

韧带由致密结缔组织构成，分布在关节周围，分为囊内韧带（位于关节囊内）和囊外韧带（位于关节囊外），可增加关节的稳固性、限制关节的过度运动。

5. 关节盘

关节盘由纤维软骨构成，位于两骨的关节面之间，呈圆形，中间薄，周围厚。关节盘可使两骨的关节面更为适配，从而有助于缓和外力对关节的冲击。

6. 关节唇

关节唇是附着于关节窝周缘的软骨环，可以增大关节的面积，从而增强关节的稳固性。

婴幼儿的关节窝较浅，关节囊和韧带较松弛，所以关节和韧带的运动幅度及伸展性大于成人。但是婴幼儿关节的稳固性较差，在外力的作用下容易发生脱臼，并常伴有关节囊撕裂和韧带损伤，导致关节肿胀、疼痛，甚至失去运动功能。

二、躯干骨的连结

躯干骨的连结包括椎骨相连形成的脊柱，以及胸椎、肋和胸骨相连形成的胸廓。

（一）脊柱

1. 椎骨间的连结

椎骨之间以椎间盘（连结相邻两个椎骨的纤维软骨盘）、韧带和滑膜关节相连，可分为椎体间连结和椎弓间连结，具体结构如图 1-24 所示。

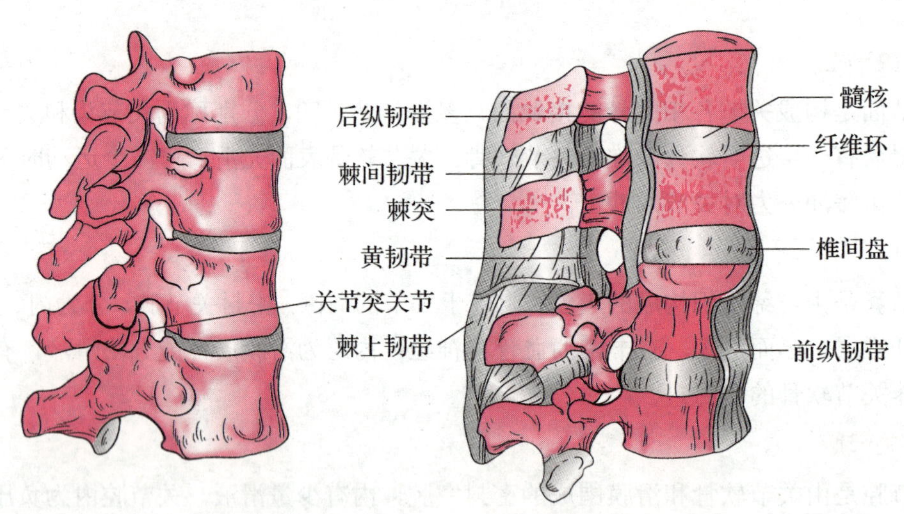

图 1-24 椎骨间的连结

（1）椎间盘

椎间盘是连接相邻两个椎体的纤维软骨盘，成人有 23 个。椎间盘由两部分构成：中央部为髓核，是柔软而富于弹性的胶状物质；周围部为纤维环，由多层纤维软骨按同心圆排列组成，富于坚韧性，可牢固连接各椎体上、下面，保护髓核并限制髓核向周围膨出，如图 1-25 所示。椎间盘既坚韧，又富于弹性，承受压力时被压缩，除去压力后又复原，具有弹性垫样作用，可缓冲外力对脊柱的震动，也可增加脊柱的运动幅度。

婴幼儿的椎间盘弹性较好，不易受损。不过婴幼儿的肌肉和韧带尚未发育成熟，因此如果在运动中发生扭伤，也可累及椎间盘。

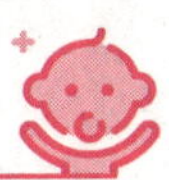
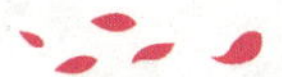

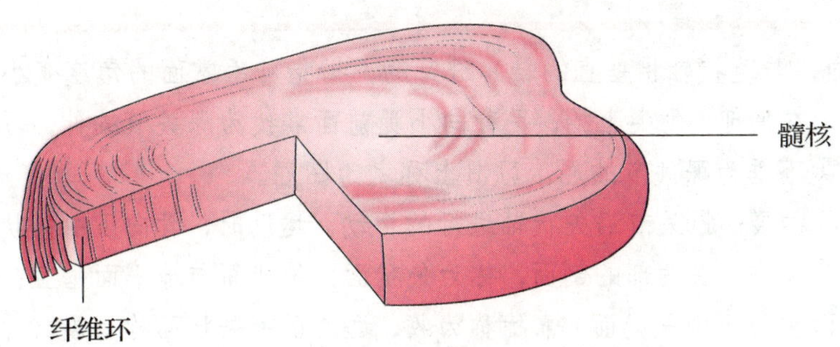

图 1-25 椎间盘

（2）韧带

✧ **前纵韧带**：是椎体前面延伸的一束坚固的纤维束，宽而坚韧。前纵韧带牢固地附着于椎体和椎间盘，有限制脊柱过度后伸和椎间盘向前脱出的作用。

✧ **后纵韧带**：位于椎管内椎体的后面，窄而坚韧。后纵韧带与椎间盘纤维环及椎体上下缘紧密连接，而与椎体连接较为疏松，有限制脊柱过度前屈的作用。

✧ **黄韧带**：位于椎管内，是连接相邻椎弓板的韧带，由黄色的弹性纤维构成。黄韧带协助围成椎管，并有限制脊柱过度前屈的作用。

✧ **棘间韧带**：是连接相邻棘突的薄层纤维，附着于棘突根部到棘突尖。

✧ **棘上韧带**：是连接各棘突尖的纵行韧带，前方与棘间韧带相融合，两者都有限制脊柱过度前屈的作用。在颈部，棘上韧带从颈椎棘突尖向后扩展成三角形板状的弹性膜层，称为项韧带。

✧ **横突间韧带**：是连接相邻椎骨横突的纤维索。

（3）关节

✧ **关节突关节**：由相邻椎骨上、下关节突的关节面构成，属于平面关节，只能做轻微滑动。

✧ **寰枕关节**：为两侧枕髁与寰椎侧块的上关节凹构成的联合关节。两侧关节同时活动可使头做俯仰和侧屈运动。

✧ **寰枢关节**：指寰椎和枢椎之间的关节，包括 2 个由寰椎侧块的下关节面和枢椎的上关节面构成的寰枢外侧关节，以及 1 个由寰椎的齿突凹和枢椎的齿突构成的寰枢正中关节。寰枢关节可使头连同寰椎做旋转运动。

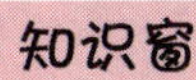
知识窗

关节的运动形式

（1）屈和伸：通常指关节沿冠状轴（左右方向，与地平面平行的轴）进行的运动。运动时，相关两骨之间的角度变小称为屈，角度变大称为伸。在手部，由于拇指几乎与其他四指成直角，拇指背面朝向外侧，故该关节的屈伸运动是围绕矢状轴

（前后方向，与冠状轴相垂直的轴）进行的，拇指与手掌面的角度变小称为屈，反之称为伸。在足部，足尖上抬，足背向小腿前面靠拢为踝关节的伸，习惯上称之为背屈；足尖下垂为踝关节的屈，习惯上称之为跖屈。

（2）收和展：指关节沿矢状轴进行的运动。运动时，骨向正中矢状面（前后方向将人体分成左、右两部的剖面，称为矢状面，矢状面与地平面垂直；经过人体正中的矢状面称为正中矢状面）靠拢称为收，远离正中矢状面称为展。对于手指和足趾的收和展，则规定以中指和第二趾为中轴的靠拢或散开的运动。而拇指的收和展是围绕冠状轴进行的，拇指向示指靠拢称为收，远离示指称为展。

（3）旋转：指关节沿垂直轴（上自头侧，下至尾侧，并与地平面相垂直的轴）进行的运动。一般将向前向内的旋转称为旋内，将由前向后的旋转称为旋外。

（4）环转：指运动骨的上端在原位转动，下端做圆周运动，运动时全骨描绘出一圆锥形轨迹的运动。

2．脊柱的功能

（1）脊柱有颈曲、胸曲、腰曲和骶曲 4 个生理弯曲，如图 1-26 所示。这些弯曲增大了脊柱的弹性，使脊柱具有减震作用，可以减轻来自各方向的外力对大脑的损害，同时对维持人体重心的稳定也具有重要作用。

新生儿出生时仅有骶曲；3 个月时形成颈曲，并可以做抬头动作；6 个月左右形成胸曲，可以坐立；1 岁时形成腰曲，可以站立行走。婴幼儿的生理弯曲尚不稳定，颈曲和胸曲在 7 岁时才能固定下来，腰曲则在性成熟时才能固定。因此，婴幼儿的坐、立、行姿势不正确，可使脊柱变形，导致驼背和脊柱侧凸等。

图 1-26　脊柱的 4 个生理弯曲

（2）脊柱上托颅骨，下连髋骨，参与胸腔、腹腔和盆腔的构成，具有支持躯干和保护内脏器官的功能。

（3）脊柱可以做屈、伸、侧屈、旋转和环转运动。

（二）胸廓

1．胸廓的构成

胸廓由 12 块胸椎、12 对肋和 1 块胸骨连接而成，构成胸廓的主要关节有肋椎关节和胸肋关节。

（1）肋椎关节

肋椎关节（见图 1-27）是指肋骨与脊柱间的连结，包括肋头关节和肋横突关节。这两个关节运动可使肋上升或下降，增大或减小胸廓的前后径和横径，从而改变胸腔的容积，以助于呼吸。

（2）胸肋关节

胸肋关节（见图 1-28）由第 2～7 肋软骨与胸骨相应的肋切迹构成，属于微动关节。此外，第 1 肋与胸骨柄之间的连结是一种特殊的不动关节；第 8～10 肋软骨依次与上位肋软骨相连，在两侧各形成一个肋弓。

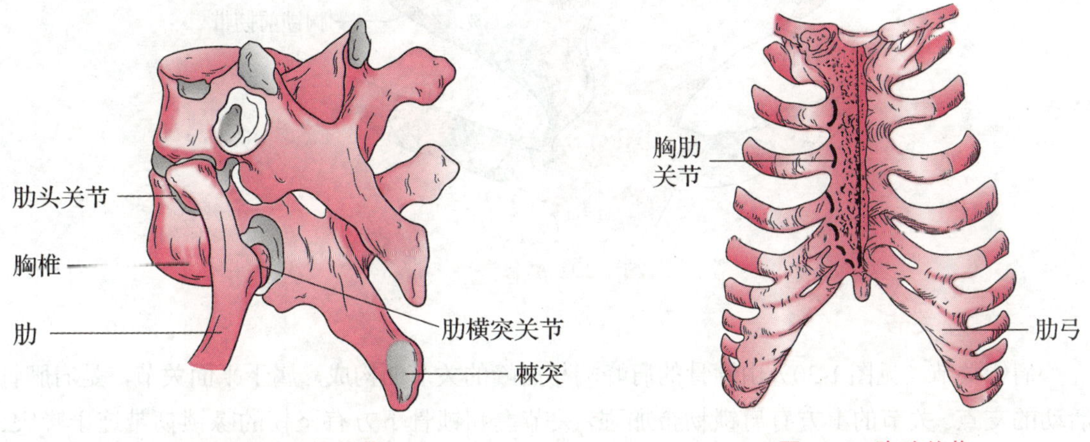

图 1-27　肋椎关节

图 1-28　胸肋关节

2．婴幼儿胸廓的特点

新生儿的胸廓呈桶状，左右径和前后径几乎相等；2 岁以后，左右径增加加快，逐渐大过前后径。婴幼儿在生长发育过程中钙摄入不足或流失过多，可能会出现胸廓发育畸形，如鸡胸或漏斗胸，这会影响婴幼儿心肺的发育及心肺功能的正常进行。

3．胸廓的功能

胸廓由多块骨连接而成，具有一定的弹性和活动性。由于具备这两个特性，一方面，胸廓可以缓冲外力，起支持和保护胸腔脏器的作用。另一方面，胸廓可以参与呼吸运动：吸气时，前后径和左右径均增大；呼气时，前后径和左右径均减小。

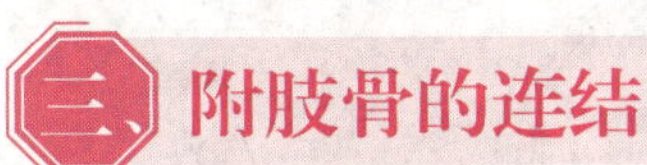

三、附肢骨的连结

（一）上肢骨的连结

上肢骨的连结包括上肢带骨的连结（主要包括胸锁关节和肩锁关节）和自由上肢骨的连结（主要包括肩关节、肘关节和手关节）。

1．胸锁关节

胸锁关节（见图 1-29）是上肢骨与躯干骨之间唯一的连结，由锁骨的胸骨端、胸骨的锁切迹及第 1 肋软骨的上面构成。其关节囊坚韧，并由胸锁前韧带、胸锁后韧带、锁间韧带和肋锁韧带等囊外韧带加强。囊内有纤维软骨构成的关节盘，可阻止锁骨向内上方脱位。胸锁关节允许锁骨外侧端向前、后、上、下运动，以及做微小的旋转和环转运动。

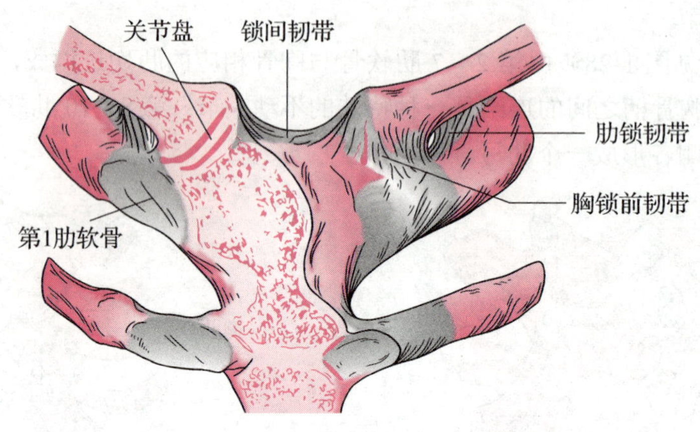

图 1-29 胸锁关节

2．肩锁关节

肩锁关节（见图 1-30）由锁骨的肩峰端与肩峰的关节面构成，属于平面关节，是肩胛骨活动的支点。关节的上方有肩锁韧带加强，关节囊和锁骨下方有坚韧的喙锁韧带连于喙突。

3．肩关节

肩关节（见图 1-31）由肱骨头与肩胛骨关节盂构成，肱骨头大而圆，关节盂小而浅，关节囊薄而松弛，关节囊的前壁、后壁和上壁均有肌腱和韧带加强，而下壁较薄弱，故肩关节常在下方脱位。肩关节是人体运动幅度最大、最灵活的关节，可做屈、伸、收、展、旋内、旋外和环转运动。

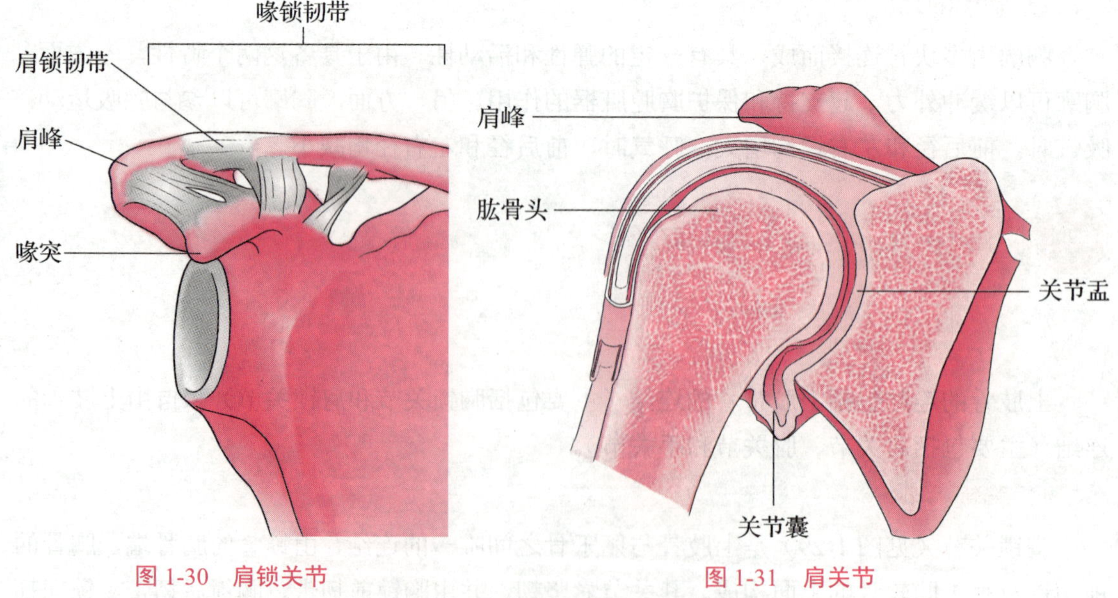

图 1-30 肩锁关节

图 1-31 肩关节

4. 肘关节

肘关节（见图 1-32）由肱骨下端与尺骨、桡骨的上端构成，属于复合关节，包括肱尺关节、肱桡关节和桡尺近侧关节。肘关节的内侧壁和外侧壁厚而紧张，并有韧带加强，前、后壁则薄而松弛，尤其是后壁，故桡骨和尺骨后脱位多见。

肘关节的运动以肱尺关节为主，可做屈、伸运动，尺骨在肱骨滑车上运动，桡骨头在肱骨小头上运动。肱桡关节能做屈、伸和旋前、旋后运动。桡尺近侧关节与桡尺远侧关节联合可使前臂旋前和旋后。

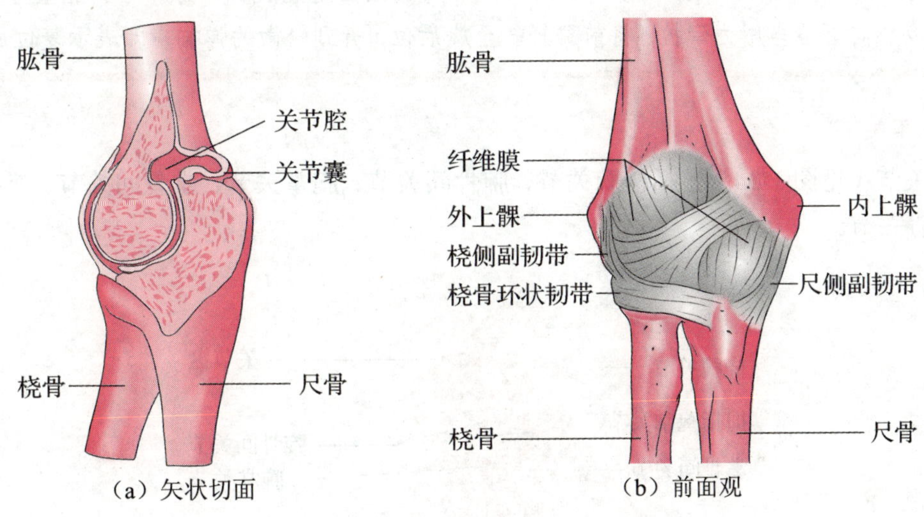

图 1-32　肘关节

婴幼儿的肘关节发育不完善，关节窝较浅，周围韧带较松，整体稳固性较差，容易发生桡骨小头半脱位，如图 1-33 所示。

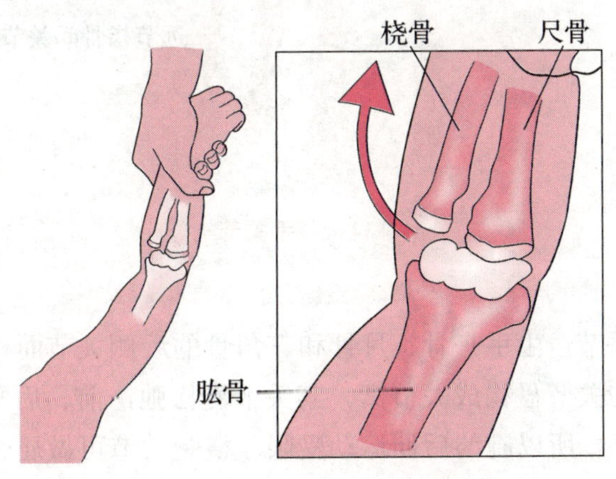

图 1-33　桡骨小头半脱位

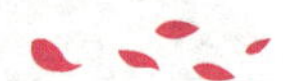

知识窗

桡骨小头半脱位

桡骨小头半脱位俗称“牵拉肘”，通常左侧较右侧多见，多发于4岁以下的婴幼儿，常在婴幼儿穿衣服或行走跌倒时，其前臂在旋前位被照护者用力上拉造成。患儿发生牵拉肘时，一般表现为哭闹、呼痛、患肢不能上举。此时，照护者须立即带患儿就医。医生一般采用手法复位，即一手握住患儿腕部，另一手拇指置于桡骨小头，向下适当用力牵拉，将前臂轻转至旋后位，听到轻微的弹响声即表示复位成功。

5. 手关节

手关节（见图1-34）包括桡腕关节、腕骨间关节、腕掌关节、掌骨间关节、掌指关节和指间骨关节。

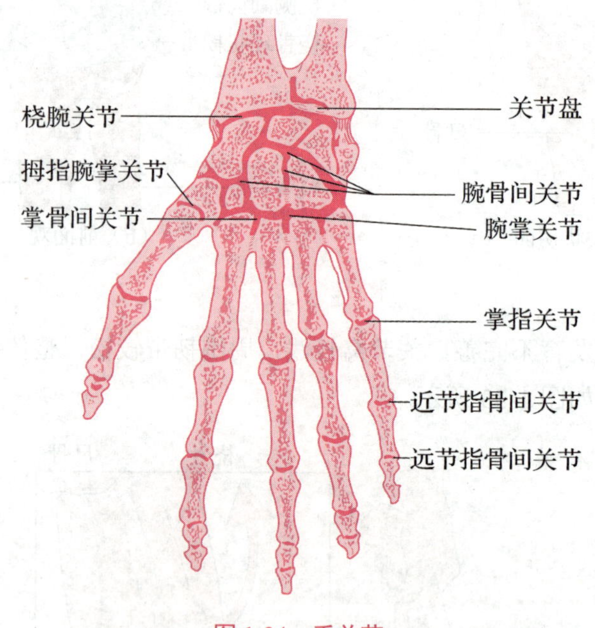

图1-34　手关节

（1）桡腕关节

桡腕关节又称腕关节，由手舟骨、月骨和三角骨的近侧关节面构成关节头，桡骨的腕关节面和尺骨头下方的关节盘构成关节窝。其关节囊松弛，前、后和两侧均有韧带加强，其中掌侧韧带最为坚韧，所以腕的后伸运动受限。桡腕关节可做屈、伸、外展、内收及环转运动。

（2）腕骨间关节

腕骨间关节为相邻腕骨连接构成的关节，只能做轻微的滑动和转动，属于微动关节。

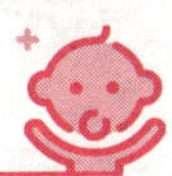

（3）腕掌关节

腕掌关节由远侧列腕骨与 5 个掌骨底构成。

（4）掌骨间关节

掌骨间关节是第 2～5 掌骨底之间的平面关节。

（5）掌指关节

掌指关节由掌骨头和近节指骨底构成。

（6）指骨间关节

指骨间关节由相邻两节指骨的滑车和底构成。

（二）下肢骨的连结

下肢骨的连结包括下肢带骨的连结（包括骶髂关节、髋骨与脊柱间的韧带连结、耻骨联合和骨盆）和自由下肢骨的连结（包括髋关节、膝关节、足关节和足弓）。

1. 骶髂关节

骶髂关节由骶骨和髂骨二者的耳状面构成，两个关节面结合十分紧密，关节囊紧张且有骶髂前韧带和骶髂后韧带加强，故骶髂关节具有相当大的稳固性，如图 1-35 和图 1-36 所示。

2. 髋骨与脊柱间的韧带连结

髋骨与脊柱之间凭借髂腰韧带、骶结节韧带和骶棘韧带加固。其中，骶棘韧带同坐骨大切迹围成坐骨大孔，骶棘韧带、骶结节韧带和坐骨小切迹围成坐骨小孔，两孔均有肌肉、血管和神经等通过，如图 1-36 所示。

3. 耻骨联合

耻骨联合由两侧的耻骨联合面借纤维软骨构成的耻骨间盘连结而成，活动甚微，如图 1-35 和图 1-36 所示。

4. 骨盆

骨盆由两块髋骨、骶骨、尾骨及其间的骨连结构成，具有传导重力和支持、保护盆腔脏器的作用，如图 1-35 所示。男、女骨盆的形态有一定的区别，女性的骨盆宽而短，耻骨下角为 90°～100°；男性骨盆狭而长，耻骨下角为 70°～75°。婴幼儿的骨盆并无明显的性别差异。

5. 髋关节

髋关节（见图 1-37）由髋臼和股骨头构成，髋臼较深，股骨头全部位于髋臼内。髋关节关节囊坚韧致密，且有多条韧带加强，故其稳固性极佳，虽可做屈、伸、展、收、旋内、旋外及环转运动，但运动幅度远不及肩关节。髋关节关节囊的后下部相对薄弱，髋关节脱位时，股骨头易从后下方脱出。

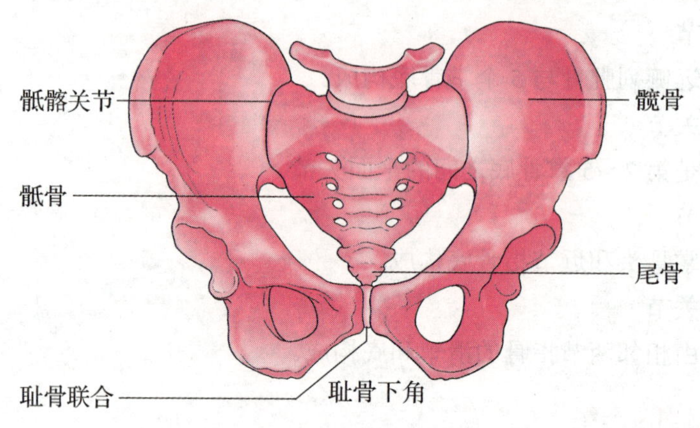

图 1-35　骨盆的结构

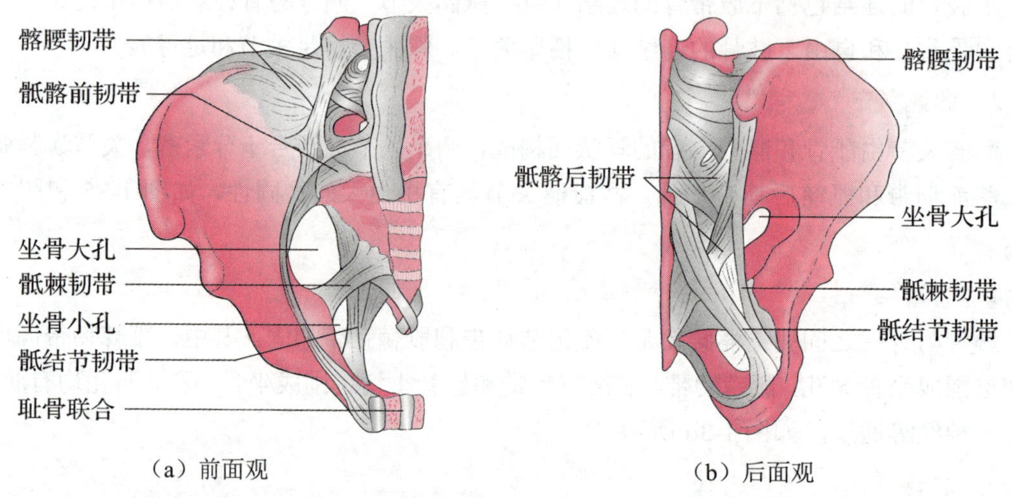

图 1-36　骨盆的韧带

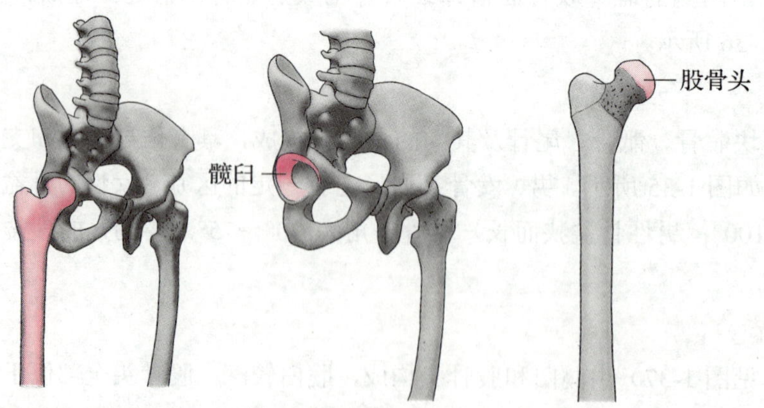

图 1-37　髋关节

6. 膝关节

膝关节（见图 1-38）由股骨下端、胫骨上端和髌骨构成，是人体最大、结构最复杂的关节。膝关节关节囊薄而松弛，周围有韧带加固，可增强关节的稳定性。关节囊内有内、外侧半月板。内侧半月板较大，呈 C 形；外侧半月板较小，呈 O 形，如图 1-39 所示。

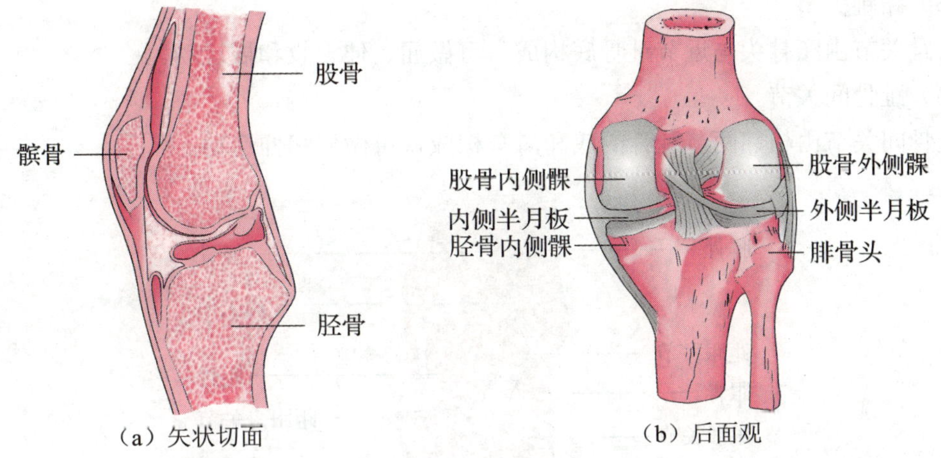

图 1-38 膝关节

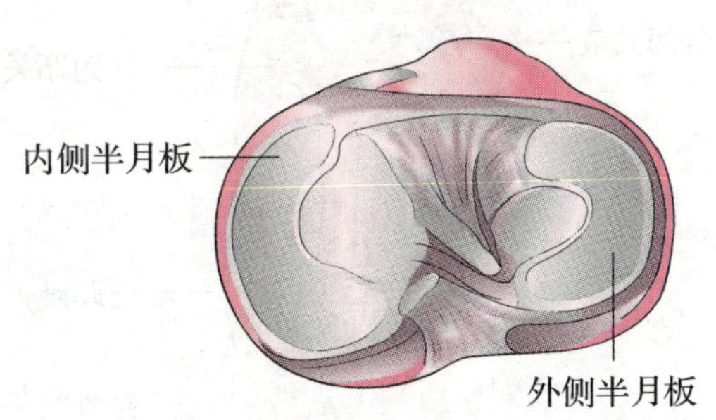

图 1-39 半月板的形态

7. 足关节

足关节包括距小腿关节、跗骨间关节、跗跖关节、跖骨间关节、跖趾关节和趾骨间关节，如图 1-40 所示。

（1）距小腿关节

距小腿关节又称踝关节，由胫骨、腓骨的下端与距骨滑车构成。踝关节能做背屈（伸）和跖屈（屈）运动。距骨滑车前宽后窄，当踝关节背屈时，滑车前部嵌入关节窝内，踝关节较稳定；当踝关节跖屈时，滑车后部嵌入关节窝内，足能做轻微的侧方运动，踝关节不够稳定。因此，踝关节扭伤多发生在跖屈时（如下山、下坡和下楼梯时）。

（2）跗骨间关节

跗骨间关节是跗骨诸骨之间的关节，以距跟关节、距跟舟关节和跟骰关节较为重要。

（3）跗跖关节

跗跖关节由 3 块楔骨和骰骨的前端与 5 块跖骨的底构成，可做轻微滑动。

（4）跖骨间关节

跖骨间关节由第 2～5 跖骨底的毗邻面借韧带连接而成，活动甚微。

（5）跖趾关节

跖趾关节由跖骨头与近节趾骨底构成，可做屈、伸、收和展运动。

（6）趾骨间关节

趾骨间关节由相邻两节趾骨的底和滑车构成，可做屈和伸运动。

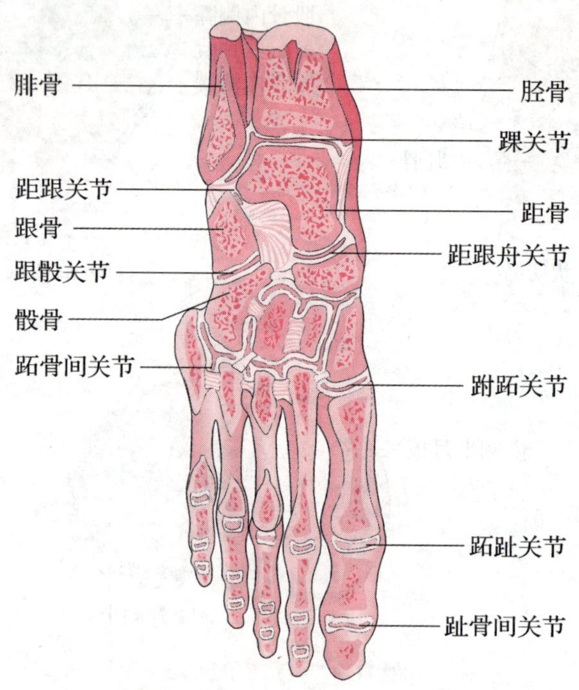

图 1-40　足关节

8. 足弓

足弓（见图 1-41）是由跗骨和跖骨连接形成的凸向上方的弓，可分为前、后方向的内、外侧纵弓和左、右方向的横弓。足弓可增加足的弹性，使足成为具有弹性的“三脚架”，既有利于行走和跳跃，也能缓冲震荡。除各骨间的连接外，足底的韧带及长、短肌腱的牵引对维持足弓也起着重要作用。不过，这些韧带虽然十分坚韧，但缺乏主动收缩能力，一旦被拉长或受损，足弓便有可能塌陷，形成扁平足，如图 1-42 所示。

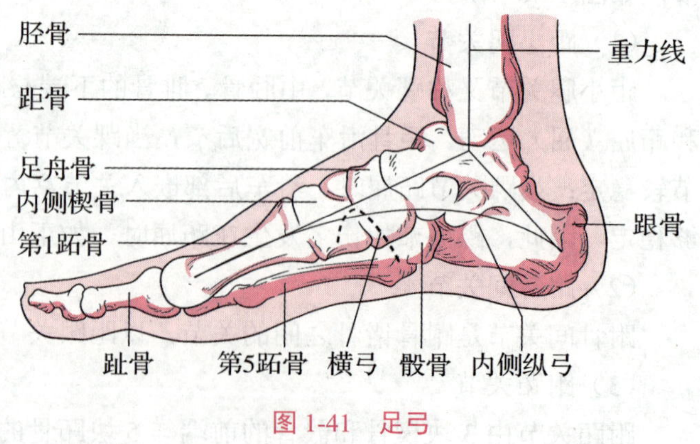

图 1-41　足弓

婴幼儿的脚一开始没有足弓，到站立和行走时才开始出现，通常在 4～6 岁时完全形成。婴幼儿肌肉力度小、韧带发育不完善，长时间站立、行走、负重或经常不活动，会导致足部肌肉疲软、韧带松弛，进而可能会导致扁平足。因此，应让婴幼儿多做一些足尖运动，如脚趾抓玻璃球等，以改善其足部肌肉和韧带的力量，促进足弓的发育。

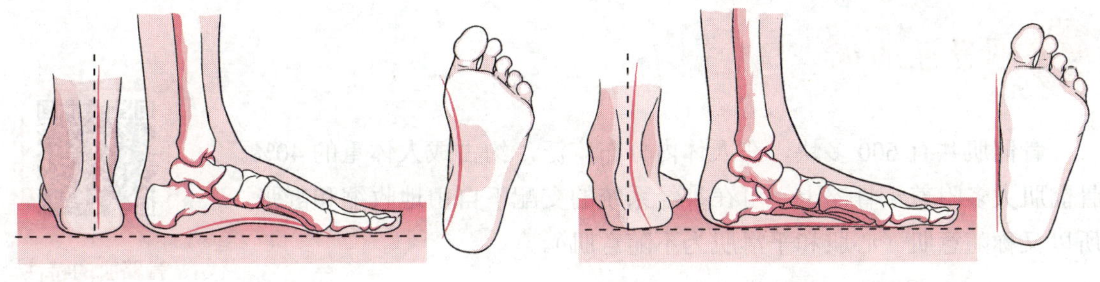

（a）正常足　　（b）扁平足

图 1-42　正常足与扁平足

四、颅骨的连结

（一）颅骨连结的类型

颅骨之间多以缝或软骨相连。例如，额骨与两侧顶骨以冠状缝相连，两侧顶骨以矢状缝相连，两侧顶骨与枕骨以人字缝相连，如图 1-43 所示。当然也有例外，例如，舌骨以韧带与颅底相连，下颌骨与颞骨以颞下颌关节相连。

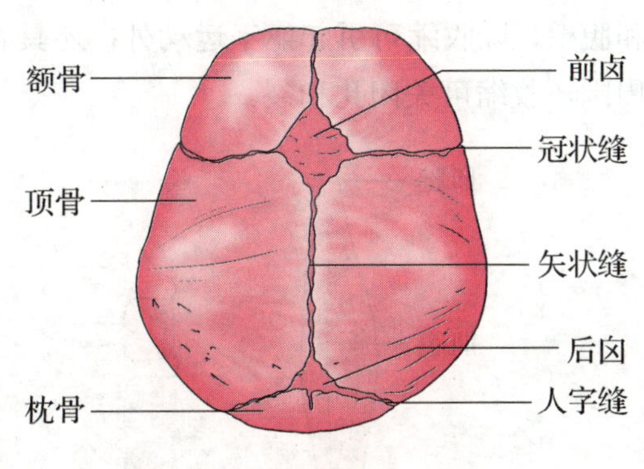

图 1-43　颅骨的连结

（二）婴幼儿颅骨连结的特点

新生儿的颅骨尚未发育完善，颅顶各骨之间存在结缔组织膜，称为颅囟。位于冠状缝和矢状缝之间的菱形颅囟，称为前囟，通常在 1～2 岁时闭合；位于矢状缝和人字缝之间的颅囟称为后囟，在出生后不久即闭合，如图 1-43 所示。

（三）颅骨连结的功能

（1）囟门的闭合情况可以反映婴幼儿颅骨的发育程度。囟门闭合过早常见于小头畸形，闭合过晚则常见于佝偻病或脑积水。

（2）颞下颌关节可以做张口、闭口、前伸、后退及侧方运动，可参与咀嚼、说话和做表情等。

探索三　婴幼儿骨骼肌的结构和功能特点

一、骨骼肌概述

骨骼肌的特性

骨骼肌共有 600 多块，在人体内分布广泛，约占成人体重的 40%。骨骼肌大多附着于骨骼上，可在神经系统的支配下自由地收缩和舒张，所以又称随意肌（心肌和平滑肌为不随意肌）。

（一）骨骼肌的形态

骨骼肌的形态多种多样。根据外形，骨骼肌大致可分为长肌、短肌、扁肌和轮匝肌，如图 1-44 所示。其中，长肌呈长梭形，多分布于四肢，收缩可引起大幅度的运动；短肌多分布于躯干深层，有节段性，收缩引起的运动幅度较小；扁肌宽扁呈薄片状，多见于胸壁和腹壁，除收缩可引起躯干运动外，还具有保护内脏的作用；轮匝肌呈环形，位于孔和裂周围，收缩可关闭孔和裂。

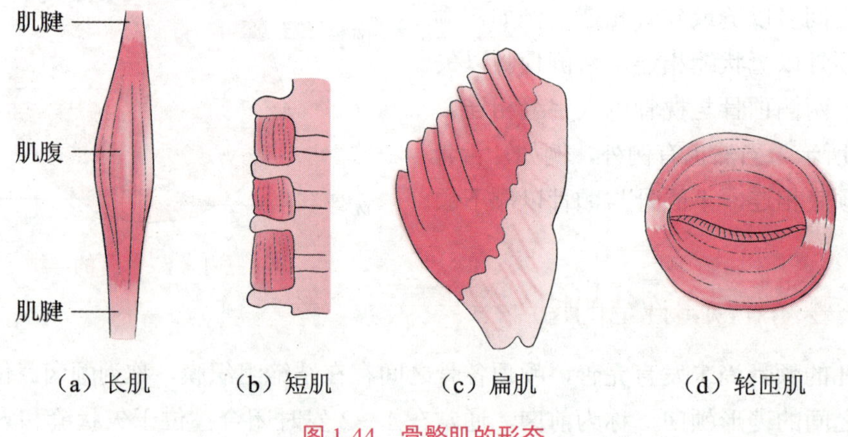

图 1-44　骨骼肌的形态

（二）骨骼肌的构造

骨骼肌由中间的肌腹和两端的肌腱构成，如图 1-44（a）所示。肌腹主要由肌纤维构成，色红而柔软，有收缩功能；肌腱由胶原纤维束构成，色白，强韧，无收缩功能。

婴幼儿的肌肉尚未发育完善，肌纤维较细，且肌肉中水含量相对较多，而蛋白质、无机盐、脂肪及糖类含量较少，能量储备能力差，故婴幼儿的肌肉收缩能力差，且容易疲劳。不过，婴幼儿新陈代谢旺盛，肌肉疲劳感消失得较快。

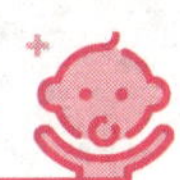

二、头肌

头肌分为面肌和咀嚼肌两部分，具体如图 1-45 所示。

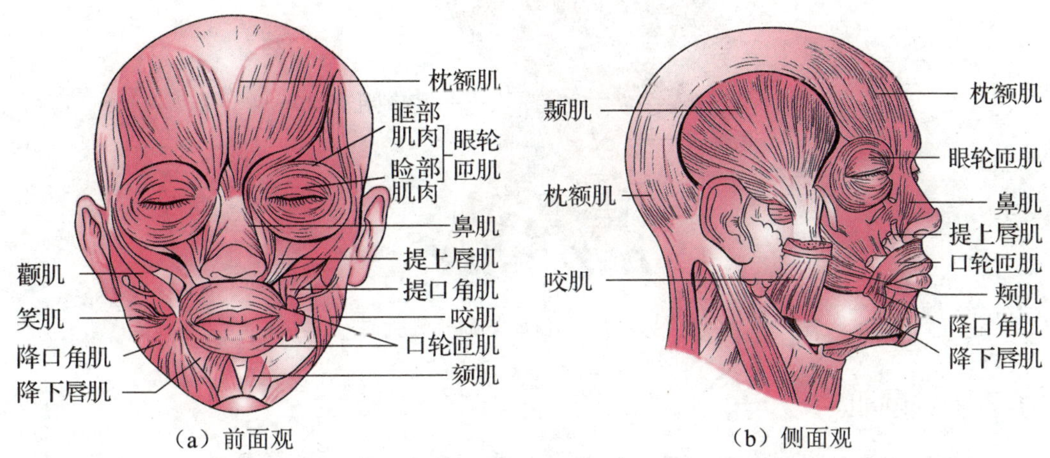

（a）前面观　（b）侧面观

图 1-45　头肌

（一）面肌

面肌扁薄，位置浅表，多起自颅骨，止于面部皮肤，主要分布于面部口、眼和鼻等孔、裂周围，包括枕额肌、眼轮匝肌、口轮匝肌、颊肌和鼻肌等面肌有闭合或开启孔、裂的作用，也可牵动面部皮肤显示喜、怒、哀、惧等表情，故面肌又称表情肌。其中，眼轮匝肌和口轮匝肌收缩时可分别关闭眼裂和口裂；颊肌收缩时可使唇和颊贴紧牙齿，有利于咀嚼和吸吮。

（二）咀嚼肌

咀嚼肌包括咬肌、颞肌、翼外肌和翼内肌，均成对存在，分布于颞下颌关节周围，参与咀嚼运动，如图 1-45 和图 1-46 所示。

翼外肌
翼内肌

图 1-46　翼内肌和翼外肌

三、颈肌

颈肌按位置分为颈浅肌与颈外侧肌、颈前肌和颈深肌三群。

（一）颈浅肌与颈外侧肌

颈浅肌与颈外侧肌包括颈阔肌和胸锁乳突肌，如图 1-47 所示。颈阔肌收缩可下拉口角和下颌，并使颈部皮肤出现皱褶。胸锁乳突肌位于颈部两侧，起自胸骨柄的前面和锁骨的胸骨端，斜向后上方止于颞骨的乳突，大部分被颈阔肌覆盖。胸锁乳突肌单侧收缩可使头颈向同侧屈，面部转向对侧；两侧同时收缩可使头后仰。

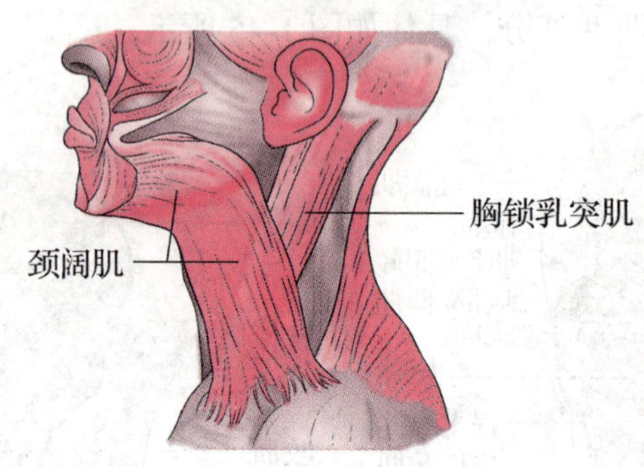

图 1-47　颈浅肌与颈外侧肌

（二）颈前肌

颈前肌包括舌骨上肌群和舌骨下肌群，如图 1-48 所示。

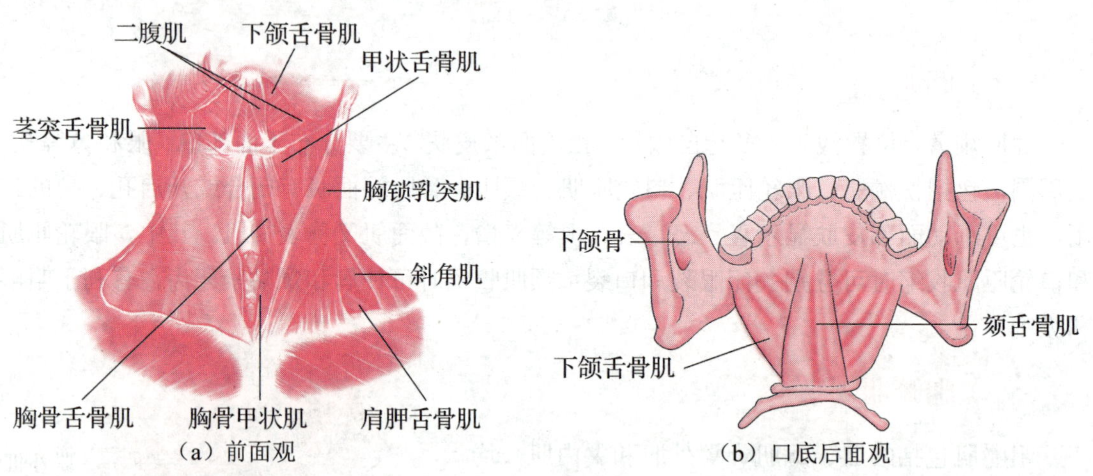

图 1-48　颈前肌

1. 舌骨上肌群

舌骨上肌群每侧有 4 块，包括二腹肌、下颌舌骨肌、茎突舌骨肌和颏舌骨肌。舌骨上肌群主要具有以下作用：① 上提舌骨，协助吞咽；② 当舌骨固定时，可下降下颌骨，协助张口。

2. 舌骨下肌群

舌骨下肌群每侧有 4 块，包括浅层的胸骨舌骨肌、肩胛舌骨肌和深层的胸骨甲状肌、甲状舌骨肌。舌骨下肌群的作用是下降舌骨和喉。

（三）颈深肌

颈深肌分内、外侧两群，如图 1-49 所示。

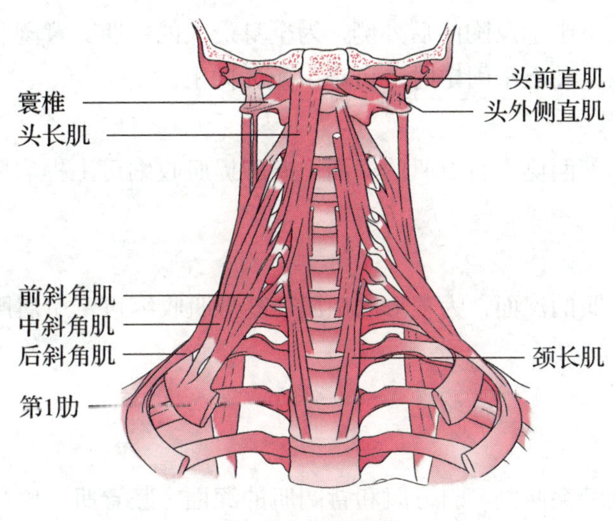

图 1-49　颈深肌

1. 内侧群

内侧群包括头长肌、颈长肌、头前直肌和头外侧直肌。一侧头长肌和颈长肌收缩可使颈向同侧屈，两侧同时收缩可使颈前屈。

2. 外侧群

外侧群包括前斜角肌、中斜角肌和后斜角肌。当胸廓固定时，一侧斜角肌收缩可使颈向同侧屈，两侧同时收缩可使颈前屈；当颈部固定时，两侧同时收缩可上提第 1 肋和第 2 肋助吸气。

四、躯干肌

躯干肌可分为背肌、胸肌、膈肌和腹肌等。

（一）背肌

背肌（见图 1-50）位于躯干的后面，分为浅、深两群。

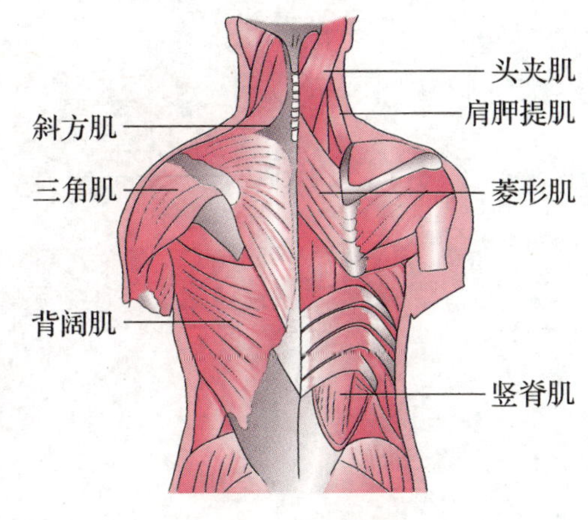

图 1-50　背肌

1. 背浅肌

背浅肌包括斜方肌、背阔肌、肩胛提肌和菱形肌，如图 1-50 所示。

（1）斜方肌

斜方肌位于颈部和背上部的浅层，为三角形的扁肌，左、右两侧合在一起呈斜方形。

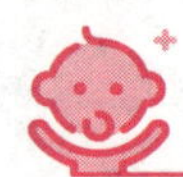

斜方肌收缩可使肩胛骨向脊柱靠拢，上部肌束可上提肩胛骨，下部肌束使肩胛骨下降；如果肩胛骨固定，一侧收缩使颈向同侧屈、面部转向对侧，两侧同时收缩可使头后仰。

（2）背阔肌

背阔肌位于背的下半部及胸的后外侧，为全身最大的扁肌。背阔肌收缩可使肩关节后伸、内收及旋内；当上肢上举固定时，可牵引躯体向上。

（3）肩胛提肌

肩胛提肌位于颈部两侧、斜方肌的深面。肩胛提肌收缩可上提肩胛肌；当肩胛骨固定时，可使颈向同侧屈。

（4）菱形肌

菱形肌位于斜方肌的深面，为菱形的扁肌。菱形肌收缩可牵引肩胛骨向内上移动靠拢脊柱。

2．背深肌

（1）竖脊肌

竖脊肌位于脊柱棘突两侧、斜方肌和背阔肌的深面。竖脊肌一侧收缩可使脊柱向同侧屈，两侧同时收缩可使脊柱后伸和头后仰。

（2）夹肌

夹肌位于上后锯肌（位于菱形肌的深面）的深面，分为头夹肌和颈夹肌。夹肌一侧收缩可使头向同侧旋转，两侧同时收缩可使头后仰。

（二）胸肌

胸肌（见图 1-51）分为胸上肢肌和胸固有肌两群。胸上肢肌为扁肌，位于胸壁的前面及侧面浅层，起自胸廓，止于上肢带骨或肱骨，包括胸大肌、胸小肌和前锯肌；胸固有肌参与构成胸壁，包括肋间外肌和肋间内肌。

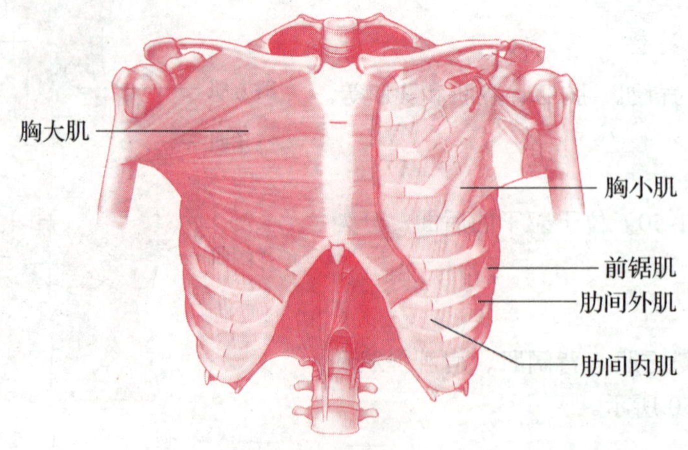

图 1-51　胸肌

1. 胸上肢肌

（1）胸大肌

胸大肌位于胸廓的前上部，为扇形扁肌。胸大肌收缩可使肩关节内收、旋内和前屈；当上肢上举固定时，可牵引躯体向上，也可提肋助吸气。

（2）胸小肌

胸小肌位于胸大肌的深面，呈三角形。胸小肌收缩可向前下方牵拉肩胛骨；当肩胛骨固定时，可提肋助吸气。

（3）前锯肌

前锯肌位于胸廓侧壁，为宽大的扁肌。前锯肌收缩可拉动肩胛骨向前，有助于手臂外展高举；当肩胛骨固定时，可提肋助深吸气。

2. 胸固有肌

（1）肋间外肌

肋间外肌共有 11 对，位于各肋间隙的浅层。其作用是提拉肋骨，使胸廓的前后径和横径均增大，辅助吸气。

（2）肋间内肌

肋间内肌位于肋间外肌的深面，其作用是降肋助呼气。

（三）膈肌

膈肌（见图 1-52）位于胸腔和腹腔之间，呈穹隆状。膈肌上有三个裂孔：① 主动脉裂孔，有主动脉和胸导管通过；② 食管裂孔，有食管和迷走神经通过；③ 腔静脉孔，有下腔静脉通过。

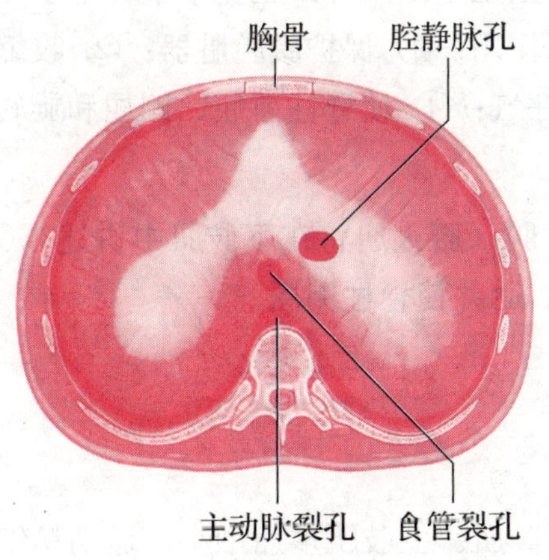

图 1-52 膈肌

膈肌为主要的呼吸肌。膈肌收缩时，膈穹窿下降，胸腔容积增大，辅助吸气；松弛时，膈穹窿上升恢复原位，胸腔容积减小，辅助呼气。膈肌与腹肌同时收缩能增加腹压，协助排便、呕吐和咳嗽等活动。

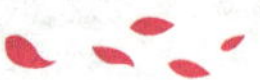

（四）腹肌

腹肌（见图 1-53）位于胸廓下口与骨盆上缘之间，参与构成腹壁，可分为前外侧群和后群。

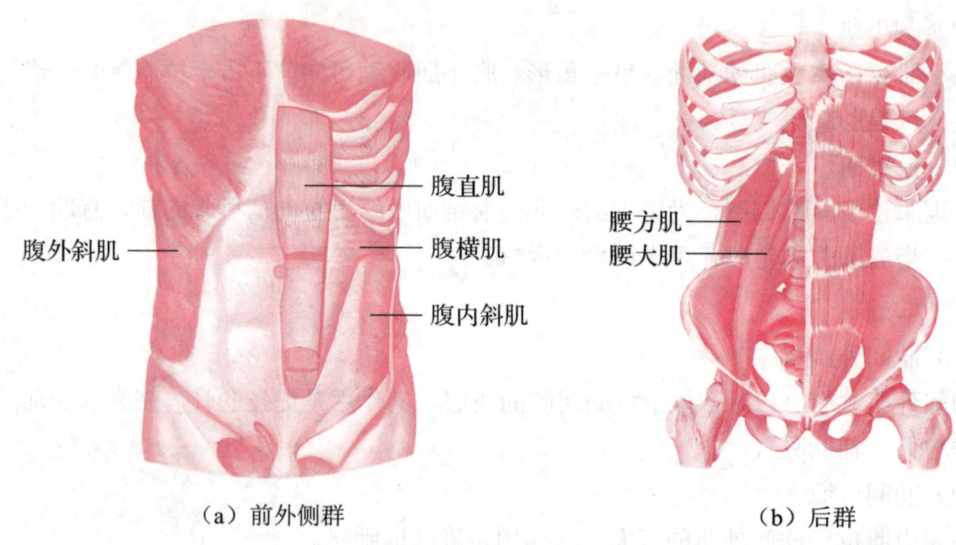

（a）前外侧群　　（b）后群

图 1-53　腹肌

1．前外侧群

前外侧群包括腹外斜肌、腹内斜肌、腹横肌和腹直肌。腹外斜肌位于腹前外侧部浅层，为宽阔的扁肌。腹内斜肌位于腹外斜肌的深面。腹横肌位于腹内斜肌的深面，为腹壁最深层的扁肌。腹直肌位于腹前壁正中线两旁，上宽下窄。

前外侧群主要具有以下作用：① 保护腹腔脏器；② 收缩增加腹压，协助排便、呕吐及咳嗽等活动；③ 降肋助呼气；④ 使脊柱前屈、侧屈和旋转。

2．后群

后群包括腰大肌和腰方肌（腰大肌将在下肢肌中讲述）。腰方肌呈长方形，位于腰大肌外侧，其作用是下降第 12 肋并使脊柱侧屈。

五、附肢肌

附肢肌包括上肢肌和下肢肌。上肢肌多而细小，运动精细灵活；下肢肌少而粗壮，强大有力。

（一）上肢肌

上肢肌按部位分为上肢带肌、臂肌、前臂肌和手肌。

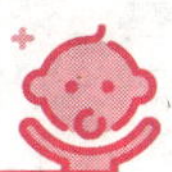

1. 上肢带肌

上肢带肌分布在肩关节周围，主要包括三角肌、肩胛下肌、冈上肌、冈下肌、小圆肌和大圆肌等，如图 1-54 所示。这些肌既能运动肩关节，也能增强关节的稳固性。

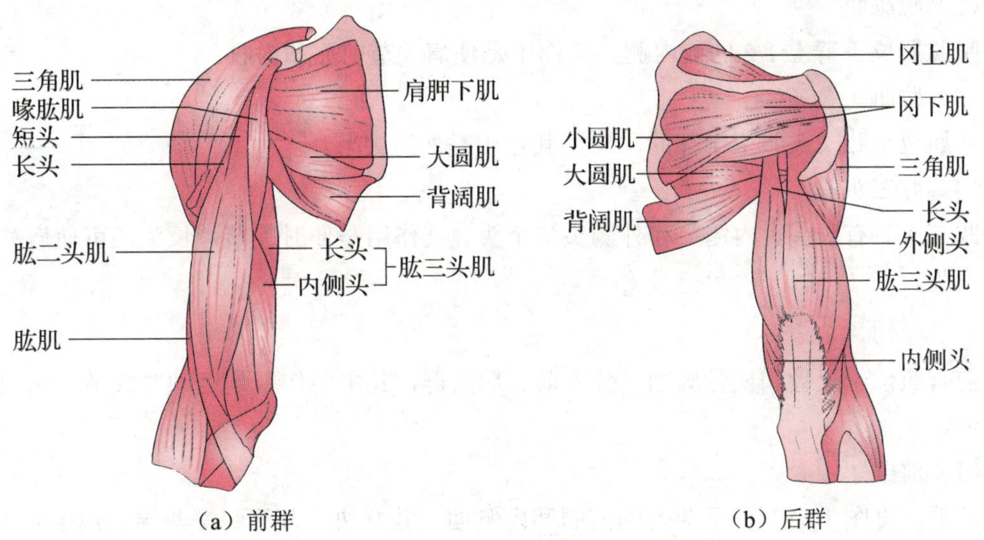

图 1-54　上肢带肌与臂肌

(1) 三角肌

三角肌位于肩部，呈三角形，其主要作用是使肩关节外展。三角肌包绕肩关节除下内侧外的各个面，使肩部呈圆隆形。三角肌较为肥厚，且外侧部深面无大的血管和神经，是肌内注射的常用部位。

(2) 肩胛下肌

肩胛下肌位于肩胛骨的前面，呈三角形，其作用是使肩关节内收和旋内。

(3) 冈上肌

冈上肌位于斜方肌的深面，其作用是使肩关节外展。

(4) 冈下肌

冈下肌位于冈下窝内，其作用是使肩关节旋外。

(5) 小圆肌

小圆肌位于冈下肌的下方，其作用是可使肩关节旋外。

(6) 大圆肌

大圆肌位丁小圆肌的下方，其作用是使肩关节内收和旋内。

2. 臂肌

臂肌覆盖在肱骨周围，分为前、后两群。前群包括肱二头肌、喙肱肌和肱肌，后群为肱三头肌，如图 1-54 所示。

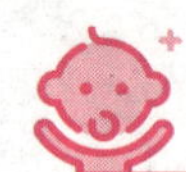

（1）肱二头肌

肱二头肌呈梭形，起点有长、短两个头。肱二头肌收缩可屈肘关节，也可使前臂旋后，还可协助屈肩关节。

（2）喙肱肌

喙肱肌位于臂上 1/2 的前内侧，其作用是使肩关节前屈和内收。

（3）肱肌

肱肌位于肱二头肌下半部的深面，其作用是屈肘关节。

（4）肱三头肌

肱三头肌有长头、内侧头和外侧头三个头。其作用是伸肘关节，长头还可使肩关节后伸和内收。

3．前臂肌

前臂肌位于尺骨和桡骨周围，分为前、后两群，其主要作用是运动肘关节、腕关节和手关节。

（1）前群

前群（见图 1-55）位于前臂的前面和内侧面，共 9 块，分浅、深两层。浅层有 6 块，自桡侧向尺侧依次为肱桡肌、旋前圆肌、桡侧腕屈肌、掌长肌、尺侧腕屈肌和指浅屈肌；深层有 3 块，分别为拇长屈肌、指深屈肌和旋前方肌。

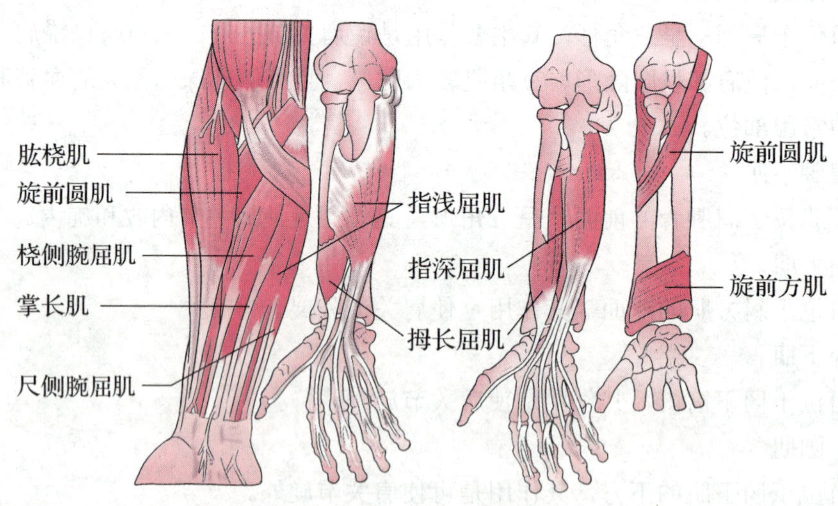

图 1-55　前臂肌前群

（2）后群

后群（见图 1-56）位于前臂的后面，共 10 块，也分为浅、深两层。浅层有 5 块，由桡侧向尺侧依次为桡侧腕长伸肌、桡侧腕短伸肌、指伸肌、小指伸肌和尺侧腕伸肌；深层有 5 块，由近侧向远侧依次为旋后肌、拇长展肌、拇短伸肌、拇长伸肌和示指伸肌。

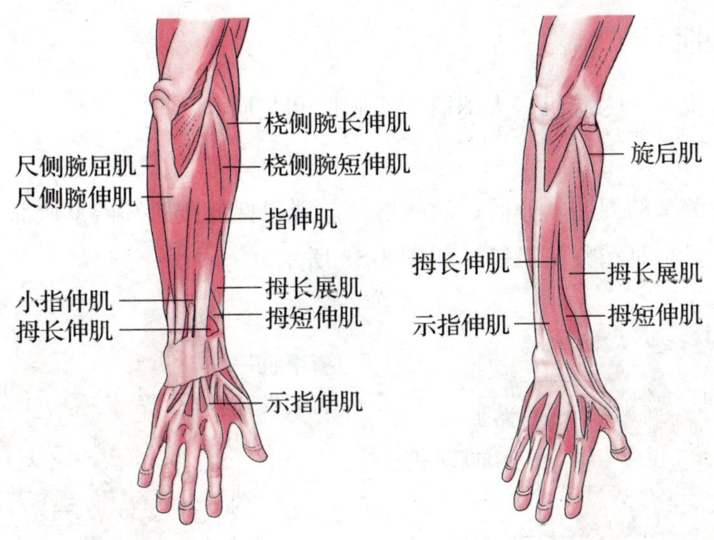

图 1-56　前臂肌后群

4．手肌

手肌（见图 1-57）主要位于手的掌侧，分为外侧群、内侧群和中间群。外侧群共 4 块，分别为拇短展肌、拇短屈肌、拇对掌肌和拇收肌，它们在手掌拇指侧形成一隆起，称为鱼际；内侧群共 3 块，分别为小指展肌、小指短屈肌和小指对掌肌，它们在手掌小指侧形成一隆起，称为小鱼际；中间群包括 4 块蚓状肌、3 块骨间掌侧肌和 4 块骨间背侧肌。

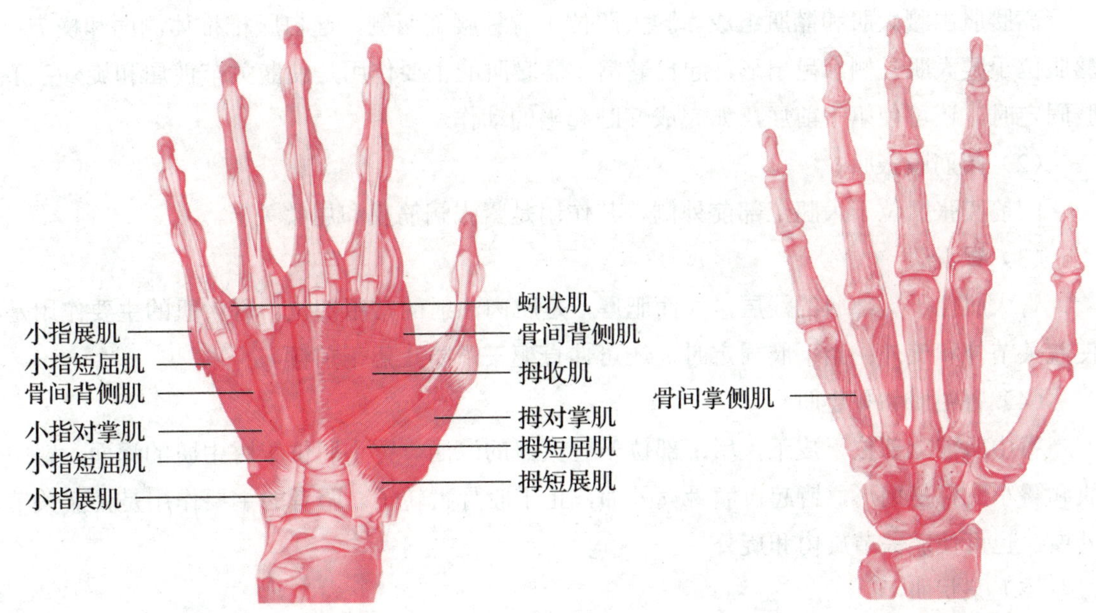

图 1-57　手肌

（二）下肢肌

下肢肌按部位可分为髋肌、大腿肌、小腿肌和足肌。

1. 髋肌

髋肌位于髋关节的周围，分前、后两群。前群包括髂腰肌和阔筋膜张肌，后群包括臀大肌、臀中肌、臀小肌和梨状肌等，如图 1-58 所示。

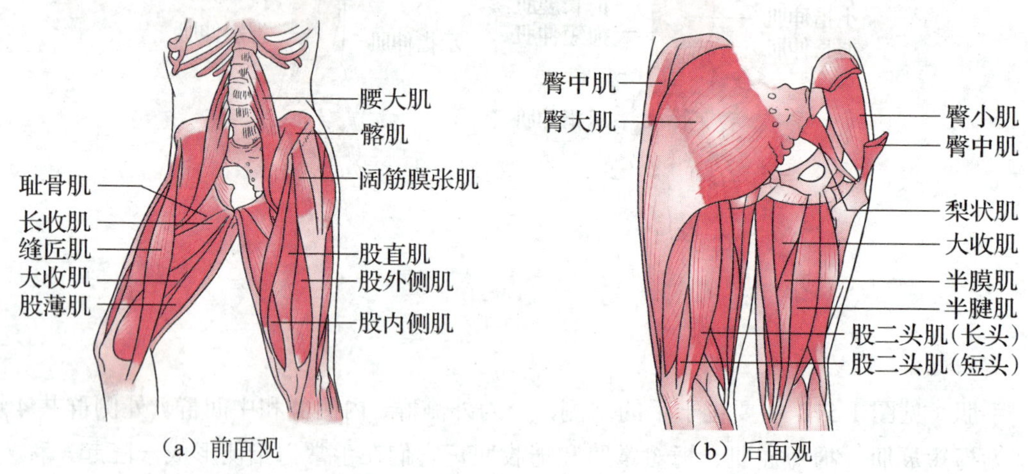

图 1-58　髋肌和大腿肌

（1）髂腰肌

髂腰肌由腰大肌和髂肌组成。腰大肌位于脊柱腰部两侧，起自腰椎椎体侧面和横突；髂肌位于腰大肌外侧，呈扇形，起自髂窝。髂腰肌的主要作用是使髋关节前屈和旋外；下肢固定时，还可使躯干前屈，如完成仰卧起坐的动作。

（2）阔筋膜张肌

阔筋膜张肌位于大腿上部前外侧，其作用是紧张阔筋膜和屈髋关节。

（3）臀大肌

臀大肌位于臀部肌的浅层，大而肥厚，是肌肉注射的常用部位。臀大肌的主要作用是使髋关节伸和旋外；当下肢固定时，还可伸直躯干，防止躯干前倾。

（4）臀中肌和臀小肌

臀中肌前上部位于皮下，后下部位于臀大肌的深面。臀小肌位于臀中肌的深面。臀中肌和臀小肌都呈扇形，皆起自髂骨翼外面，止于股骨大转子。两者的主要作用是使髋关节外展，也可使髋关节旋内和旋外。

（5）梨状肌

梨状肌位于臀中肌的下方，其作用是使髋关节外展和旋外。

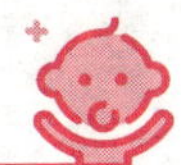

2．大腿肌

大腿肌位于股骨周围，分为前群、内侧群和后群。

（1）前群

前群包括缝匠肌和股四头肌。缝匠肌位于大腿的前面及内侧面浅层，是全身最长的肌肉，呈扁带状，其作用是屈髋关节和膝关节，并可使已屈的膝关节旋内。股四头肌位于大腿的前面，是全身最大的肌肉，包括股直肌、股内侧肌、股外侧肌和股中间肌（位于股直肌的深面），如图 1-58 所示。股四头肌的作用是屈髋关节和伸膝关节。

（2）内侧群

内侧群位于大腿内侧，包括耻骨肌、大收肌、长收肌、短收肌（位于耻骨肌和长收肌的深面）和股薄肌，如图 1-58 所示。内侧群肌的作用是使髋关节内收和旋外。

（3）后群

后群包括股二头肌、半腱肌和半膜肌，如图 1-58 所示。后群肌的作用是屈膝关节和伸髋关节。

3．小腿肌

小腿肌分布于胫骨和腓骨周围，分为前群、外侧群和后群。

（1）前群

前群（见图 1-59）包括胫骨前肌、踇长伸肌和趾长伸肌。胫骨前肌的作用是伸踝关节和使足内翻，踇长伸肌的作用是伸踝关节和踇趾，趾长伸肌的作用是伸踝关节和第 2～5 趾。

（2）外侧群

外侧群（见图 1-60）包括腓骨长肌和腓骨短肌，两者的作用是屈踝关节和使足内翻。

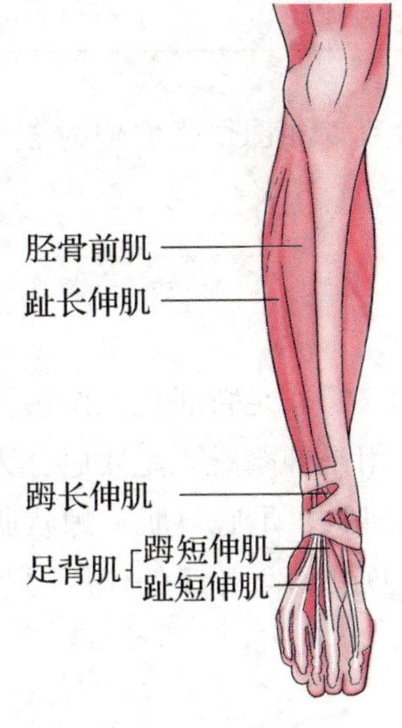

图 1-59　小腿肌前群

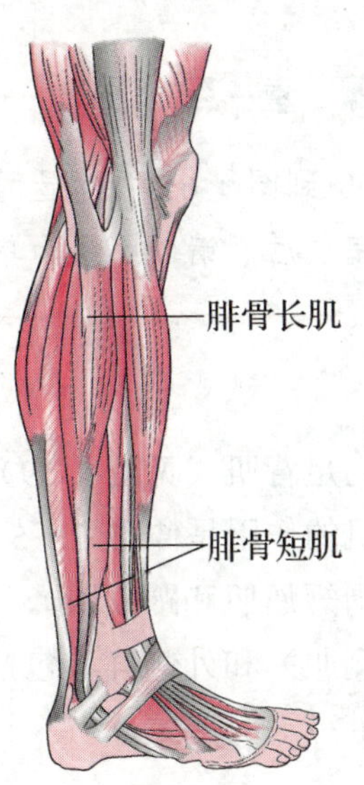

图 1-60　小腿肌外侧群

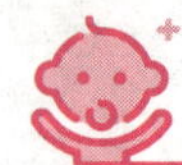

（3）后群

后群（见图 1-61）分为深、浅两层。浅层为小腿三头肌，由腓肠肌和比目鱼肌组成。小腿三头肌的主要作用是屈踝关节和膝关节，还可在机体站立时固定两关节，防止机体前倾。深层包括腘肌、趾长屈肌、胫骨后肌和踇长屈肌。腘肌的作用是屈膝关节和使小腿旋内，趾长屈肌的作用是屈踝关节和第 2～5 趾，胫骨后肌的作用是屈踝关节和使足内翻，踇长屈肌的作用是屈踝关节和踇趾。

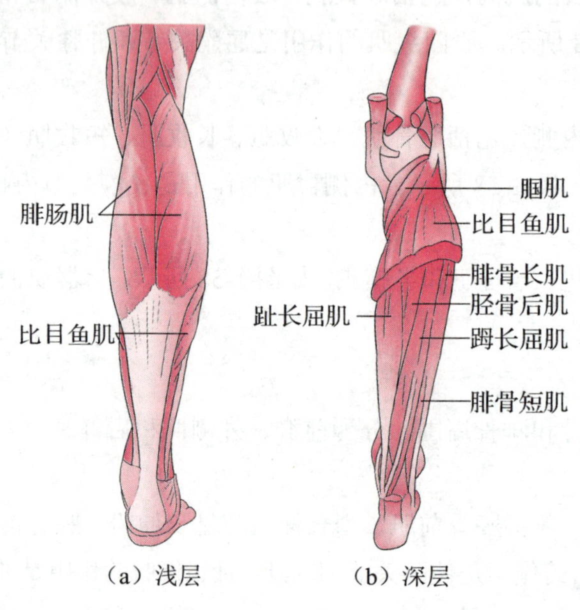

图 1-61　小腿肌后群

课 堂 互 动

图 1-59 到图 1-61 中也显示了部分大腿肌，你可以在图中将它们的名称标注出来吗？标注完成后，请以小组为单位互相核对和讨论。

4. 足肌

足肌分为足背肌（见图 1-59）和足底肌（见图 1-62）。足背肌包括趾短伸肌和踇短伸肌，趾短伸肌的作用是伸第 2～5 趾，踇短伸肌的作用是伸踇趾。足底肌分为内侧群（包括踇展肌、踇短屈肌和踇收肌）、中间群（包括趾短屈肌、足底方肌、蚓状肌、骨间足底肌和骨间背侧肌）和外侧群（包括小趾展肌和小趾短屈肌）。各肌的作用同其名，主要作用在于维持足弓。

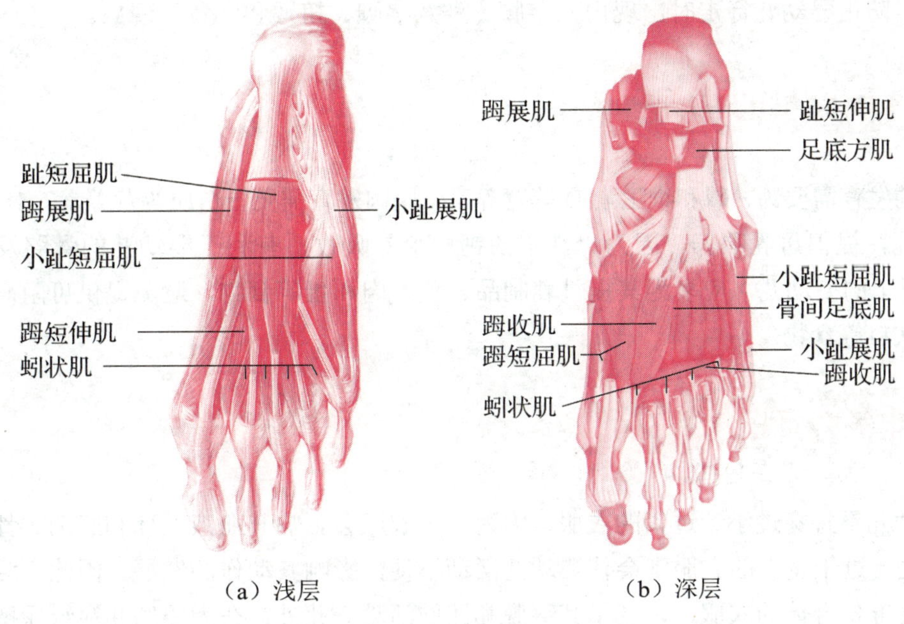

图 1-62　足底肌

探索四　婴幼儿运动系统的保健要点

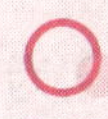

一、培养正确的姿势

婴幼儿的骨骼弹性大、易变形，不良的姿势不仅可能造成脊柱侧弯、驼背和胸廓畸形等，还可能影响腹腔脏器的正常功能活动。正确的坐姿、站姿和行姿等，不仅可以让婴幼儿拥有较好的体形，还可以缓解肌肉疲劳。具体来说，照护者应帮助婴幼儿养成以下正确的坐姿、站姿和行姿：

（1）坐姿：身体保持自然状态；上身正直，不耸肩，双肩微微向后舒张，胸部不要靠在桌子上，脊柱不要向前弯；双脚自然地放在地面上，小腿与大腿成直角。照护者应经常叮嘱婴幼儿保持正确的坐姿，并以身作则；同时应为婴幼儿配备合适的桌椅，不宜让其久坐沙发等。

（2）站姿：头端正，两肩平，挺胸收腹，肌肉放松，双手自然下垂，两腿站直。照护者可以采取一些措施帮助婴幼儿养成正确的站姿，例如，每天和婴幼儿一起靠墙练习 15 min。

（3）行姿：抬头挺胸，协调摆臂，足尖向前，步速适中。照护者需要时刻监督和提醒婴幼儿，防止婴幼儿行走时出现内八字脚、外八字脚、扭臀和驼背等现象。

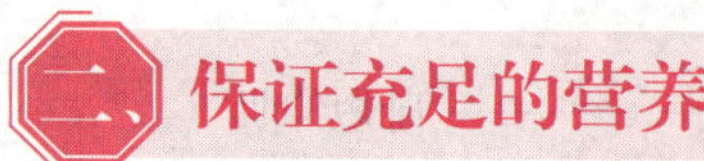

二、保证充足的营养

骨的发育需要钙、磷和维生素 D 等营养素，肌肉发育需要蛋白质等营养素。对 0~6 月龄的婴儿，提倡母乳喂养，因为母乳中的钙质最易吸收，有利于婴幼儿的骨骼发育；对 6 月龄以上的婴幼儿，应多为其提供乳制品、鱼、肉和蛋等食物，避免提供可阻碍钙吸收的碳酸饮料等食物。

三、准备合适的衣服

婴幼儿不宜穿过小、过紧的衣服，因为这类衣服会影响其血液循环和肌肉、骨骼的发育。反之，过于宽大的衣服则会使婴幼儿活动不便，影响其动作的发展。因此，照护者应为婴幼儿准备合体的衣服，以利于其穿脱和四肢活动。此外，在为婴幼儿穿纸尿裤时，要保证其大腿和髋关节能够自由活动，以防髋关节脱臼。

四、组织适当的体育锻炼和户外活动

为促进婴幼儿运动系统的生长发育，照护者应定期带婴幼儿参加适度的体育锻炼。但应注意，每次体育锻炼的时间不宜过长，活动的类型和强度应符合婴幼儿的年龄特点，以免增加其骨骼和肌肉的负担。

同时，照护者应经常带婴幼儿进行户外活动，适度的阳光照射可使婴幼儿产生一定的维生素 D，促进骨骼的生长发育。

课堂互动

3 岁的多多是个喜欢运动的小男孩，尤其喜欢踢球。一天，多多和小朋友玩了很长时间的踢球比赛，踢完后不久就一直喊“腿肚子疼”。

多多所说的“腿肚子”指的是哪块肌肉？他为什么会出现这种情况？鉴于此，你认为应该给多多的父母提出哪些建议？

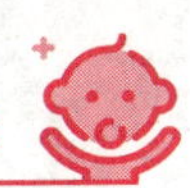

杭州市举办首届婴幼儿体能运动会，宝宝“运动员”收获人生“首金”

如何赋能3岁以下婴幼儿运动体能发展？杭州市举办的全市首届婴幼儿体能运动会给出了新方向。

此次运动会的主题为“‘悦’运动，‘育’健康”，由杭州市妇女儿童健康服务中心指导，各区、县（市）卫生健康局主办，各区、县（市）“医、防、护”儿童健康管理中心承办，共有近百名宝宝“运动员”参与了余杭区主赛场，以及上城区、拱墅区、钱塘区和淳安县等分赛场的比拼。“医、防、护”儿童健康管理中心是杭州市重点升级打造的“医育结合”2.0版本，目的是依托基层医疗卫生机构加速推进儿童医疗、儿童保健、预防接种及养育照护为一体，推动婴幼儿早期发展服务均等化。目前，杭州已有50多家机构正在创建“医、防、护”儿童健康管理中心。

运动会在淳安县威坪镇“医、防、护”儿童健康管理中心启幕，现场设有旱地龙舟、兜兜乐、爬爬乐和乒乓健儿接力赛等项目，吸引不少家长为孩子报名参加。宝宝们你追我赶，与家长默契互动、相互鼓劲，体验了一把运动带来的乐趣。

在余杭区余杭街道“医、防、护”儿童健康管理中心主赛场，爬爬乐、地垫翻滚、火炬传递大作战和亲子投篮等项目开展得热火朝天。现场参赛的两组小选手的年龄分别为7～18月龄和18～36月龄，通过参与项目，他们锻炼了爬、走、跳等能力，激发了运动协作潜能。

在上城区九堡街道“医、防、护”儿童健康管理中心分赛场上，身着汉服的裁判员成了“红人”。原来，该中心别出心裁将亚运和宋韵等元素融入运动会，设置亚运火炬制作、射箭、蹴鞠和投球等项目，让宝宝们在体验传统运动的同时沉浸式感受宋韵文化。

拱墅区康桥街道“医、防、护”儿童健康管理中心则结合婴幼儿健康领域的动作发展目标、年龄特点与认知能力，自创了一套适合婴幼儿练习的中医五禽操，以激发婴幼儿的运动兴趣，同时上线“康康育儿”线上直播，方便家长反复观看学习。

此次赛事将一系列运动会串珠成链，以赛促学，科学指导家长开发不同月龄段婴幼儿的运动潜能，指导基层医疗卫生机构把好婴幼儿成长发育关，为青少年及成年期运动及体能打好基础，助推人口高质量发展。

资料来源：柴悦颖，《宝宝“运动员”收获人生“首金”：全市首届婴幼儿体能运动会在各地展开》，《杭州日报》2023年10月25日，有改动

项目检测

一、单项选择题

1. 下列属于脑颅骨的是（　　）。
   A. 泪骨　　B. 鼻骨　　C. 腭骨　　D. 筛骨
2. 下列属于长骨的是（　　）。
   A. 肋骨　　B. 肱骨　　C. 跟骨　　D. 尾骨
3. 下列关于骶骨的说法，正确的是（　　）。
   A. 由4块骶骨融合而成
   B. 呈三角形，尖向上
   C. 岬位于上缘中部，向后隆凸
   D. 与髂骨构成骶髂关节
4. 下列不属于肩胛骨结构的是（　　）。
   A. 肩峰　　B. 肩胛冈　　C. 冈上窝　　D. 大结节
5. 肩关节脱位多发生在（　　）。
   A. 关节上方　　B. 关节外侧　　C. 关节内侧　　D. 关节下方
6. 按形态分类，骨骼肌不包括（　　）。
   A. 长肌　　B. 短肌　　C. 阔肌　　D. 轮匝肌
7. 下列肌肉可使肩关节外展的是（　　）。
   A. 三角肌　　B. 冈下肌　　C. 大圆肌　　D. 胸大肌
8. 下列肌肉属于臂肌后群的是（　　）。
   A. 肱二头肌　　B. 肱三头肌　　C. 喙肱肌　　D. 肱肌
9. 下列关于椎间盘的说法，错误的是（　　）。
   A. 成人有23个　　B. 由纤维环和髓核构成
   C. 负责连接相邻的椎体　　D. 婴幼儿的椎间盘弹性较差
10. 下列关于膝关节的说法，错误的是（　　）。
    A. 内外两侧都有半月板
    B. 由股骨下端、胫骨上端和腓骨上端构成
    C. 内侧半月板呈C形
    D. 是人体最大的关节
11. 胸大肌可使肩关节（　　）。
    A. 内收　　B. 外展　　C. 旋外　　D. 后伸

12．下列肌肉不能使足内翻的是（　　）。

A．腓肠肌　　B．胫骨后肌　　C．腓骨长肌　　D．腓骨短肌

13．右侧胸锁乳突肌单独作用时，机体表现为（　　）。

A．头后仰　　B．头屈向左侧

C．头屈向右侧，面部转向左侧　　D．头屈向左侧，面部转向右侧

14．下列韧带位于椎体前面的是（　　）。

A．前纵韧带　　B．后纵韧带　　C．黄韧带　　D．棘上韧带

二、填空题

1．婴幼儿的骨髓全部是________，具有________功能。随着年龄的增长，________骨髓逐渐变成________骨髓，失去________功能。

2．新生儿有________块骨。

3．成人的脊柱有 4 个生理弯曲，即颈曲、________、________和________。

4．第 1 颈椎又称________，第二颈椎又称________。

5．髋骨由________、________和________ 3 块骨组成。

6．关节的基本结构为________、________和________，辅助结构为________、________和________。

7. 相邻的椎体借________、________和________相连，相邻的椎弓借________、________、________和________相连。

8．臂肌前群包括________、________和________，小腿肌前群包括________、________和________。

9. 大腿肌内侧群包括________、________、________、________和________。

三、简答题

1．简述骨的形态和构造。

2．简述骨连结的两种形式。

3．简述婴幼儿运动系统的保健要点。

4．根据婴幼儿运动系统的特点，判断图 1-63 中的亲子活动是否正确，并说一说原因。

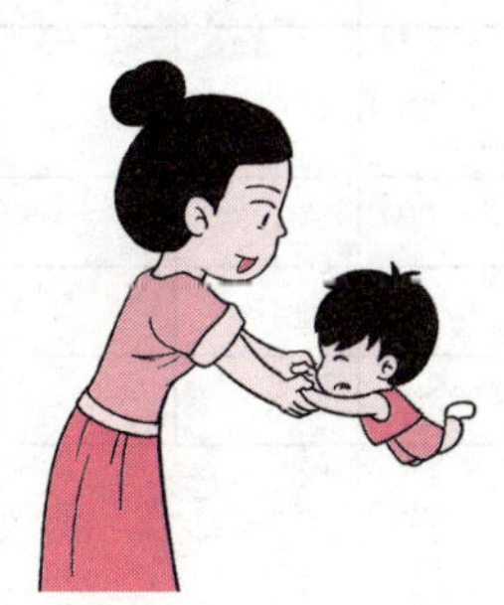
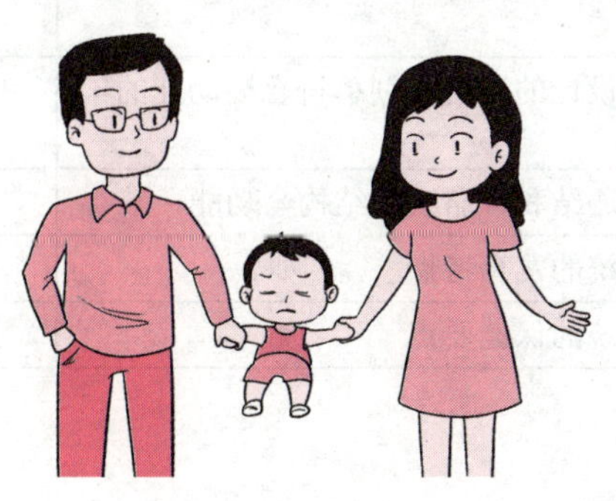
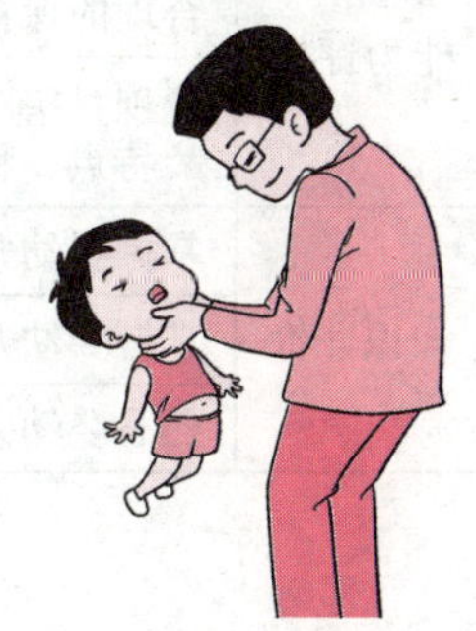

图 1-63　亲子活动

项目实践

科学运动，助力健康成长

【活动背景】北京市发布的《婴幼儿喂养与运动健康教育核心信息》（以下简称《核心信息》）指出，在婴幼儿期，身体活动可促进脑与神经内分泌系统的发育，主要表现为认知、情感与社会交往等方面的促进作用，同时运动水平也可提示婴幼儿的心理发育状况。《核心信息》强调，家长要充分利用室内外安全和开放的活动场地，开展亲子活动和游戏，为婴幼儿提供锻炼机会。《核心信息》还鼓励家长带婴幼儿到户外接触阳光和新鲜空气，到公园、社区和游乐园中活动，帮助婴幼儿养成运动习惯。

【活动要求】结合上述内容和本项目所学知识，查找相关资料，与同学讨论、总结婴幼儿适宜做的运动和不适宜做的运动分别有哪些，并任选一年龄段，为婴幼儿设计一份合适的运动计划单，内容要涵盖婴幼儿适宜做的运动、不宜做的运动及适宜的运动时长。小组完成后，将运动计划单在班内传阅，讨论其可行性。

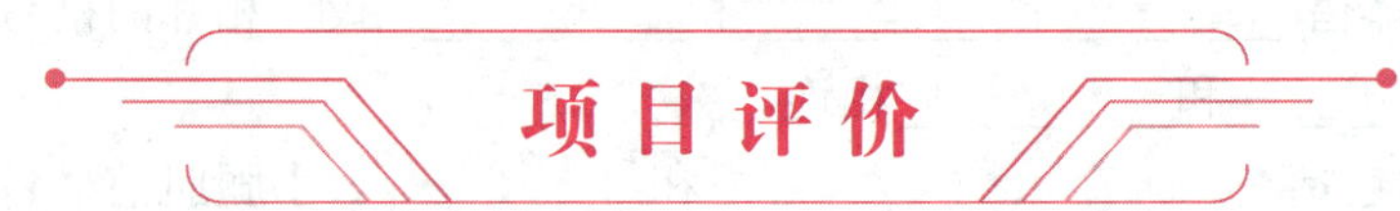

项目评价

请同学们结合课上学习情况、项目检测和项目实践的完成情况，按照表 1-1 的评价标准自评和互评，并请任课教师给予总体评价。

表 1-1 项目评价表

考核内容	评价标准	分值	评价得分		
			自评	互评	师评
能力评价	能够根据婴幼儿运动系统的结构和功能特点开展科学合理的保育教育活动	15			
	在项目实践中，所设计的运动计划单符合婴幼儿的年龄特点、科学实用	15			
知识评价	掌握婴幼儿骨、骨连结和骨骼肌的结构与功能	15			
	掌握婴幼儿运动系统的发育特点	15			
	熟悉婴幼儿运动系统的保健要点	10			

续表

考核内容	评价标准	分值	评价得分		
			自评	互评	师评
素养评价	具备“以婴幼儿为本”的理念，尊重婴幼儿的年龄特点和成长规律，注重婴幼儿发展的整体性和连续性	15			
	具备良好的人文素养和科学素养，具备较强的保育教育实践技能和可持续发展能力	15			
总评	自评×30%+互评×30%+师评×40%				
教师评价	教师（签名）：				

项目二

婴幼儿的循环系统

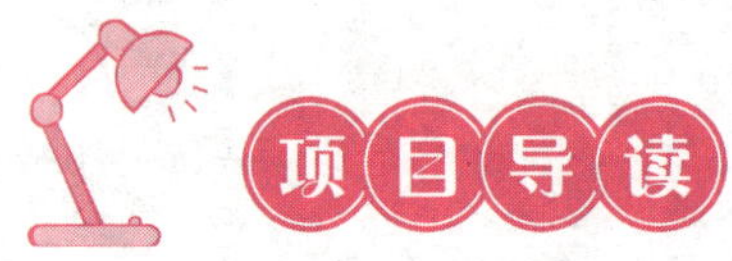

人体有一个精密又神奇的系统，它每时每刻都在不懈地工作，默默地为整个生命的延续奠定坚实的基础。这个系统就是循环系统，它包括心血管系统和淋巴系统。

心，不过是一个拳头大小的器官，却是生命的引擎。它通过一次次的规律收缩和舒张，确保血液不断地在人体中循环流动。血管则是心不可或缺的合作伙伴，它们错综复杂却井然有序，构成一张庞大的生命网络，不停地将血液从心输送到身体的各个角落，为每个细胞提供氧气和营养物质，同时将代谢废物运送至排泄器官。淋巴系统则是心血管系统的重要补充，负责回收体内多余的液体，维持体液平衡，同时是体内重要的免疫防线之一。

婴幼儿时期，循环系统的作用尤为关键，结构和功能也更为独特。在这个阶段，心需要更加频繁地跳动，以满足婴幼儿快速生长发育的需求；血管和淋巴系统更为娇嫩，需要更多的呵护与关注。照护者深入探究婴幼儿循环系统的特点，可以为婴幼儿提供更科学、更深入、更细致的照护和指导。

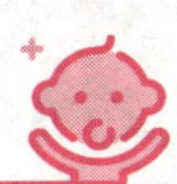

学习目标

知识目标：

- 掌握婴幼儿循环系统的结构和功能。
- 掌握婴幼儿循环系统的发育特点。
- 熟悉婴幼儿循环系统的保健要点。

能力目标：

- 能够根据婴幼儿循环系统的结构和功能特点开展科学、有效的保育教育活动。

素质目标：

- 提高对婴幼儿循环系统健康促进策略和干预措施的认识，为婴幼儿提供一个安全、健康的成长环境。
- 能够积极向家长和社会传播婴幼儿循环系统的相关知识，提高公众对婴幼儿循环系统健康的关注度。

项目导入

户外活动时间，西西和他的小伙伴们一起在操场上玩耍。他们跑啊，跳啊，玩得不亦乐乎。突然，西西停下脚步，摸着自己的胸口喊道："你们知道吗？我这里有个神奇的东西在不停地跳动！"张老师听到后，笑着走过来给西西和其他小朋友们解释了这一现象。

请问：西西所说的不停地跳动的"神奇的东西"是指什么？它为何会不停地跳动？

循环系统是分布于全身各部的连续而封闭的管道系统，包括心血管系统和淋巴系统。心血管系统由心和血管组成，在其内部循环流动的是血液，其功能是为机体输送营养和排泄废物，保证机体新陈代谢的正常进行。淋巴系统由淋巴管道、淋巴组织和淋巴器官组成，在其内部循环流动的是淋巴，其功能是维持机体内环境稳定、参与免疫应答和防御。

探索一　婴幼儿循环系统的结构

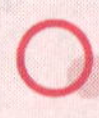

一、心

（一）心的位置和形态

心位于膈的上方、胸腔中部偏下、左右两肺间偏左，心尖偏向左前下方，心底朝向右后上方，如图 2-1 所示。婴幼儿刚出生时心的位置较高且为横位，心尖的体表位置在第 4 肋间锁骨中线外，2 岁以后心由横位逐渐转成斜位，心尖的体表位置下移至第 5 肋间隙。

心的外形似倒置的、前后略扁的圆锥，成人心的大小与本人的拳头相当，婴幼儿的心相对较大。婴幼儿刚出生时心的重量为 20～25 g，随着年龄增长，心的质量逐渐增加，至青春期后增至出生时的 12～14 倍，达到成人水平。

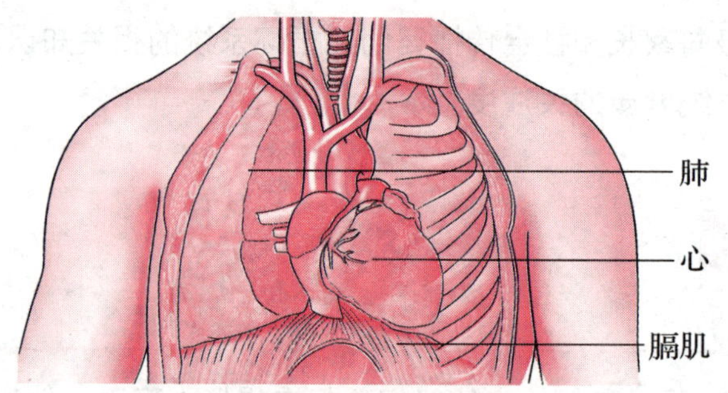

图 2-1　心的位置和形态

（二）心的结构

1．心壁

巧记心的结构

心壁由心内膜、心肌层和心外膜构成，其中心肌层由多层心肌纤维组成。心室肌比心房肌厚，两者不直接相连，因此心房和心室各自独立地收缩与舒张。新生儿左、右心室壁的厚度几乎相等，随着生长发育，左心室的负荷逐渐增加，左心室壁的厚度逐渐大于右心室壁。

2．心腔

心有四个腔，其后上部为左心房和右心房，前下部为左心室和右心室。左、右心房之间和左、右心室之间均有间隔，互不相通；同侧心房和心室之间以不可逆向的瓣膜相通，如图 2-2 所示。心腔是血液的容纳空间，右心房和右心室容纳静脉血，左心房和左心室容纳动脉血。与成人相比，婴幼儿心腔的容积较小，刚出生时心腔的容积为 20～22 mL，2.5 岁时增至出生时的 3 倍左右，18 岁时达到 240～250 mL，接近成人水平。

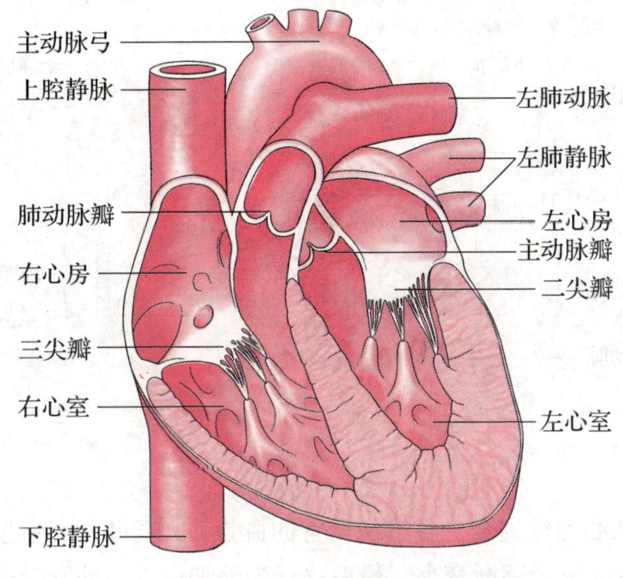

图 2-2　心腔

（1）右心房

右心房有上腔静脉口、下腔静脉口和冠状窦口三个入口，分别接纳人体上半身、下半身和心壁静脉血液的回流；有右房室口一个出口，右心房的血液经此口流入右心室。胎儿的右心房有卵圆孔，可使回流到右心房的血液大部分流向左心房。胎儿出生后，随着肺呼吸功能和正常肺循环的建立，大多数婴幼儿的卵圆孔在出生后 1 年左右闭合，3 岁之后仍未闭合者称为卵圆孔未闭。卵圆孔未闭可导致低氧血症。

（2）右心室

右心室的入口为右房室口，口周附有三尖瓣，可防止血液向右心房逆流；出口为肺动脉口，口周附有肺动脉瓣，可防止血液由肺动脉向右心室逆流。

（3）左心房

左心房有四个入口和一个出口。入口为肺静脉口，位于左心房的后部，每侧各有两个，肺静脉血经此流入左心房；出口为左房室口，向下通左心室。

（4）左心室

左心室的入口为左房室口，口周附有二尖瓣，可防止血液向左心房逆流；出口为主动脉口，口周附有主动脉瓣，可防止血液由主动脉向左心室逆流。

二、血管

（一）血管的分类和结构

血管是血液流通的管道，根据结构和功能可分为动脉、静脉和毛细血管三种，如图 2-3

所示。婴幼儿的血管比成人短，管壁较薄，弹性较小。

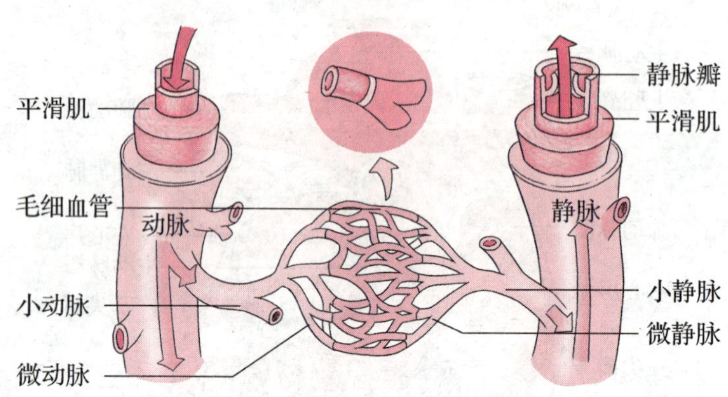

图 2-3 血管的分类和结构

1．动脉

动脉是将血液从心运输到全身各组织器官的血管。大动脉从心室发出，逐级分为中动脉、小动脉和微动脉，管径逐渐变小，最后移行为毛细血管。动脉管壁厚（大动脉弹性纤维丰富，小动脉平滑肌丰富），可扩张，弹性大，能承受较大的压力，管内血流速度快。婴幼儿的动脉相对较粗，新生儿动脉与静脉的管径之比为 1∶1，成人为 1∶2。

2．静脉

静脉是将全身血液运回心的血管，起于毛细血管，逐级合成微静脉、小静脉、中静脉和大静脉，最后汇入心房。静脉因承受的压力较小，故管壁较薄、平滑肌和弹性纤维含量较少，弹性和收缩性均较弱，管腔在断面上呈扁椭圆形。

静脉有深、浅之分，深静脉与同名动脉伴行，浅静脉走行于皮下组织中。大多数静脉在其内膜上会有反折，形成半月形的静脉瓣，辅助血液向心回流。

3．毛细血管

毛细血管是连通微动脉和微静脉的血管，是进行物质交换的场所。其管壁非常薄，仅由一层扁平上皮细胞构成，通透性极佳；管径最小，几乎只能允许一个红细胞通过。毛细血管分布最广，除角膜、毛发、指（趾）甲、牙质及上皮外，人体其他部位几乎都有毛细血管分布。

婴幼儿体内毛细血管丰富，尤其是肠、胃、肺和皮肤等部位，因此体内血流量大，供血充足，新陈代谢旺盛。

（二）血液循环的途径

血液从心室泵出，经动脉、毛细血管、静脉，最后返回心房，这一过程就是血液循环。婴幼儿的血管相对较短，血液循环一周的时间较成人短。一般来说，3 岁幼儿血液循环一周需 15 s，而成人血液循环一周需 22 s。血液循环可分为体循环和肺循环，如图 2-4 所示。

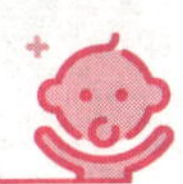

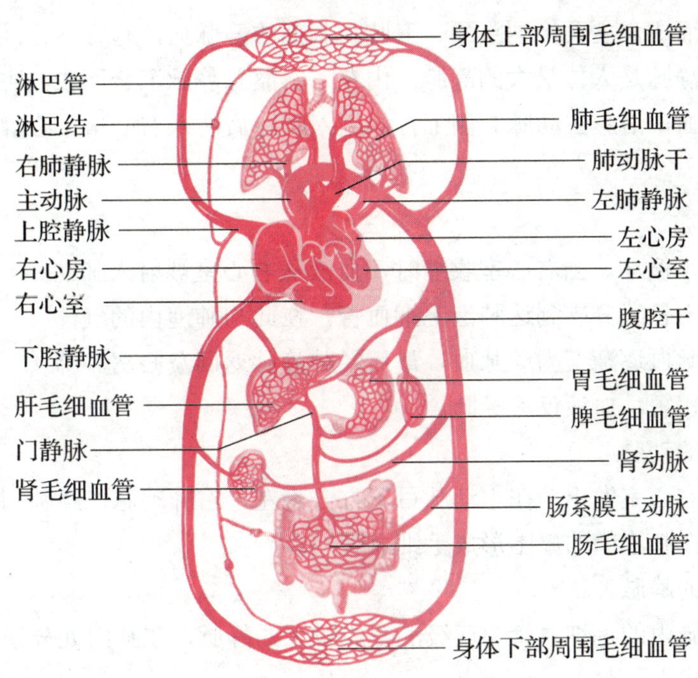

图 2-4　血液循环途径

1. 体循环

体循环又称大循环。当左心室收缩时，血液从左心室被射入主动脉，经主动脉各级分支到达全身毛细血管，与全身组织进行气体和物质交换后，动脉血逐渐变为静脉血，经各级静脉回到右心房。体循环的特点是路程长，流经范围广。

（1）体循环的动脉

体循环的主干动脉是主动脉，它从左心室发出，全程分为三段，即升主动脉、主动脉弓和降主动脉。升主动脉起自左心室，同时在起始处发出左、右冠状动脉来营养心壁。主动脉弓呈弓形向左后方弯曲，在凸侧自右向左发出三个大的分支，即头臂干、左颈总动脉和左锁骨下动脉，头臂干向上又可分为右颈总动脉和右锁骨下动脉。降主动脉以膈为分界线，可分为胸主动脉和腹主动脉，如图 2-5 所示。

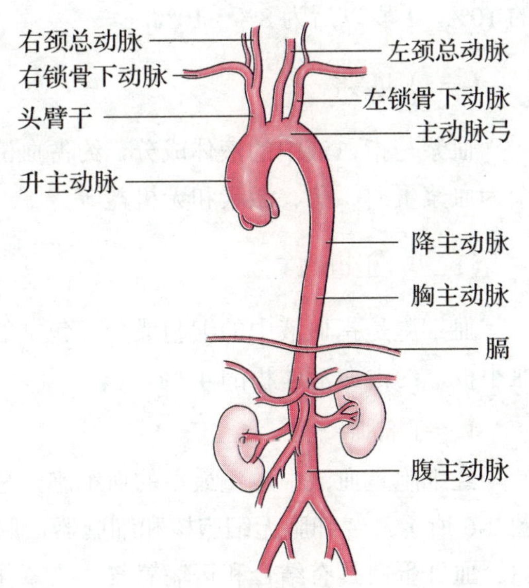

图 2-5　主动脉及其分支

（2）体循环的静脉

体循环的静脉可分为上腔静脉系、下腔静脉系和心静脉系三部分。上腔静脉系由左、右头臂静脉汇合而成，主要接纳头颈、上肢和胸部的静脉血，垂直下行注入右心房。下腔静脉系中的下腔静脉是人体最大的静脉，由左、右髂总静脉汇合而成，主要接纳下肢、盆部和腹部的静脉血，沿腹主动脉右侧上行，进入胸腔后注入右心房。心静脉系主要收集心的静脉血。

2. 肺循环

肺循环又称小循环。当右心室收缩时，血液从右心室被射入肺动脉干，经肺动脉干各级分支到达肺泡毛细血管，在此与肺泡内的气体进行交换后，静脉血逐渐变为动脉血，最后经肺静脉返回左心房。肺循环的特点是路程短，血液仅流经肺。

红细胞的奇妙旅程

（1）肺循环的动脉

肺动脉干从右心室发出，在主动脉弓下方分为左、右肺动脉，经肺门入肺，随支气管的分支而分支，在肺泡壁的周围形成毛细血管网。

（2）肺循环的静脉

肺静脉起自肺内的毛细血管，逐级汇合成较大的静脉，在肺门处分别形成两条肺静脉出肺，注入左心房。

三、血液

血液是在心血管系统内循环流动的流体结缔组织，由血浆和血细胞组成。婴幼儿血量与体重的比例大于成人，成人的血量为体重的 7%～8%，而婴幼儿刚出生时血量约为体重的 10%，1 岁以后为 8%～10%。

（一）血浆

血浆是指血液中的液体成分，约占血液体积的 55%。其主要成分是水，约占 90%，其余为血浆蛋白、酶、激素和无机盐等。

（二）血细胞

血细胞是指血液中的细胞成分，包括红细胞、白细胞和血小板，约占血液体积的 45%。

1. 红细胞

红细胞是血液中数量最多的血细胞，呈双凹圆盘状，如图 2-6 所示。红细胞无细胞核和细胞器，胞质内充满血红蛋白。血红蛋白具有结合和运输氧气、二氧化碳的功能，红细胞依靠其将进入血液的氧气运输到全身各组织器官。

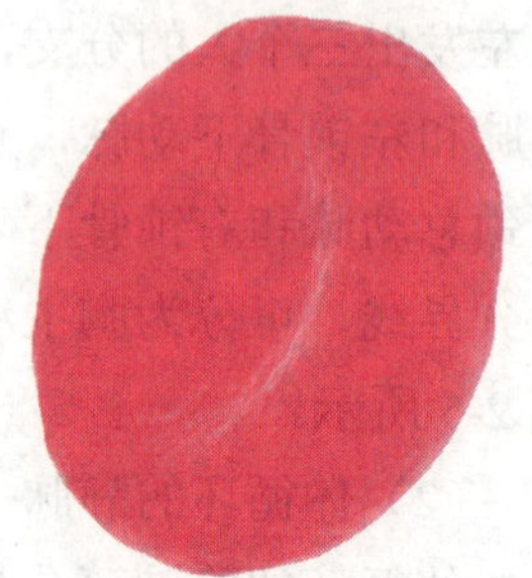
图 2-6　红细胞（电镜下）

正常成年男性红细胞的数量为（4～5.5）$\times 10^{12}$/L，女性为（3.5～5）$\times 10^{12}$/L；正常成年男性血红蛋白的含量为120～160 g/L，女性为110～150 g/L。婴幼儿红细胞的数量和血红蛋白的含量随年龄增长而变化。婴幼儿刚出生时红细胞的数量为（5～7）$\times 10^{12}$/L，血红蛋白的含量为140～200 g/L；出生1周后开始逐渐减少，至2～3个月时，红细胞的数量减至约3×10^{12}/L，血红蛋白的含量减至约100 g/L（生理性贫血）；3个月后，随着造血功能的不断增强，红细胞的数量和血红蛋白的含量缓慢增多，至12岁时可达成人水平。

红细胞的生理特性

2. 白细胞

白细胞为无色、有核的球形细胞，具有重要的免疫防御功能。成人的白细胞数量为（4～10）$\times 10^{9}$/L。婴幼儿刚出生时白细胞的数量为（15～20）$\times 10^{9}$/L，出生后6～12 h达（21～28）$\times 10^{9}$/L，3天后明显减少，1周时平均为12×10^{9}/L，之后逐渐减少，8岁以后接近成人水平。

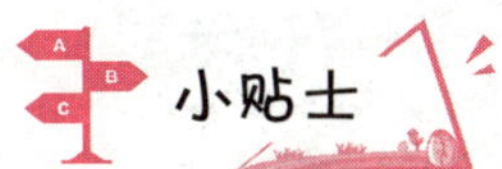

白细胞数量的生理性变动范围较大，可因不同生理状态和不同时间而在一定的范围内波动。例如，疼痛、情绪激动和剧烈运动等都可使白细胞的数量显著增多，下午的数量要稍多于早晨。

根据胞质内有无特殊颗粒，白细胞可分为有粒细胞和无粒细胞两大类。根据特殊颗粒的染色性，有粒细胞又可分为中性粒细胞、嗜酸性粒细胞和嗜碱性粒细胞，无粒细胞又可分为淋巴细胞和单核细胞，如图2-7所示。

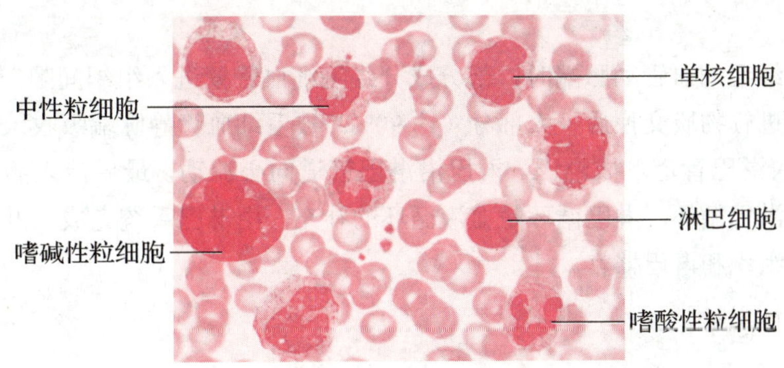

图2-7　白细胞的种类

成人体内，中性粒细胞数量最多，占白细胞总数的50%～70%；嗜酸性粒细胞占0.5%～3%；嗜碱性粒细胞数量最少，占0～1%；淋巴细胞占25%～30%；单核细胞占

3%～8%，是体积最大的白细胞。婴幼儿刚出生时，中性粒细胞约占 65%，淋巴细胞约占 30%；出生后 4～6 天，两者占比基本相等；1～2 岁时，中性粒细胞约占 35%，淋巴细胞约占 60%；之后中性粒细胞占比逐渐上升，4～6 岁时，两者占比又相等；7 岁后，两者占比与成人相似。

3．血小板

血小板在正常状态下呈双凸圆盘状，体积很小；在受到刺激时常伸出小突起，呈不规则状，且聚集成群，如图 2-8 所示。成人血小板的数量为（100～300）$\times 10^9$/L，婴幼儿与成人相似。血小板在止血和凝血过程中具有重要作用。

血小板的生理特性

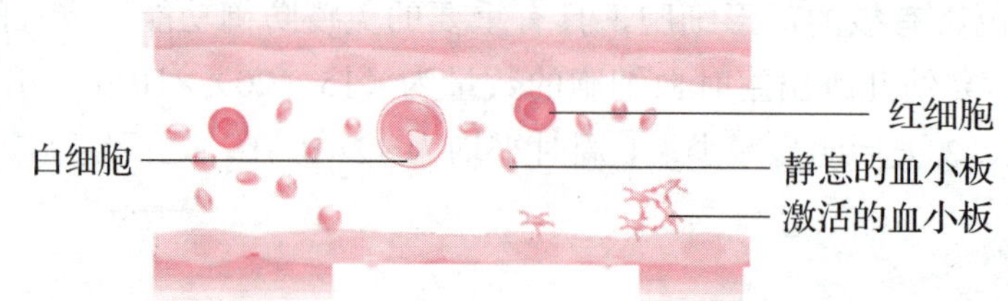

图 2-8　血小板

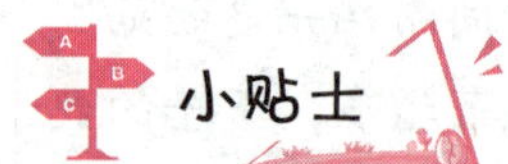
小贴士

> 血小板在饭后、剧烈运动后、机体组织损伤时、手术后、大量失血时及脾摘除时增多，在急性感染、急性白血病及脾功能亢进时减少。

四、淋巴系统

当血液流经毛细血管动脉端时，部分成分经毛细血管壁进入组织间隙，形成组织液。组织液与细胞进行物质交换后，大部分（约 90%）被毛细血管静脉端吸收入静脉，小部分（约 10%）进入淋巴管道形成淋巴。淋巴沿淋巴管道向心流动，最后流入静脉。淋巴在体内的循环称为淋巴循环。淋巴循环是血液循环的补充，由淋巴系统完成，淋巴系统包括淋巴管道、淋巴组织和淋巴器官。

（一）淋巴管道

根据结构和功能，淋巴管道分为毛细淋巴管、淋巴管、淋巴干和淋巴导管，如图 2-9 所示。毛细淋巴管位于组织间隙，以膨大的盲端起始，彼此吻合成网。毛细淋巴管汇合成淋巴管，淋巴管在行进过程中通过一个或多个淋巴结。淋巴管多次汇合，形成较大的淋巴干，淋巴干共有 9 条，包括成对的腰干、支气管纵隔干、锁骨下干、颈干和不成对的肠干。

9 条淋巴干最终汇合成胸导管和右淋巴导管。

全身最大的淋巴管道是胸导管。胸导管收纳全身除右头颈部、右上肢和右胸部以外的淋巴，其起始部膨大，位于第一腰椎的前面，由左、右腰干和肠干汇合而成，称为乳糜池。

（二）淋巴组织

淋巴组织主要存在于与外界相通的空腔脏器（如消化管、呼吸道、泌尿和生殖管道等）的黏膜和皮肤等处，同时是淋巴器官的主要构成成分。

（三）淋巴器官

淋巴器官包括淋巴结、扁桃体、胸腺和脾，如图 2-10 所示。

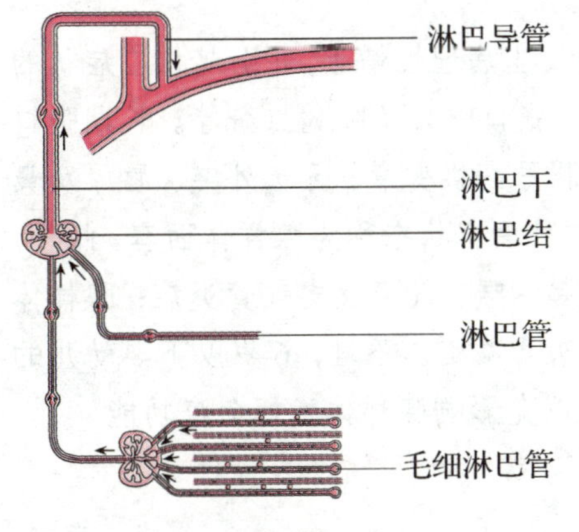

图 2-9　淋巴管道

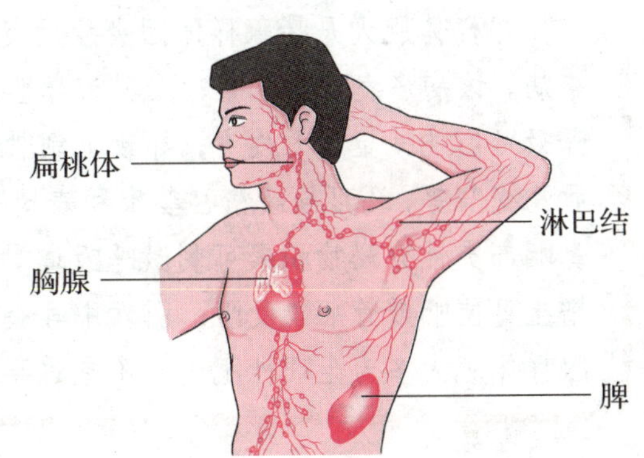

图 2-10　淋巴器官

1．淋巴结

淋巴结为大小不一的圆形或椭圆形小体，遍布全身，一般沿血管分布，多成群聚集于身体较隐蔽的凹窝处，如腋窝、腘窝和腹股沟等处。正常的浅表淋巴结很小，不易触及，直径多为 2～5 mm，表面光滑，柔软，活动度可，无压痛。

淋巴结的主要功能是滤过淋巴、产生淋巴细胞和进行免疫应答。淋巴结是最先与外来抗原相遇发生免疫应答的器官。当机体受到致病因子侵袭后，会将信号传递给淋巴结，使淋巴细胞产生淋巴因子和抗体，以杀伤致病因子。两者“斗争”的结果是淋巴结内的淋巴细胞和组织细胞发生反应性增生，导致淋巴结肿大。婴幼儿的淋巴结发育不完善，屏障作用差，感染易于扩散，局部轻微感染就可使淋巴结肿大甚至化脓。在浅表淋巴结区域触及直径大于 10 mm 的淋巴结，即应考虑淋巴结肿大；若伴有红、肿、热、痛等症状，可考虑淋巴结炎。若婴幼儿淋巴结进行性增大，应及时带其就医。

2．扁桃体

扁桃体位于消化道和呼吸道的交会处，是经常接触抗原发生局部免疫应答的部位。婴幼儿免疫系统发育不完善，各种免疫功能尚不健全，对各种病原体具有易感性，易出现扁桃体肿大及化脓。

根据分布部位，扁桃体可分为腭扁桃体、咽扁桃体和舌扁桃体。一般所说的扁桃体是指肉眼可见的腭扁桃体。腭扁桃体是一对扁卵圆形的淋巴器官，位于扁桃体窝内，从1岁末开始逐渐增大，4～10岁时达到最高峰。咽扁桃体又称腺样体，位于鼻咽部，随年龄增长逐渐增大，6～7岁时达最大，之后开始萎缩，10岁以后完全退化。舌扁桃体位于舌根部，呈颗粒状，大小因人而异，含有丰富的黏液腺。

知识窗

腺样体肥大

腺样体肥大是指腺样体因炎症反复刺激而发生病理性增生，并引起相应症状的疾病。该病多发生于儿童，表现为鼻塞、流涕、张口呼吸及睡觉打鼾等。长期张口呼吸可影响儿童面骨发育，导致上颌骨狭长、腭弓高拱变窄、牙齿外突、唇厚及鼻唇沟变窄等，还可导致精神萎靡和表情呆滞，这种面容状态称为腺样体面容。此外，鼻咽部炎性分泌物积聚可刺激呼吸道黏膜，引起咽喉、气管及支气管炎症；腺样体增生可使咽鼓管咽口受阻，引发中耳炎，导致听力减退。不过，6岁以下婴幼儿的腺样体肥大多为生理性肥大，不宜过早切除，以免影响腺样体发挥免疫功能。

3．胸腺

胸腺位于胸骨柄后方，分为不对称的左、右两叶。胸腺是中枢淋巴器官，具有产生和培育T淋巴细胞的功能。胸腺的大小随年龄增长变化明显，婴幼儿的胸腺相对较大，青春期前发育良好，青春期性成熟后达最大，之后逐渐萎缩退化，成人的胸腺组织常被脂肪组织代替。

4．脾

脾是人体内最大的淋巴器官，位于左上腹，与第9至第11肋相对，呈椭圆形，暗红色，质软而脆，受暴击后易破裂。正常情况下，脾不易触及，可触及则提示脾肿大。脾的主要功能为造血、储血、滤血及参与免疫反应等。

探索二 婴幼儿循环系统的功能

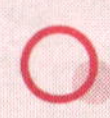

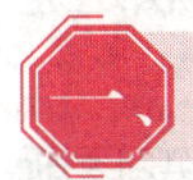

一、心血管系统的功能

（一）心的功能

心是心血管系统的动力器官，其主要作用是泵血，向全身组织和器官提供充足的血流量，以供应氧和各种营养物质，并带走新陈代谢废物，使细胞维持正常的生理功能。在整个生命过程中，心始终不停地、有节律地收缩和舒张，推动血液按一定的方向循环流动。

1. 心动周期和心率

（1）心动周期

心的一次收缩和舒张构成的机械性活动周期，称为心动周期。在一个心动周期中，心房和心室的机械活动都可分为收缩期和舒张期。

（2）心率

心每分钟跳动的次数称为心率。心率是描述心动周期快慢的指标。成人安静状态下的心率为 60～100 次/min。婴幼儿处于快速生长发育阶段，新陈代谢旺盛，对氧气和营养物质的需求较高，但其心单次收缩射出的血量较少，因此只能通过加快心率来补偿。一般来说，年龄越小，新陈代谢越快，心率越快，不同年龄婴幼儿的心率如表 2-1 所示。

表 2-1 不同年龄婴幼儿的心率

年龄	心率/（次·min^{-1}）
新生儿	120～140
1 月龄～1 岁	110～130
1～3 岁	100～120

资料来源：中国就业培训技术指导中心，《保育员（基础知识）》，中国劳动社会保障出版社，2021 年。

同龄婴幼儿的心率有一定的差异，一般来说，男性婴幼儿的心率比女性婴幼儿稍慢，平常活动强度大、体质较好的婴幼儿心率较慢。若婴幼儿的心率超过上限，则考虑为心动过速。导致婴幼儿心动过速的常见原因有哭闹、剧烈活动、吃奶、发热、贫血、感染、心脏疾病及应用某些药物等。

2. 心的泵血过程

（1）心室收缩期

心室收缩期分为等容收缩期和射血期，射血期又可分为快速射血期和减慢射血期，如

图 2-11（a）所示。

✧ **等容收缩期**：心室收缩，室内压快速升高，当室内压超过房内压时，房室瓣关闭。但此时室内压仍低于主动脉压，主动脉瓣仍处于关闭状态，心室暂时成为一个密闭腔。心室收缩使室内压持续升高，当室内压高于主动脉压时，主动脉瓣开放。

✧ **快速射血期**：主动脉瓣开放后，心室内的血液被快速射入主动脉，室内容积迅速减小。

✧ **减慢射血期**：快速射血期后，心室肌收缩力减弱，室内压降低，射血速度逐渐减慢。

（2）心室舒张期

心室舒张期分为等容舒张期和心室充盈期，也包括心房收缩期在内。心室充盈期又可分为快速充盈期和减慢充盈期，如图 2-11（b）所示。

✧ **等容舒张期**：射血结束后，心室开始舒张，室内压降低。此时主动脉压高于室内压，动脉内的血液向心室方向反流，推动主动脉瓣关闭，但室内压仍明显高于房内压，所以房室瓣仍然处于关闭状态，心室又暂时成为一个密闭腔。心室继续舒张，当室内压低于房内压时，房室瓣开放。

✧ **快速充盈期**：房室瓣开放初期，心室持续舒张，室内压显著降低甚至降为负压，心房和大静脉内的血液在室内压降低的“抽吸”作用下由心房快速进入心室，使心室容积迅速增大。

✧ **减慢充盈期**：随着心室内血量增多，房内压与室内压的差值减小，血液流入心室的速度减慢。

✧ **心房收缩期**：在心室舒张的最后 0.1 s，心房开始收缩，房内压升高，使心房内的血液顺压力差进入心室，心室进一步充盈。心室充盈完成后，立即开始下一次收缩与射血。

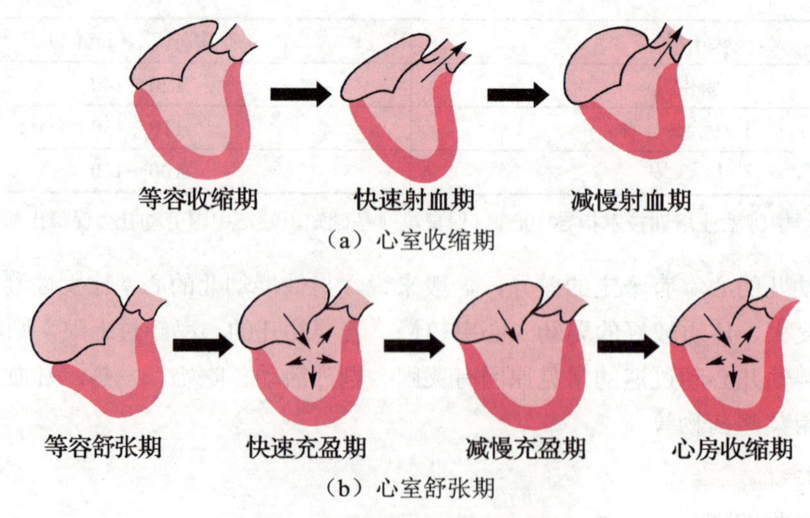

图 2-11　心的泵血过程示意图

知识窗

心音与心脏杂音

在一个心动周期中，心肌收缩、瓣膜开闭及血液对心血管壁的冲击等引起的机械振动可经心周围组织传到胸壁的一定部位，用听诊器可在胸壁上听到相应的声音，这些声音即为心音。正常心音之外，心室壁、瓣膜或血管壁振动所产生的有多种不同音频和振幅的异常声音称为心脏杂音。

正常人在血液急速流过二尖瓣或肺动脉瓣时，可有收缩期杂音，似柔和的吹风样，属于生理性杂音。婴幼儿出生后 2～3 个月内，由于卵圆孔未完全闭合，也可出现生理性杂音。随着年龄的增长，这些杂音会逐渐减弱或消失。不过，婴幼儿在发热、剧烈运动、体位改变或输液引起血容量增多等情况下，也可能会出现生理性杂音。

病理性杂音较粗糙、持续时间长，伴有震颤和传导等，常见于先天性心脏病、风湿性心脏病及感染性心内膜炎等。

3. 心泵血功能的评价

（1）每搏输出量和射血分数

一侧心室一次收缩所射出的血量，称为每搏输出量，简称“搏出量”。成人在安静状态下的搏出量为 60～80 mL。心并非每次收缩都能将血液全部射出，搏出量占心室舒张末期容积的百分比，称为射血分数，成人安静时的射血分数为 55%～65%。在心室功能减退和心室异常扩大等情况下，搏出量可能仍在正常范围，但射血分数会有明显下降，故射血分数是评价心功能的重要指标。

（2）心输出量和心指数

一侧心室每分钟射出的血量称为心输出量，心输出量等于搏出量与心率的乘积。成年男性在安静状态下的心输出量为 4.5～6 L/min，女性一般比同体重男性低 10%左右。每平方米体表面积的心输出量称为心指数，成人心指数为 3～3.5 L/（min • m^2）。心指数是评价不同体型个体心功能的常用指标。

（二）血管的功能

血管内流动的血液对单位面积血管侧壁产生的压力，称为血压。血液从心射出流经外周血管的过程中，随着克服血管壁对血流的阻力，血压逐渐降低，即动脉血压>毛细血管血压>静脉血压，这种压力差是血液流动的直接动力。

1. 动脉血压

（1）动脉血压的形成

动脉血压分为收缩压和舒张压。心室收缩期射出的血液，受外周血管阻力的作用，绝大部分留在大动脉内，使动脉扩张、血压升高，形成收缩压。在心室舒张期射血停止时，大动脉管壁回缩，推动动脉内的血液流向外周，大动脉内的压力持续降低，降至最低值即为舒张压，如图 2-12 所示。

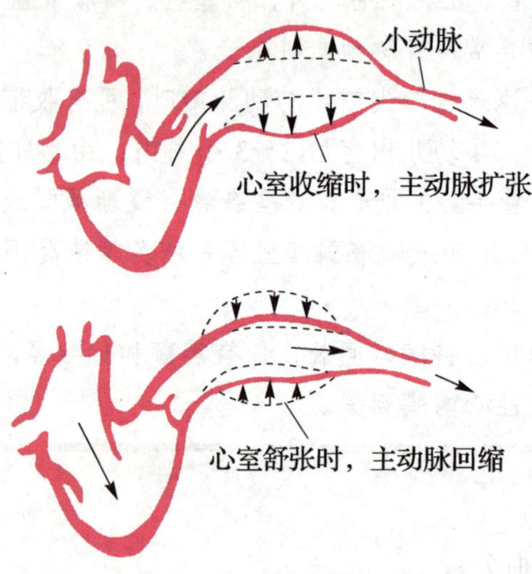

图 2-12　动脉血压的形成

（2）动脉血压的正常值

成人收缩压的正常范围为 90～139 mmHg，舒张压为 60～89 mmHg。婴幼儿心肌收缩力较弱，心排出的血量较少，而且动脉管径较大、管壁弹性好，血液在血管中流动的阻力较小，所以婴幼儿的血压低于成人，且年龄越小，血压越低。新生儿的收缩压为 60～70 mmHg，1 岁时为 70～80 mmHg，舒张压为收缩压的 2/3。之后随着年龄的增长，排出的血量增多，血压逐渐升高。1 岁以上幼儿血压的正常值可按以下公式计算：收缩压=年龄×2+80，舒张压为收缩压的 2/3。

此外，婴幼儿血压易受外界因素的影响，哭喊、体位变化及精神紧张等均可引起血压升高，因此为婴幼儿测量血压时需在安静的环境和状态下进行。

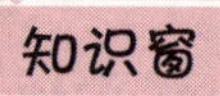

知识窗

婴幼儿高血压

婴幼儿血压高于同年龄段收缩压或舒张压 20 mmHg，即为高血压。新生儿的收缩压>90 mmHg 或舒张压>60 mmHg、1 月龄至 3 岁以下婴幼儿的收缩压>100 mmHg 或舒张压>60 mmHg，提示血压升高，需进一步评估血压情况。

（3）动脉血压的影响因素

✧ **每搏输出量：** 每搏输出量增加，左心室射入大动脉内的血量增加，动脉管壁的压力增大，血压升高。

✧ **心率：** 当心率加快时，左心室的舒张期明显缩短，从大动脉流向外周的血量减少，留在大动脉的血量增多，血压升高。

✧ **外周阻力：** 这里的外周阻力通常指小动脉和微动脉对血流的阻力。当外周阻力增大时，血液流向小动脉和微动脉的速度减慢，留在大动脉的血量增多，血压升高，又因大动脉内的血容量增加，所以以舒张压升高为主。反之，当外周阻力减小时，舒张压的降低较收缩压明显，脉压（收缩压与舒张压的差值）增大。因此，外周阻力主要影响舒张压，舒张压的高低可反映外周阻力的大小。

✧ **大动脉管壁的弹性：** 大动脉管壁弹性减退时，其缓冲作用减弱，可使收缩压升高、舒张压降低，脉压因此明显增大。

✧ **循环血量和血管容量的比例：** 正常情况下，循环血量和血管容量相适应，以维持心血管系统适度充盈。当循环血量减少或血管容量增加时，循环血量和血管容量的比例下降，动脉血压降低。

知识窗

脉　搏

在一个心动周期中，由动脉血压的周期性变化引起的动脉管壁的周期性舒张和回缩，称为脉搏。

用手指在身体某些浅表部位可触摸到脉搏，其中桡动脉是最常用的部位。脉搏的频率可以反映心率的快慢，强度可以反映心肌收缩力的强弱、心输出量的多少和血管壁弹性的大小。婴幼儿的脉搏易受到各种因素的影响，如进食、活动及哭闹等，因此须在幼儿安静时为其测量脉搏。

2. 静脉血压

当血液经过一系列的途径到达静脉时，血压已降至10～20 mmHg，至下腔静脉时已降至3～4 mmHg，到最后汇入右心房时，已经近乎0。各器官和肢体的静脉血压称为外周静脉压，右心房和胸腔内大静脉的血压称为中心静脉压，两者的压力差是静脉血回流至心的动力。

（三）心血管活动的调节

在不同的生理情况下，人体各组织器官的代谢水平不同，对血流量的需求也不同。人体通过神经调节和体液调节，对心血管的活动进行调控，使血流量适应人体代谢的需要。

1. 神经调节

(1) 心的支配神经

心接受心交感神经和心迷走神经的双重支配。心交感神经兴奋时，心率加快，心肌收缩力增强，心输出量增加，血压升高。心迷走神经兴奋时，心率减慢，心肌收缩力减弱，房室传导速度减慢，心输出量减少，血压降低。

心交感神经与心迷走神经相互拮抗，共同调节心的活动。婴幼儿神经系统发育尚不完善，心交感神经的兴奋性较强，心迷走神经的兴奋性较弱，因此心率较快。

(2) 血管的支配神经

绝大多数血管只接受交感缩血管神经的支配，当交感神经兴奋时，血管收缩，外周阻力增大，血压升高。

2. 体液调节

(1) 肾上腺素和去甲肾上腺素

肾上腺素可使心率加快、心肌收缩力增强，心输出量增加；去甲肾上腺素可使全身大多数血管收缩，外周阻力增大，血压升高。

(2) 肾素-血管紧张素-醛固酮系统

肾素进入血液后，可转变成血管紧张素，血管紧张素可引起血管收缩、外周阻力增大、回心血量增加，从而使血压升高；还可刺激醛固酮分泌，醛固酮可促进肾小管对水的重吸收，增加循环血量。

(3) 血管升压素

血管升压素可通过促进肾远曲小管和集合管对水的重吸收，增加血容量，还可引起血管收缩，从而使血压升高。

二、淋巴系统的功能

淋巴系统中的淋巴是单向流动的，并非像血液那样循环流动，因此淋巴循环又称淋巴回流。淋巴回流对维持机体正常的生命活动具有重要的生理意义。

(一) 回收蛋白质

淋巴回流可将血液循环中渗出的蛋白质重新汇集到血液循环，对血液循环进行有力补充。成人的组织液中每天有 75～200 g 蛋白质被淋巴回收到血液中。组织液中蛋白质的回收对维持血管内、外胶体渗透压和水的平衡具有重要作用。

(二) 运输营养物质

人体的主要吸收场所是小肠，小肠吸收的脂肪中有 80%～90%被小肠绒毛的毛细淋巴管吸收入血液循环，再通过血液循环运送到各组织器官被加以利用。

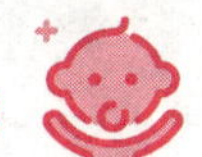

（三）调节血浆和组织液之间的液体平衡

人体每天生成的组织液中，约有10%成为淋巴，淋巴再经淋巴管道注入血液。因此，淋巴循环对血浆和组织液之间的液体平衡具有调节作用。

（四）防御和免疫功能

淋巴回流途经淋巴结时，淋巴结内的巨噬细胞可清除由组织进入淋巴中的细菌和其他异物；同时，淋巴结产生的淋巴细胞和浆细胞可参与机体的免疫调节。因此，淋巴循环对机体具有防御和屏障保护作用。

幼有善育

宁夏启动新生儿先天性心脏病筛诊治公益项目全覆盖

先天性心脏病一直位居围产期出生缺陷高发病种首位，是造成婴幼儿死亡的主要原因之一。开展先天性心脏病筛诊治公益项目对于提高出生人口素质、提升儿童健康水平非常必要。

为此，2022年，宁夏卫生健康委在国家卫生健康委妇幼司的关心指导和中国出生缺陷干预救助基金会的大力支持下，在吴忠市和固原市启动实施新生儿先天性心脏病筛诊治公益项目。2023年，在总结项目地区成效和工作经验的基础上，继续探索创新，将新生儿先天性心脏病筛诊治公益项目扩大到全区所有县（市、区），实现区域全覆盖。

国家卫生健康委妇幼司领导对宁夏出生缺陷防治工作提出新期待：要继续推动建立政府主导、部门合作、社会参与的出生缺陷防治工作机制。要持续完善出生缺陷防治服务网络，加强省、市、县筛查、诊断、治疗机构建设，形成分工负责、各有侧重、上下联动、密切合作的筛诊治服务网络，提高服务的可行性。针对新生儿先天性心脏病和听力障碍等严重多发致残出生缺陷，实现县级能筛查、市级能诊断、省级能治疗。要坚持出生缺陷综合防治策略，筑牢婚前、孕前、产前、新生儿期四道防线，落实三级防治措施，聚焦新生儿疾病筛查，重视服务连续性，提高筛查能力，重点提升筛查阳性儿童的召回率、诊断率、治疗率。提高新生儿遗传代谢病两周内诊断率、两周内治疗率。

资料来源：艾福梅，《数智创新助力低资源地区健康普惠 宁夏启动新生儿先天性心脏病筛诊治公益项目全覆盖》，央广网，2023年7月28日，有改动

探索三　婴幼儿循环系统的保健要点

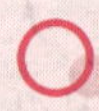

一、适度组织锻炼

适度的体育锻炼可以增强婴幼儿的心肌收缩力，提高心的泵血功能，促进血液循环。但在组织婴幼儿锻炼时，应注意以下几点：

（1）根据婴幼儿的年龄和体质安排体育锻炼，时间不宜过长，运动量不宜过大，运动不宜过于剧烈。

（2）组织婴幼儿活动前应做准备活动，结束时应做整理运动，尤其是在剧烈运动时，不应立即停止，以免造成暂时性脑贫血。

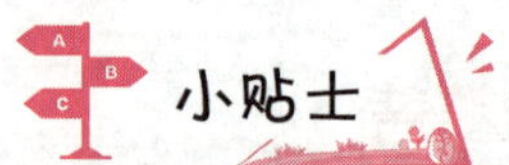

活动时心输出量剧增，肌肉收缩加剧。如果突然停止运动，肌肉收缩会停止，导致肌肉血液回流减少，心输出量随之减少，血压降低，加之重力作用的影响，血液不容易送到脑部，这样就会造成暂时性脑贫血（表现为头晕、恶心、呕吐、面色苍白、心慌气短，甚至晕倒等）。

（3）婴幼儿剧烈运动后，不宜让其立即喝大量的白开水，因为大量的水分被吸收入血会增加循环血量，增加心脏的负担。

（4）婴幼儿运动时出汗过多、丧失盐分会出现头晕眼花和口渴等症状，因此应让婴幼儿在运动过程中适当补充少量的淡盐水。

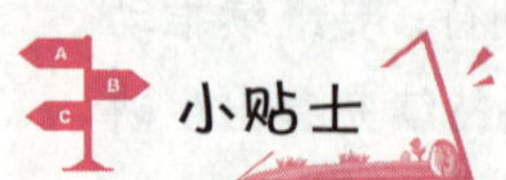

婴幼儿在运动过程中喝水时，要让其喝一口停一会儿再喝第二口，缓慢而少量地喝水，缓慢补充机体丢失的水分和无机盐。

（5）时刻注意安全，防止意外伤害事故的发生。大量出血会影响婴幼儿的健康，失血超过血液总量的1/3，就会危及生命。

二、积极预防贫血

婴幼儿新陈代谢快，需氧量大，如果发生贫血，可出现心率加快、心功能减退。因此

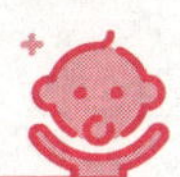

应重视婴幼儿贫血的早期干预，加强饮食中铁和蛋白质的补充。对于0～6月龄的婴儿，鼓励纯母乳喂养；对于3～6个月婴儿的生理性贫血，无须特殊干预；6月龄后开始添加辅食，从富含铁的糊状食物开始，如猪肝、瘦肉和菠菜等，同时注意补充优质蛋白，如蛋、奶和豆类等。

此外，应及时纠正婴幼儿挑食和偏食等不良习惯，多方面预防贫血；应定期带婴幼儿体检，发现贫血及时干预。

三、避免过度刺激

婴幼儿的神经系统尚未发育完善，对心和血管的调节能力较差，因此婴幼儿容易受到惊吓，出现哭闹不止、嗜睡、消化不良和发热等，严重者可出现心跳节律紊乱，因此应避免婴幼儿受到突然或过度的神经刺激，如惊吓、噪声过大及饮食过于辛辣等，以免影响婴幼儿心和血管的正常机能。

四、注意预防心肌炎

婴幼儿抵抗力较差，病毒性感冒、腹泻及严重呕吐等都有可能引发心肌炎。心肌炎病情隐匿，但发展迅速，延误治疗可能危及生命。如果发现婴幼儿出现活动时大喘气、胸闷不适、活动耐力下降及容易疲乏等心肌炎早期症状，应及时带其到医院就诊。

五、保证衣服宽松舒适

衣服过紧会影响血液流动，从而影响营养物质和氧气的供给。例如，衣领过紧会影响脑部的血液供应，上衣过紧会影响上、下腔静脉血液回流，腰带、鞋带和袜子过紧会影响下肢和腹部的血液循环。因此，照护者要保证婴幼儿的衣服宽松舒适。

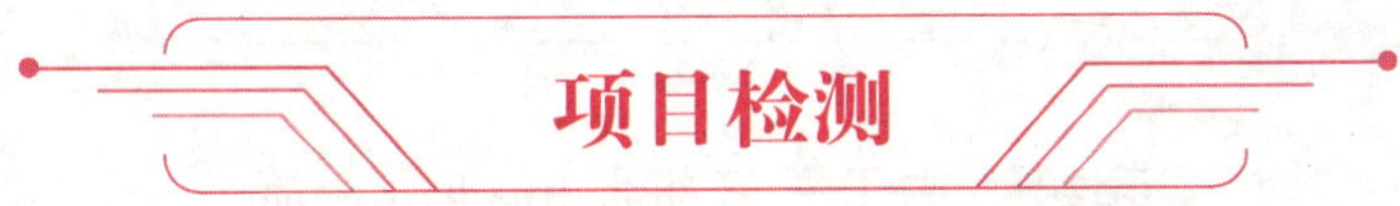

项目检测

一、单项选择题

1．婴幼儿心率较快的原因是（　　）。

A．心相对较大　　B．搏出量小，但需求量大

C．循环血量少　　D．血压较高

2．心脏射血发生在（　　）。

A．心室收缩期　　B．心房收缩期　　C．等容舒张期　　D．等容收缩期

3．当外周阻力减小时，动脉血压的变化是（　　）。

A．收缩压降低，舒张压升高　　B．收缩压轻度升高，舒张压明显升高

C．收缩压升高，舒张压降低　　D．收缩压轻度降低，舒张压明显降低

4．右心房的入口不包括（　　）。

A．上腔静脉口　　B．下腔静脉口　　C．冠状窦口　　D．右房室口

5．下列关于婴幼儿血管的表述，错误的是（　　）。

A．管壁较薄，弹性较小　　B．动脉相对较细

C．毛细血管丰富　　D．相对较短

6．左心房和左心室由（　　）间隔。

A．肺动脉瓣　　B．三尖瓣　　C．二尖瓣　　D．主动脉瓣

7．（　　）到10岁以后完全退化。

A．扁桃体　　B．腭扁桃体　　C．咽扁桃体　　D．舌扁桃体

二、填空题

1．淋巴系统的功能包括_______、_______、_______和_______。

2．新生儿心尖的体表位置在_______。

3．心的四个腔分别为_______、_______、_______和_______。

4．淋巴器官包括_______、_______、_______和_______。

5．主动脉从_______发出，全程分为三段，即_______、_______和_______。

三、简答题

1．婴幼儿的血压和心率与成人相比有何不同？

2．简述婴幼儿循环系统的保健要点。

项目实践

“超级运输工”红细胞的神奇之旅

【活动背景】心是“物流集散中心”，这里的“工作人员”通过各种“规章制度”有序地进行各种调配工作。而红细胞就是其中一位勤劳的“运输工”，它在心整装待发，沿着动脉“高速公路”到达毛细血管，将氧气和营养物质交给组织细胞，并回收二氧化碳和代谢产物，然后沿着静脉“公路”回到心。

【活动要求】请以小组为单位，根据所学知识，并查阅相关资料，以"'超级运输工'红细胞的神奇之旅"为题，制作定格动画。具体要求如下：

（1）6～8 人为一小组，小组分工明确，各组员均可有效参与其中。

（2）动画内容需与本项目所学知识相关，可有适当的延伸和拓展，但必须保证内容的正确性。

（3）动画风格不限，需配旁白和字幕。

（4）动画时长控制在 15 min 以内，画面清晰流畅，旁白清晰明了，字幕准确无误。

（5）动画制作完成后，各小组轮流在班内展示。

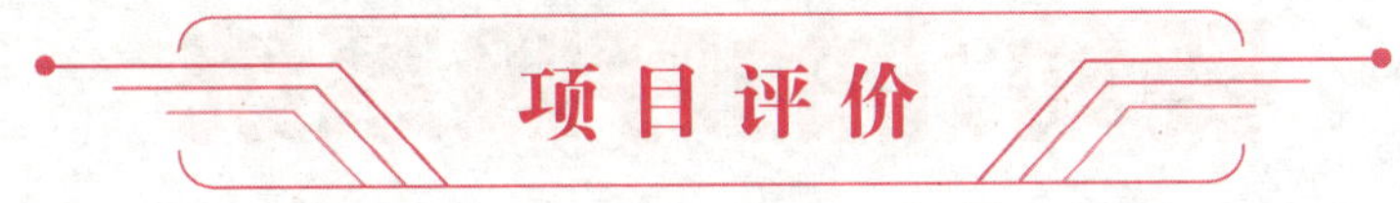

项目评价

请同学们结合课上学习情况、项目检测和项目实践的完成情况，按照表 2-2 的评价标准自评和互评，并请任课教师给予总体评价。

表 2-2　项目评价表

<table>
<tr><th rowspan="2">考核内容</th><th rowspan="2">评价标准</th><th rowspan="2">分值</th><th colspan="3">评价得分</th></tr>
<tr><th>自评</th><th>互评</th><th>师评</th></tr>
<tr><td rowspan="2">能力评价</td><td>能够根据婴幼儿循环系统的结构和功能特点开展科学、有效的保育教育活动</td><td>15</td><td></td><td></td><td></td></tr>
<tr><td>在项目实践中，所设计的动画新颖有趣、科学实用</td><td>15</td><td></td><td></td><td></td></tr>
<tr><td rowspan="3">知识评价</td><td>掌握婴幼儿循环系统的结构和功能</td><td>15</td><td></td><td></td><td></td></tr>
<tr><td>掌握婴幼儿循环系统的发育特点</td><td>15</td><td></td><td></td><td></td></tr>
<tr><td>熟悉婴幼儿循环系统的保健要点</td><td>10</td><td></td><td></td><td></td></tr>
<tr><td rowspan="2">素养评价</td><td>具备创新精神和实践能力，以及良好的团队协作能力</td><td>15</td><td></td><td></td><td></td></tr>
<tr><td>具备良好的人文素养和科学素养，具备较强的保育教育实践技能和可持续发展能力</td><td>15</td><td></td><td></td><td></td></tr>
<tr><td>总评</td><td colspan="2">自评×30%+互评×30%+师评×40%</td><td colspan="3"></td></tr>
<tr><td>教师评价</td><td colspan="5">教师（签名）：</td></tr>
</table>

项目三

婴幼儿的呼吸系统

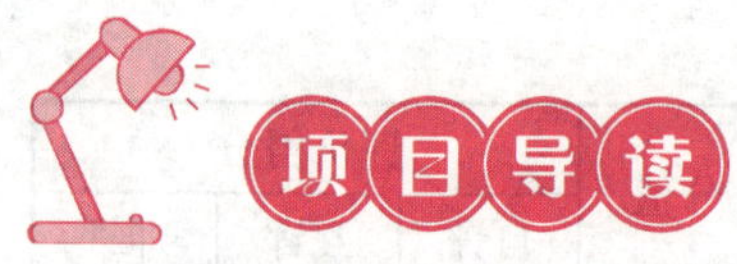

呼吸对维持人的生命至关重要，人平均每天要呼吸 2 万多次，而执行呼吸功能的系统就是呼吸系统。呼吸系统包括呼吸道和肺。

呼吸道，作为空气进入体内的必经之路，不仅肩负着将空气输送至肺的重任，还具备过滤、温暖和湿润空气的功能。在此过程中，呼吸道内的每一个细微结构都至关重要，它们协同工作，确保空气能够畅通无阻地抵达肺，从而满足人体对氧气的需求。

肺，作为呼吸系统的中枢，是一对柔软又脆弱的器官。它们如同气囊，通过不断地膨胀与收缩，完成呼吸运动。在肺部，吸入的氧气与体内产生的二氧化碳进行交换，新鲜的氧气被输送到全身各个部位，而二氧化碳则被回收至肺并排出体外。

婴幼儿的呼吸系统特别娇嫩，但充满活力。对于照护者而言，深入探究婴幼儿呼吸系统的结构和功能，是为婴幼儿提供精准护理、促进婴幼儿健康成长的关键。

学习目标

知识目标：

- 掌握婴幼儿呼吸系统的结构和功能。
- 掌握婴幼儿呼吸系统的发育特点。
- 熟悉婴幼儿呼吸系统的保健要点。

能力目标：

- 能够运用所学知识解释日常生活中常见的与婴幼儿呼吸系统相关的现象，如容易发生呼吸道炎症和中耳炎、哭闹后容易声音嘶哑，以及呼吸频率快、多为腹式呼吸等。
- 能够根据婴幼儿呼吸系统的结构和功能特点开展科学、合理的保育教育活动。

素质目标：

- 具备敏锐的观察力与沉稳的应对能力，并能有效融合理论与实践。
- 具备持续学习能力，不断学习新知识和新技能，不断提升自己的专业素养。

项目导入

周末，爸爸带 2 岁半的妞妞到游乐场玩，妞妞和几个小朋友一起玩得特别开心。可到了晚上，妞妞却出现鼻塞、咳嗽和喉咙不适。回想起白天妞妞在游乐场玩耍时出了很多汗，爸爸推测妞妞应该是受凉了，便给妞妞吃了些感冒药。第二天早上，妞妞的症状不但没有改善，反而出现了发热。爸爸随即带妞妞去医院检查。

医生对妞妞进行了全面的体格检查，发现妞妞鼻黏膜充血、咽部轻微红肿，不过听诊并未发现明显的肺炎或支气管炎迹象。医生解释，妞妞可能是感染了呼吸道病毒，还需要进一步的血液检查。同时，医生安慰妞妞的爸爸不要过于担忧，因为婴幼儿的免疫系统尚未发育完善，加之鼻腔狭窄、鼻黏膜柔嫩，所以更容易出现扁桃体肿大、鼻塞和咳嗽等呼吸道症状。

请问：除上述案例中医生提到的特点外，婴幼儿的呼吸系统还有哪些特点?

探索一 婴幼儿呼吸系统的结构

呼吸系统由呼吸道和肺组成，如图 3-1 所示。呼吸道是传送气体的通道，包括鼻、咽、喉、气管和各级支气管，鼻、咽和喉统称上呼吸道，气管和各级支气管统称下呼吸道。肺是气体交换的场所。

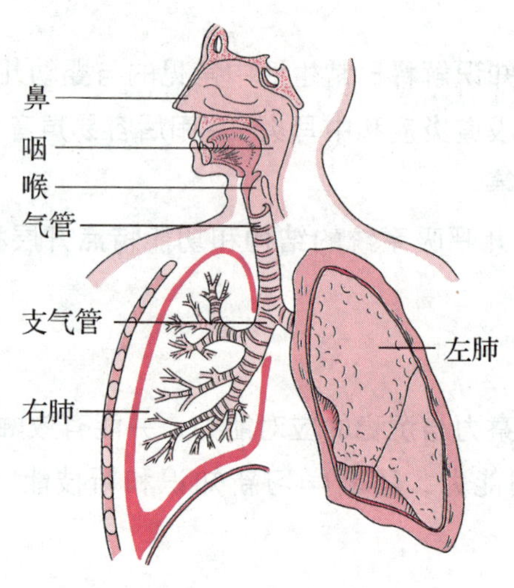

图 3-1 呼吸系统概观

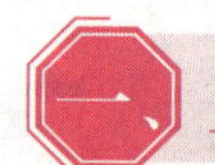

一、上呼吸道

（一）鼻

鼻是呼吸道的起始部位，对外界吸入的空气具有过滤、温暖和湿润作用，同时还是人体的嗅觉器官。鼻由外鼻、鼻腔和鼻旁窦三部分组成。

1. 外鼻

外鼻位于面部中央，以鼻骨和鼻软骨为支架，外被皮肤，内覆黏膜。外鼻与额相连的狭窄部分称为鼻根，外鼻前下端的隆凸部位称为鼻尖，鼻根与鼻尖之间的部分称为鼻背，鼻尖两侧的半圆形隆起称为鼻翼，如图 3-2 所示。鼻尖和鼻翼处的皮肤因富含皮脂腺和汗腺，是痤疮和疖的好发部位。

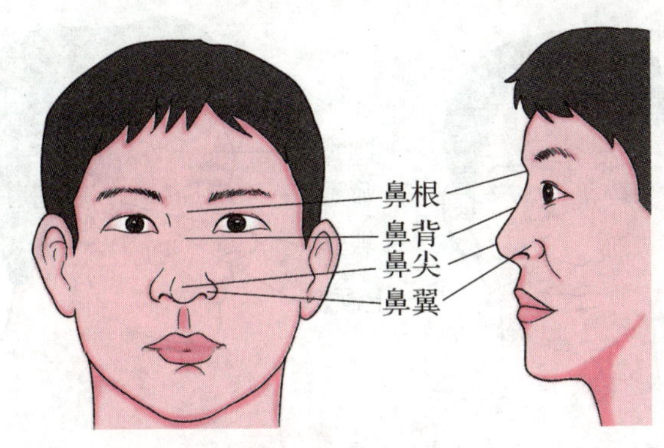

图 3-2　外鼻

2. 鼻腔

鼻腔由位于正中矢状面的鼻中隔分为左右两腔，每侧鼻腔可分为鼻前庭和固有鼻腔。

鼻中隔的前下部血管丰富、黏膜薄，外伤或干燥刺激均易引起出血，约 90%的鼻出血发生于此区。出血时，用手指按压两侧鼻翼根部，一般 5～10 min 可止血。

鼻前庭生有鼻毛，是过滤空气的第一道屏障。固有鼻腔分为嗅区和呼吸区。嗅区含有嗅细胞，能感受嗅觉刺激；呼吸区含有丰富的血管和黏液腺，对吸入的空气有温暖、湿化和净化作用。婴幼儿的鼻腔相对短小，鼻黏膜柔嫩、血管丰富，缺少鼻毛，因此容易发生感染，导致黏膜充血肿胀和鼻腔堵塞，进而导致呼吸困难和吸吮困难等。

鼻腔外侧壁的结构复杂，自上而下有三个鼻甲突向鼻腔，分别称为上鼻甲、中鼻甲和下鼻甲。各鼻甲下方的裂隙分别称为上鼻道、中鼻道和下鼻道，如图 3-3 所示。

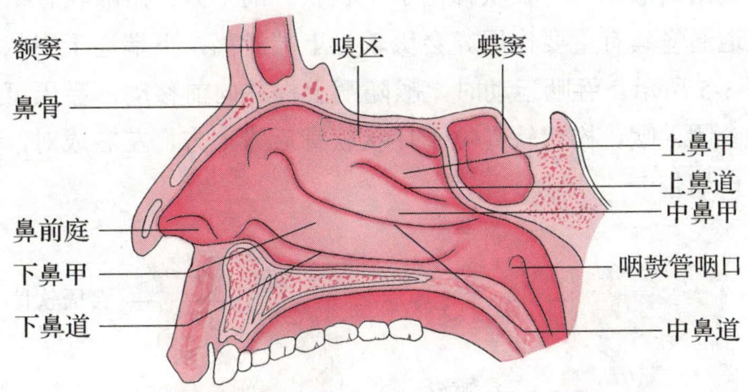

图 3-3　鼻腔的结构（外侧壁）

3. 鼻旁窦

鼻旁窦是围绕鼻腔、藏于某些面颅骨内的含气骨腔，共有额窦、筛窦、蝶窦和上颌窦 4 对，如图 3-4 所示。鼻旁窦有温暖、湿润空气及对发音产生共鸣的作用。鼻旁窦黏膜与鼻腔黏膜相延续，炎症可互相蔓延，尤其是上颌窦和筛窦。

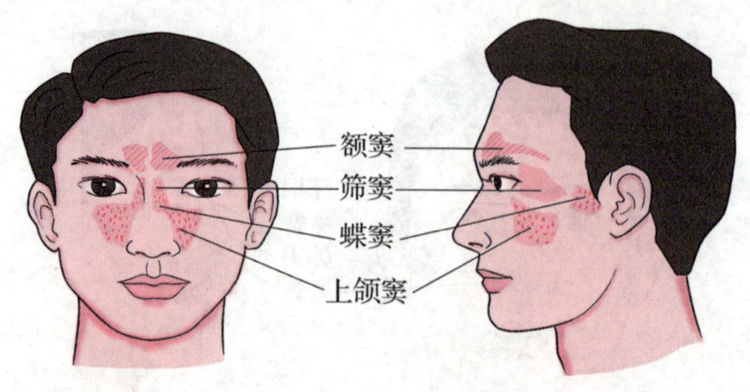

图 3-4　鼻旁窦

婴幼儿各鼻旁窦的发育时间不同，上颌窦和筛窦在新生儿时期极小，额窦和蝶窦在 2 岁和 4 岁时才分别出现。

（二）咽

咽的相关知识详见项目四。

（三）喉

喉既是呼吸器官，也是发音器官，位于颈前正中部，上通咽腔，下通气管。喉由喉软骨、韧带、喉肌和黏膜构成。

1. 喉软骨

喉软骨包括甲状软骨、环状软骨、会厌软骨和杓状软骨。甲状软骨是最大的喉软骨，其中部上端向前突出为喉结。环状软骨位于甲状软骨的下方，是喉软骨中唯一完整的软骨环，对保持呼吸道通畅具有重要作用。会厌软骨上端游离，下端连于甲状软骨，被覆黏膜构成会厌，如图 3-5 所示。吞咽运动时，喉随咽上提并向前移动，会厌可封闭喉口、阻止食团入喉并引导食团入咽。杓状软骨位于环状软骨后缘上方，左右成对，每侧杓状软骨与甲状软骨间都有声韧带。

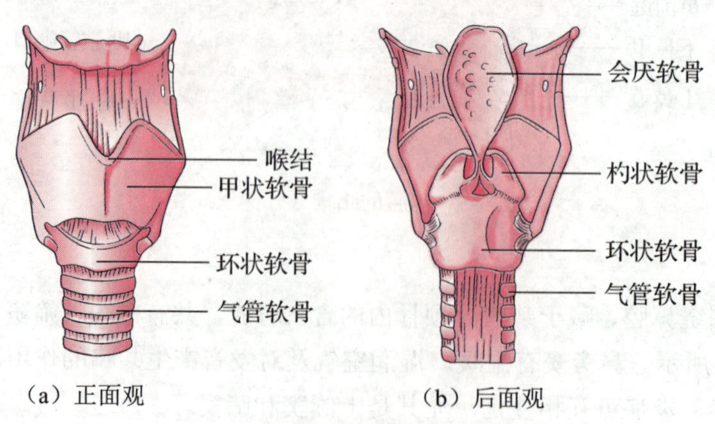

图 3-5　喉软骨

婴幼儿会厌的保护性反射功能较差，吞咽时往往来不及封闭喉口而引发气管异物。

2. 喉腔

喉的内腔称喉腔。喉腔内壁覆盖着一层黏膜，中部两侧壁的黏膜形成上下两对皱襞。上方的一对称为前庭襞；下方的一对称为声襞，又称声带。两条声带之间的裂隙称为声门裂，如图 3-6 所示。空气通过声门裂时，能使声带振动发出声音。

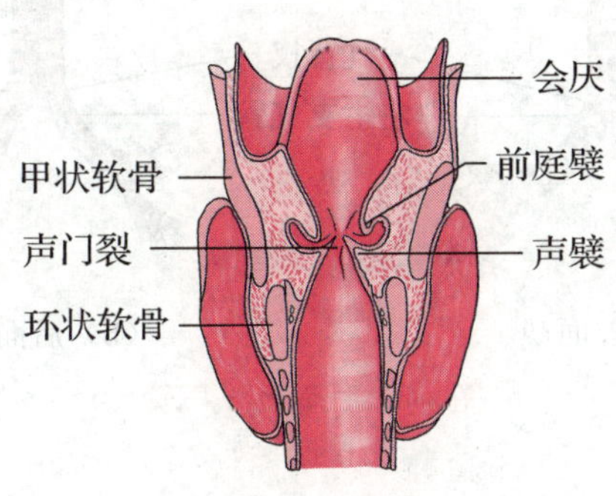

图 3-6　喉腔

婴幼儿的喉腔狭窄、黏膜柔嫩，血管及淋巴组织丰富，喉部有炎症时，喉腔可因黏膜充血肿胀而变得更为狭窄，从而引起呼吸困难。婴幼儿的声带短小细薄，不够坚韧，因而音域较窄、声带易疲劳，长时间说话或大声哭闹、高声喊叫，易导致声音嘶哑。

3. 喉肌

喉肌分为附着于喉和邻近结构的喉外肌和附着于喉软骨间的喉内肌。喉外肌的作用是使喉上升或下降。喉肌一般指喉内肌，喉内肌具有紧张或松弛声带、缩小或开大声门裂等作用。

二、下呼吸道

（一）气管

气管起自环状软骨下缘（约平第 6 颈椎），向下至胸骨角平面（约平第 4 胸椎下缘）分成左主支气管和右主支气管，分叉处称为气管杈。

气管由黏膜、气管软骨、平滑肌和结缔组织构成。气管软骨共 14～17 个，为 C 形缺口向后的透明软骨环，主要起支架作用，使管腔保持开放状态，维持呼吸功能的正常进行。气管软骨后壁缺口由膜壁封闭，该膜壁由弹性纤维和平滑肌构成，这些平滑肌纤维又称气管肌，如图 3-7 所示。

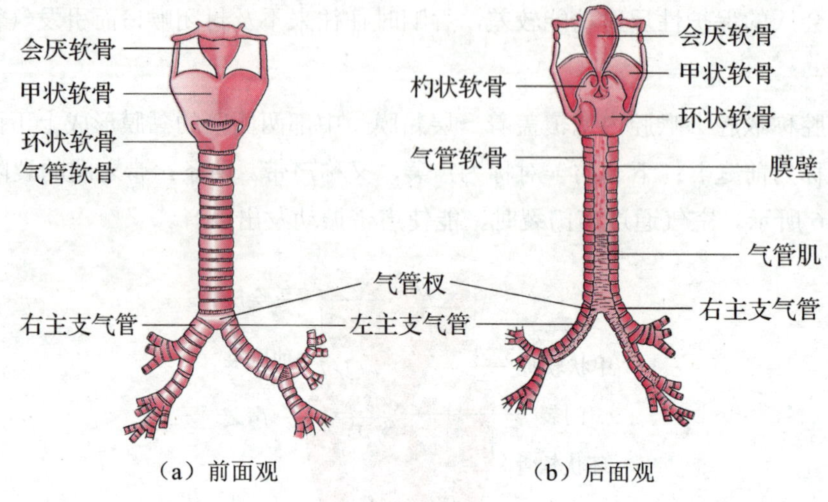

图 3-7　气管和支气管

（二）支气管

支气管是气管分出的各级分支，其中一级分支是左主支气管和右主支气管。左主支气管细而长，通常有 7～8 个软骨环，斜行；右主支气管短而粗，通常有 3～4 个软骨环，走行较陡直，如图 3-7 所示。因此，经气管坠入的异物多进入右主支气管。

气管和支气管内壁上的黏膜可以分泌黏液，吸附灰尘和细菌等，形成痰液；内壁上的纤毛可通过定向摆动把痰液排出。

婴幼儿气管和支气管管腔较成人细，软骨较软，气管肌发育不完善，纤毛摆动能力差，因此易发生感染，引起呼吸道狭窄，从而导致呼吸困难。

三、肺

（一）肺的位置和形态

1．肺的位置

肺是呼吸系统最重要的器官，位于胸腔内纵隔的两侧、膈的上方，左、右各一。左肺因受心脏压迫窄而长，右肺因受肝脏压迫粗而短，如图 3-8（a）所示。未呼吸之前，肺处于尚未扩张的胸腔中，因此新生儿的肺短、窄、扁平。

2．肺的形态

婴幼儿的肺呈淡红色，随着空气中的尘埃和炭粒等被吸入肺内并沉积，成人的肺多为暗红色或深灰色。肺质地柔软富有弹性，可分为一尖、一底、三面、三缘，如图 3-8 所示。

一尖：肺尖，即肺的上端，钝圆，达锁骨内侧 1/3 段上方 2～3 cm。

一底：肺底，即肺的下面，与膈相贴，受膈压迫呈半月形凹陷。

三面：① 肋面，即肺的外侧面，与胸廓的侧壁和前、后壁相邻；② 纵隔面，即肺的内侧面，与纵隔相邻，其中央的椭圆形凹陷称为肺门，肺门是支气管、血管、淋巴管和神经等出入的门户；③ 膈面，即肺底，与膈相邻。

三缘：① 前缘，是肋面与纵隔面在前方的移行处，较锐利；② 后缘，是肋面与纵隔面在后方的移行处，位于脊柱两侧；③ 下缘，是肋面与膈面、膈面与纵隔面的移行处。

左、右肺均被叶间裂分为数叶。左肺的叶间裂称为斜裂，将左肺分为上叶和下叶。右肺的叶间裂除斜裂外还有右肺水平裂，将右肺分为上叶、中叶和下叶，如图 3-8 所示。

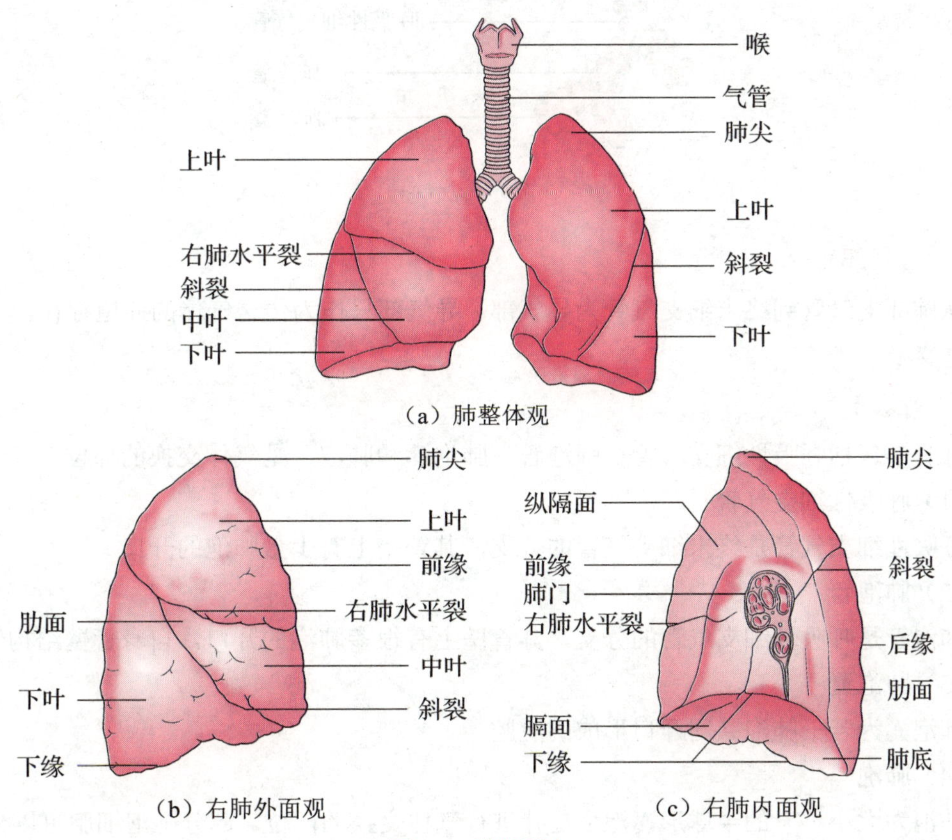

图 3-8 肺的形态

（二）肺的结构

肺的表面覆有浆膜，肺组织分为肺实质和肺间质两部分。肺实质是指肺内各级支气管及其末端膨大的肺泡，肺间质是指肺内的结缔组织、血管、淋巴管和神经等。

感受我们的呼吸

左主支气管和右主支气管进入肺门后分支进入肺叶，形成肺叶支气管。肺叶支气管在肺内逐级分支至肺泡管，形成支气管树，如图 3-9 所示。根据功能，肺实质又可分为导气部和呼吸部。

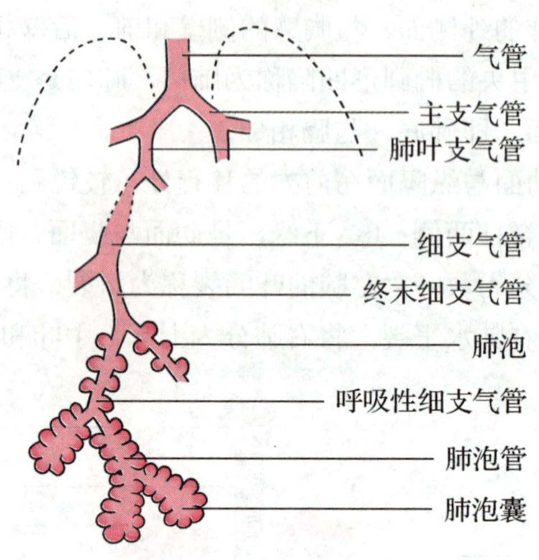

图 3-9 支气管树

1. 导气部

从肺叶支气管到终末细支气管为导气部。导气部只作为传送气体的通道存在，不能进行气体交换。

2. 呼吸部

呼吸部包括呼吸性细支气管、肺泡管、肺泡囊和肺泡，是气体交换的部位。

（1）呼吸性细支气管

呼吸性细支气管是终末细支气管的分支，其管壁上有少量肺泡的开口。

（2）肺泡管

肺泡管是呼吸性细支气管的分支，其管壁上有很多肺泡的开口，自身管壁结构较少。

（3）肺泡囊

肺泡囊为若干肺泡共同开口形成的囊腔。

（4）肺泡

肺泡为大小不一的半球形囊泡，是肺进行气体交换的部位。部分肺泡细胞可以分泌表面活性物质，这种物质分布于肺泡内表面，可降低肺泡表面张力，减少吸气阻力，有利于肺的扩张。

成人的肺泡数量为 3 亿～4 亿个，新生儿的肺泡数量约为 2 500 万个，婴幼儿在 2 岁前可完成肺泡数量上的发育，此后主要是肺泡面积的增加。

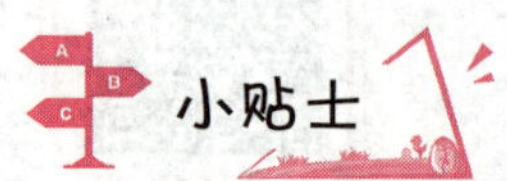

小贴士

有些新生儿的肺泡细胞发育不良，不能分泌表面活性物质，导致肺泡表面张力增大，不能随呼吸运动而扩张，呼吸极度困难。这种现象称为呼吸窘迫综合征。

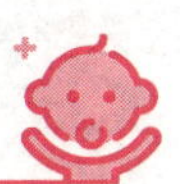

探索二　婴幼儿呼吸系统的功能

机体在新陈代谢过程中，需要不断地从外界环境中摄取氧气（O_2），并向外界环境排出体内产生的二氧化碳（CO_2）。这种机体与外界环境之间的气体交换过程，称为呼吸。呼吸由呼吸系统完成。

呼吸过程由外呼吸、气体在血液中的运输和内呼吸三个环节组成。外呼吸为外界环境与肺部血液之间的气体交换，包括肺通气和肺换气；内呼吸主要为血液与组织细胞之间的气体交换，又称组织换气，如图 3-10 所示。

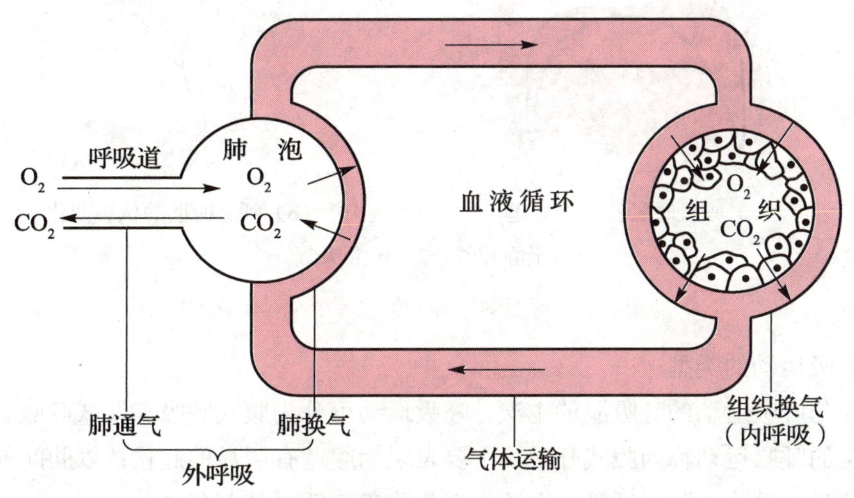

图 3-10　呼吸全过程示意图

一、肺通气

肺通气是指肺与外界环境之间的气体交换过程。气体进出肺取决于肺通气动力和肺通气阻力的相互作用，只有动力克服阻力，才能实现肺通气。

（一）肺通气的动力

呼吸运动怎么记？

呼吸运动是肺通气的原动力，由呼吸运动造成的肺内压与大气压之间的压力差是肺通气的直接动力。

1. 呼吸运动

呼吸运动是指由呼吸肌的收缩和舒张引起的肺容积的节律性扩大和缩小。

（1）呼吸运动的过程

呼吸运动包括吸气运动和呼气运动。当人在平静状态下吸气时，膈肌收缩使膈下移，胸腔的上下径增大；肋间外肌收缩使肋上提，胸腔的前后径及左右径均增大，如图 3-11 所示。上述变化使胸腔容积增大，继而带动肺扩张，肺内压降低，与外界大气压形成压力差，外界气体进入肺，实现吸气运动。

呼气运动则是由膈肌和肋间外肌舒张引起的膈和肋的反向运动，以及胸腔容积的反向变化。

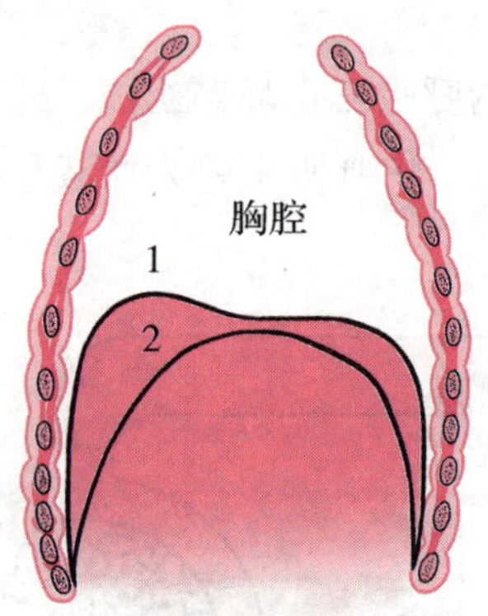

（a）呼吸时膈的位置变化

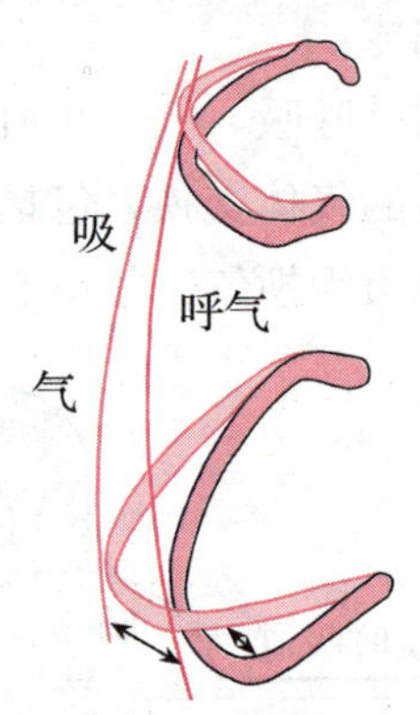

（b）呼吸时肋的位置变化

1—平静呼气；2—平静吸气。

图 3-11　呼吸时膈和肋的位置变化示意图

（2）呼吸运动的类型

根据参与呼吸运动的呼吸肌的主次，呼吸运动可分为腹式呼吸和胸式呼吸。以膈肌舒缩活动为主的呼吸运动称为腹式呼吸，主要表现为腹壁有明显的起伏；以肋间外肌舒缩活动为主的呼吸运动称为胸式呼吸，主要表现为胸部有明显的起伏。

成人平静状态下的呼吸频率为 12～18 次/min，大多是胸式呼吸和腹式呼吸同时存在的混合式呼吸。婴幼儿的呼吸频率较快，为 24～44 次/min，且年龄越小，呼吸频率越快。不同年龄婴幼儿的呼吸频率如表 3-1 所示。若发现 2 月龄以下婴儿的呼吸频率≥60 次/min，2～12 月龄婴儿的呼吸频率≥50 次/min，1～3 岁幼儿的呼吸频率≥40 次/min，则要提高警惕，及时带婴幼儿就医。此外，婴幼儿因胸廓发育不完善，呼吸方式主要为腹式呼吸。

表 3-1　不同年龄婴幼儿的呼吸频率

年龄	呼吸频率/（次 · min^{-1}）
新生儿	40～44
1 月龄～1 岁	30
1～3 岁	24

资料来源：中国就业培训技术指导中心，《保育员（基础知识）》，中国劳动社会保障出版社，2021 年。

2. 肺内压

肺泡内的压力称为肺内压。在呼吸运动过程中，肺内压呈周期性变化。吸气开始时，胸廓扩大，肺容积随之增大，肺内压降低，空气经呼吸道进入肺泡。随着肺内气体的逐渐增多，肺内压逐渐升高，至吸气末，肺内压升至与大气压相等，气体不再流入，吸气结束。呼气开始时，胸廓缩小，肺容积随之减小，肺内压升高，当肺内压高于大气压时，肺泡内的气体经呼吸道排出体外。随着肺泡内气体逐渐减少，肺内压逐渐降低，至呼气末，肺内压降至与大气压相等，气体在肺与大气之间再次停止流动，呼气结束。

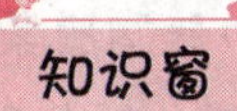
知识窗

人工呼吸

根据“肺内压与大气压之间的压力差是肺通气的直接动力”这一原理，可采用人工方法建立起肺内压与大气压之间的压力差，以维持肺通气，促进自主呼吸的恢复。这种方法称为人工呼吸。

常用的人工呼吸方法有口对口人工呼吸法和口对鼻人工呼吸法，如图 3-12（a）～（b）所示。在实施口对口人工呼吸时，抢救者应使被抢救者仰卧，一手托起被抢救者的后颈部，使其头后仰、口张开，另一手压住被抢救者的前额，并用拇指和食指捏住鼻孔；深吸一口气，张口封闭被抢救者的口周，向被抢救者口内吹气。每次吹气 1～1.5 s 后，移开口唇，再深吸一口气为第二次吹气做准备。

当被抢救者口腔有外伤或不能张口时，可采用口对鼻人工呼吸法。抢救者用一手上推被抢救者的后颈部，使其头后仰；用口唇包住被抢救者的鼻孔，用力向其鼻孔内吹气。吹气的同时，用另一手提起被抢救者的下颌，使其口唇合拢。

对 1 岁以内的婴儿实施人工呼吸时，应采用口对口鼻人工呼吸法，如图 3-12（c）所示。

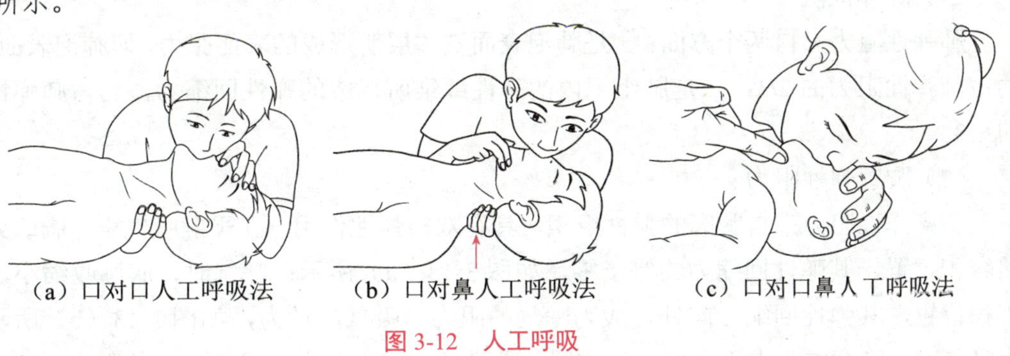

（a）口对口人工呼吸法　（b）口对鼻人工呼吸法　（c）口对口鼻人工呼吸法

图 3-12　人工呼吸

3. 胸膜腔内压

胸膜腔是由脏胸膜（覆盖于肺表面）和壁胸膜（被覆于胸壁内面、纵隔两侧和膈上面）

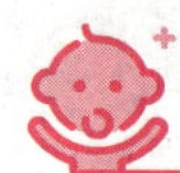

围成的密闭、潜在的腔隙。胸膜腔内的压力称为胸膜腔内压，其测量结果通常低于大气压。胸膜腔内压的主要意义在于使肺一直处于扩张状态而不至于萎缩，并使肺能随胸廓的扩大而扩张，从而实现肺通气。

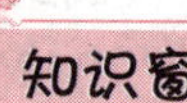
知识窗

胸膜腔内压的形成

胸膜腔内压的形成与肺和胸廓的自然容积不同有关。人在生长发育过程中，胸廓的发育比肺快，因此胸廓的自然容积大于肺的自然容积。由于脏胸膜和壁胸膜紧紧相贴，且肺较易发生弹性变形，因此从胎儿出生后第一次呼吸开始，肺始终处于扩张状态。被扩张的肺具有回到自然容积的趋势，会牵引胸廓收缩，而胸廓也具有回到自然容积的趋势，因此胸廓会产生向外扩张的力。脏胸膜受到肺向内收缩的力，壁胸膜受到胸廓向外扩张的力，两者趋向分离，从而使胸膜腔内压力降至低于大气压，形成负压。随着个体的生长发育，胸廓和肺的容积差变大，胸膜腔内压也随之增大。

（二）肺通气的阻力

肺通气的阻力包括弹性阻力和非弹性阻力。在平静呼吸状态下，弹性阻力和非弹性阻力分别占肺通气总阻力的 70%和 30%。

1. 弹性阻力

弹性物体对抗外力作用引起其变形而产生的力称为弹性阻力。肺通气的弹性阻力包括肺弹性阻力和胸廓弹性阻力。

（1）肺弹性阻力

肺弹性阻力来自两个方面：一是肺泡表面液体层所形成的表面张力，即肺泡表面张力，约占肺弹性阻力的 2/3；二是肺组织内的弹性纤维所形成的弹性回缩力，约占肺弹性阻力的 1/3。

（2）胸廓弹性阻力

胸廓弹性阻力来自胸廓的弹性组织，具有双向弹性作用。在平静吸气末，胸廓处于自然容积位置，其弹性回缩力约等于零，如图 3-13（a）所示；呼气时，胸廓收缩小于自然容积位置，其弹性回缩力向外，成为呼气的阻力、吸气的动力，如图 3-13（b）所示；用力吸气时，胸廓扩张大于自然容积位置，其弹性回缩力向内，成为吸气的阻力、呼气的动力，如图 3-13（c）所示。

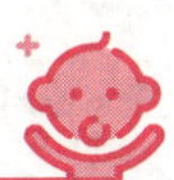

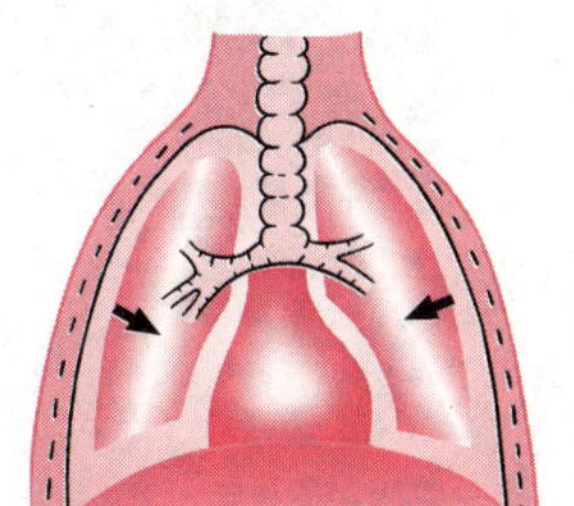

（a）胸廓处于自然容积位置

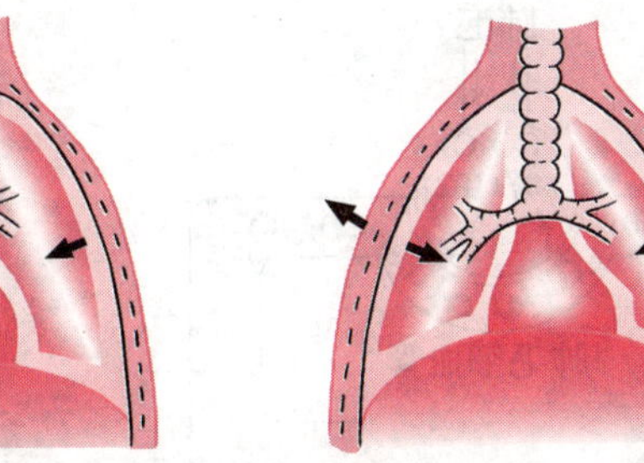

（b）胸廓收缩小于自然容积位置

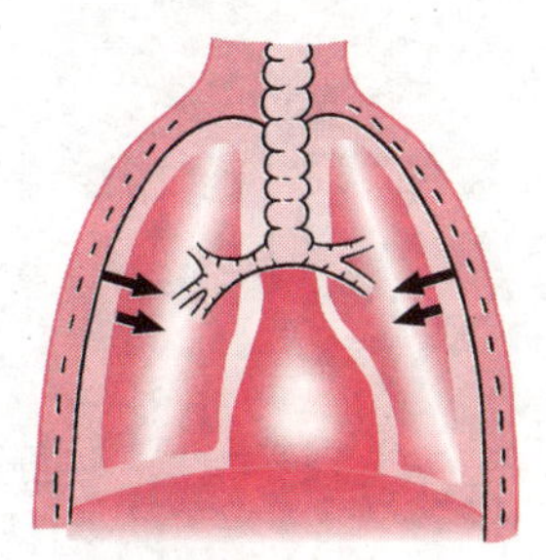

（c）胸廓扩张大于自然容积位置

图 3-13 不同呼吸环节胸廓的弹性作用

（3）肺与胸廓弹性阻力的表示方式

肺与胸廓弹性阻力的大小通常用顺应性来表示。顺应性是指在外力作用下，弹性组织发生变形的难易程度。弹性阻力小，弹性组织在外力作用下容易发生变形，即易扩张，说明其顺应性大；弹性阻力大，弹性组织在外力作用下不易发生变形，即不易扩张，说明其顺应性小。

2．非弹性阻力

非弹性阻力主要为气道阻力。气道阻力是指气体通过呼吸道时，气体分子之间、气体分子与气道管壁之间因摩擦而产生的阻力。影响气道阻力的因素主要有气道口径、气流速度和气流形式。气道口径小、气流速度快、气流为湍流时，气道阻力较大；反之，气道阻力较小。

婴幼儿胸廓较狭窄，呼吸肌不发达，胸廓扩张的幅度较小，胸膜腔内压也较小，所以肺扩张的容量较为有限，肺内压与大气压之差较小，肺通气的动力较弱。此外，婴幼儿气道口径细小，气道阻力大于成人。因此，婴幼儿的呼吸深度有限，每次呼吸的气量较成人少。

二、肺换气和组织换气

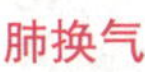

肺换气

（一）肺换气

静脉血的氧分压（PO_2，40 mmHg）远低于肺泡气的 PO_2（102 mmHg），而静脉血的二氧化碳分压（PCO_2，46 mmHg）高于肺泡气的 PCO_2（40 mmHg），所以当静脉血流经肺毛细血管时，在分压差的作用下，O_2 从肺泡向血液扩散，CO_2 从血液向肺泡扩散，完成肺换气，如图 3-14 所示。经肺换气后，静脉血变成含 O_2 较多、含 CO_2 较少的动脉血。

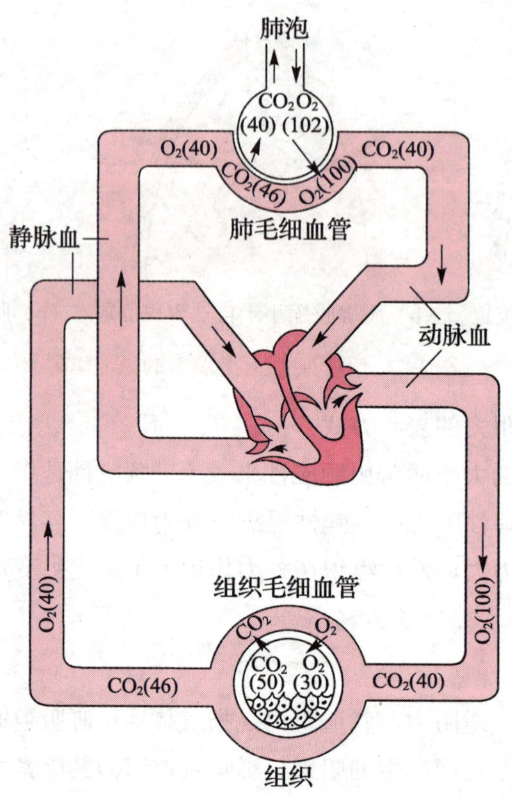

图 3-14　气体交换示意图

注：图中数字为气体分压，单位为 mmHg。

（二）组织换气

在组织内，由于细胞代谢不断消耗 O_2、产生 CO_2，故组织内的 PO_2（30 mmHg）较动脉血的 PO_2（100 mmHg）低，而 PCO_2（50 mmHg）较动脉血的 PCO_2（40 mmHg）高。当动脉血流经组织毛细血管时，在分压差的推动下，O_2 由血液扩散入组织细胞，CO_2 则从组织细胞扩散入血液，完成组织换气，如图 3-14 所示。组织换气后，动脉血变成含 O_2 较少、含 CO_2 较多的静脉血。

探索三　婴幼儿呼吸系统的保健要点

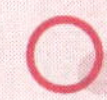

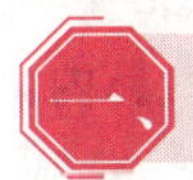

一、确保外部环境洁净

外部环境对呼吸系统的影响十分明显，尤其是空气质量的影响。保持空气清新，有助于维护婴幼儿呼吸系统的健康。因此，婴幼儿活动的场所应经常开窗通风，保持室内空气流通，以减少病菌，保证氧气充足，促进婴幼儿的新陈代谢。此外，尽量避免婴幼儿生活的环境中出现二手烟、油烟、雾霾和汽车尾气等，以免婴幼儿的呼吸道和肺受损，引发呼吸系统疾病。

二、培养良好的卫生习惯

（一）培养用鼻呼吸的习惯

鼻腔对空气有过滤、温暖和湿润作用，因此应让婴幼儿养成用鼻呼吸的习惯，以充分发挥鼻腔的保护作用，预防上呼吸道感染。

（二）教会正确擤鼻涕的方法

鼻腔通过鼻泪管和咽鼓管分别与眼、耳相连，因此鼻腔炎症容易引起结膜炎和中耳炎。擤鼻涕时，鼻腔压力增大，可使气流冲出鼻腔内的分泌物，但过于用力会使鼻腔内压力过大，导致鼻腔中的病原体进入眼和耳。因此，教会婴幼儿正确擤鼻涕的方法非常重要：

擤鼻涕时，保持双唇紧闭，用手指轻压一侧鼻孔，擤出另一侧鼻孔中的鼻涕，擦净后再换另一侧，不可以两侧同时擤。当鼻塞严重或鼻涕黏稠难以擤出时，不可用蛮力擤鼻涕，在积极治疗的前提下，可用生理盐水冲洗鼻腔，稀释黏稠分泌物后再尝试擤鼻涕。

（三）尽量避免挖鼻孔

教育婴幼儿不要用手挖鼻孔，因为鼻腔黏膜较为脆弱，在强大的外力下较易破损出血，而且手指上的病原体可通过破溃处入侵人体，造成鼻腔感染。

此外，应教育婴幼儿在咳嗽和打喷嚏时不要面对他人，用纸巾等捂住口鼻，且不要随地吐痰；应教育婴幼儿不蒙头睡觉，以保证吸入充足的新鲜空气。

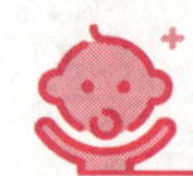

三、严防异物进入呼吸道

照护者应教育婴幼儿安静进食、专心吃饭，同时注意不要在婴幼儿吃饭、喝水时逗笑、说教；避免婴幼儿进食硬块食物和黏滑食物，如硬糖果、坚果、年糕和果冻等；避免婴幼儿玩和捡纽扣、玻璃球、豆粒和硬币等细小硬物，并告知婴幼儿不能将小物品放入口鼻内。

四、组织适当的体育锻炼和户外运动

婴幼儿经常参加体育锻炼可以增强呼吸肌的力量，扩大胸廓的活动范围，使参与呼吸的肺泡增多。户外空气新鲜，空气中含氧量高，每天组织婴幼儿进行户外活动，不仅可以使婴幼儿吸入更多的新鲜空气，而且可以增强其呼吸系统对外界气温变化的适应能力，提高其呼吸系统的抵抗力，降低其呼吸系统疾病的发病率。

五、注意保护声带

过高或过低的音调都会使婴幼儿的声带疲劳，鼓励婴幼儿用自然的声音说话、唱歌和朗读，避免高声喊叫，以免声带充血肿胀，导致声音嘶哑；婴幼儿的音域窄，成人的歌曲音域广，照护者应避免婴幼儿唱成人的歌曲，以免其声带过度紧张，影响声带的正常发育。同时，照护者应保证婴幼儿唱歌或朗读的场所空气新鲜，相对湿度为40%～60%，温度不低于18℃；应注意在婴幼儿唱歌或朗读的过程中适当安排休息，以免其声带过度疲劳。当婴幼儿咽喉部有炎症时，应让其减少发声，直至完全康复。

守呼宝贝，共预呼吸之初

为做好我国婴幼儿呼吸道健康工作，加强婴幼儿呼吸道疾病感染的综合防控，2024年9月26日，由中国人口福利基金会与国家卫生健康委妇幼健康中心联合开展的“守呼宝贝 共预呼吸之初”——婴幼儿呼吸道健康促进与疾病预防综合项目（以下简称“项目”）中期交流活动在北京举行。

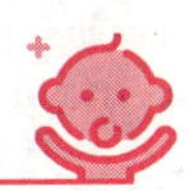

国家卫生健康委妇幼健康中心副主任许宗余指出，呼吸道疾病是影响婴幼儿健康的重要危险因素之一，近年来备受家庭和社会重视。预防婴幼儿呼吸道疾病，需要全社会共同努力。项目自2023年启动以来，已取得阶段性成果。作为项目的组织实施方，国家卫生健康委妇幼健康中心将发挥龙头带头作用，推动项目工作顺利实施。同时也对项目单位提出工作要求：首先，要高度重视，把项目在本地区组织好、落实好；其次，要认真总结项目经验，及时反馈问题和沟通，提出合理化建议；再次，要通过逐级培训等形式，尽快推广项目成果，造福更多婴幼儿家庭。

中国人口福利基金会副理事长杨志媛指出，2023年中国人口福利基金会联合国家卫生健康委妇幼健康中心共同启动婴幼儿呼吸道健康促进与疾病预防综合项目第一阶段工作，至今已组织领域内相关学者、专家及儿童保健工作者召开多轮研讨、调研工作，并在多省完成现状调研，形成了《婴幼儿重点呼吸道病毒感染性疾病预防健康教育专家共识》《婴幼儿重点呼吸道病毒感染性疾病预防指南》等技术文件，项目取得一系列重要成果。后续项目组将进一步集中社会力量、医护力量和家庭力量，合力为婴幼儿呼吸道健康保驾护航，最大限度发挥社会组织参与健康中国行动的应有作用。

会上，专家围绕项目推进情况及《婴幼儿重点呼吸道病毒感染性疾病预防健康教育专家共识》《婴幼儿重点呼吸道病毒感染性疾病预防指南》等阶段性成果进行了主题分享。在“多方协力 为婴幼儿呼吸道健康保驾护航”圆桌论坛上，各位专家围绕医护人员婴幼儿保健服务能力提升建设、婴幼儿呼吸道健康与疾病预防实践及效果评价等内容，分享了各自对项目推进的建议和展望。同时，专家们聚焦婴幼儿呼吸道健康促进实践，从妇幼保健机构健康教育实施、高危儿童预防接种门诊建设与管理、新生儿保健专科呼吸道健康管理、婴幼儿百日咳预防及家校医儿童健康管理一级预防等方面，多角度、多方位分享宝贵经验，为项目单位工作开展拓宽了视野。

婴幼儿呼吸道健康关乎着千家万户的幸福，未来，婴幼儿呼吸道健康促进与疾病预防综合项目将继续汇集多方力量，携手并进，共同推进项目高效开展，为婴幼儿呼吸道健康促进事业贡献更多力量。

资料来源：杨端，《守呼宝贝|婴幼儿呼吸道健康促进与疾病预防综合项目中期交流活动在京举办》，中国人口福利基金会官网，2024年9月28日，有改动

项目检测

一、单项选择题

1. 婴幼儿呼吸道最狭窄的部位是（　　）。
   A. 肺泡　　B. 咽　　C. 喉　　D. 气管
2. 下列关于鼻的说法，错误的是（　　）。
   A. 由外鼻、鼻腔和鼻旁窦组成　　B. 鼻中隔的前下部易出血
   C. 有额窦、筛窦和上颌窦 3 对　　D. 婴幼儿的鼻腔短小
3. 下列不属于上呼吸道的是（　　）。
   A. 鼻　　B. 咽　　C. 喉　　D. 气管
4. 可封闭喉口、阻止食团入喉的结构是（　　）。
   A. 喉结　　B. 环状软骨
   C. 会厌　　D. 杓状软骨
5. 肺通气的直接动力是（　　）。
   A. 肺内压与大气压之差　　B. 肺的扩张和回缩
   C. 肺内压与胸膜腔内压之差　　D. 呼吸肌的收缩和舒张
6. 下列关于右主支气管的说法，错误的是（　　）。
   A. 较左主支气管走行陡直　　B. 较左主支气管短
   C. 有 7～8 个软骨环　　D. 较左主支气管粗
7. 下列关于肺的说法，错误的是（　　）。
   A. 婴幼儿的肺呈淡红色　　B. 左肺宽短，右肺狭长
   C. 左肺分上叶和下叶　　D. 新生儿的肺短、窄、扁平
8. 下列关于呼吸的说法，错误的是（　　）。
   A. 呼吸过程包括外呼吸、气体在血液中的运输和内呼吸
   B. 肺泡表面张力是肺通气的阻力
   C. 婴幼儿年龄越小，呼吸频率越快
   D. 肺换气后，动脉血变成静脉血

二、填空题

1. 咽可分为_______、_______和_______三部分。
2. _______既是呼吸器官，也是发音器官。
3. 肺的呼吸部包括_______、_______、_______和_______。

4．喉软骨中，_______最大，它的中部上端向前突出为_______。_______是喉软骨中唯一完整的软骨环。

5．婴幼儿的呼吸频率较快，为_______次/min，呼吸方式主要为_______。

三、简答题

1．请简述婴幼儿下呼吸道的特点。

2．婴幼儿的呼吸有何特点？

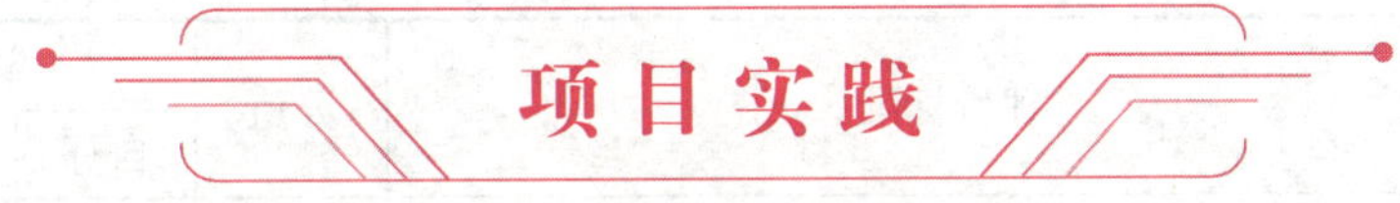

项目实践

婴幼儿呼吸系统保健调查活动

【活动目的】

（1）深入理解和掌握婴幼儿呼吸系统的相关知识，并能够将其运用于实际。

（2）提升团队协作能力，培养集体解决问题的能力。

【活动准备】

（1）全班同学分成若干小组，每组6～8人。

（2）各组深入调查照护者对婴幼儿呼吸系统相关知识的认知水平，包括照护者对婴幼儿呼吸系统结构和功能特点的认识、对婴幼儿呼吸系统采取的保健措施等。

【活动过程】

（1）各组分类整理收集到的资料，分析婴幼儿照护者的认知水平，并根据所学知识对调查过程中发现的问题提出有针对性的建议。

（2）每组完成一份调查报告。

（3）每组派一名代表，将本组的调查成果以PPT的形式在班内展示。

【活动要求】

（1）调查方式应多样化，包括但不限于网络资料（图片、视频和新闻等）搜集、权威文件查阅、实地观察、人物访谈及问卷调查等。

（2）调查对象以婴幼儿的家长和托育机构的工作人员为主。

（3）小组成员需明确分工，加强合作，确保每位成员都能积极参与调查与分析活动，共同完成任务。

项目评价

请同学们结合课上学习情况、项目检测和项目实践的完成情况，按照表 3-2 的评价标准自评和互评，并请任课教师给予总体评价。

表 3-2　项目评价表

考核内容	评价标准	分值	评价得分		
			自评	互评	师评
能力评价	能够运用所学知识解释日常生活中常见的与婴幼儿呼吸系统相关的现象，如容易发生呼吸道炎症和中耳炎、哭闹后容易声音嘶哑，以及呼吸频率快、多为腹式呼吸等	15			
	能够根据婴幼儿呼吸系统的结构和功能特点开展科学、合理的保育教育活动	15			
	在项目实践中，调查资料收集全面，问题分析合理，调查报告内容全面、符合实际	10			
知识评价	掌握婴幼儿呼吸系统的结构和功能	15			
	掌握婴幼儿呼吸系统的发育特点	15			
	熟悉婴幼儿呼吸系统的保健要点	10			
素养评价	具备分析问题和解决问题的能力，以及良好的团队协作能力	10			
	具备高度的责任感和敬业精神，能够不断提升自我素养和专业能力	10			
总评	自评×30%+互评×30%+师评×40%				
教师评价	教师（签名）：				

项目四

婴幼儿的消化系统

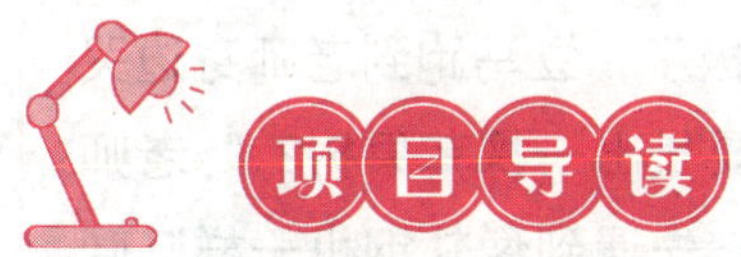

项目导读

消化系统是一个复杂的系统，包括口腔、咽、食管、胃、小肠、大肠，以及唾液腺、肝、胰等器官。这些器官协同工作，确保婴幼儿能够从食物中获取必需的能量和营养素，满足快速生长发育的需求。

消化系统的结构和功能在婴幼儿时期具有独特之处，且会随着婴幼儿的生长发育发生显著的变化。例如，婴幼儿的胃容量较小，但随着年龄的增长，胃容量会逐渐增大；婴幼儿的肠道相对较长，有助于吸收营养素，以满足生长发育的需要。此外，婴幼儿的消化系统相对脆弱，容易受到喂养方式等的影响。因此，深入探究婴幼儿消化系统的结构和功能，对于提供高质量的保育服务、促进婴幼儿的健康成长，具有重要意义。

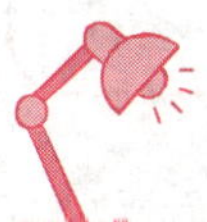

学习目标

知识目标：

- 掌握婴幼儿消化系统的结构和功能。
- 掌握婴幼儿消化系统的发育特点。

- 熟悉婴幼儿消化系统的保健要点。

能力目标：

- 能够运用所学知识解释日常生活中常见的与婴幼儿消化系统相关的现象，如溢奶、肠扭转、肠套叠、消化不良和生理性流涎等。
- 能够根据婴幼儿消化系统的结构和功能特点开展科学、合理的保育教育活动。

素质目标：

- 能够以婴幼儿健康为首要任务，注重婴幼儿的饮食健康，主动帮助婴幼儿养成良好的饮食卫生习惯，帮助婴幼儿打下坚实的体质基础。

项目导入

洲洲吃苹果时不小心将苹果的种子咽了下去，他害怕极了，立马跑到老师身边哭道："老师，我把苹果种子咽下去了，我肚子里面是不是要长出一棵苹果树？"老师笑着说道："这粒苹果种子呀，正在洲洲的肚子里历险：它先遇到像轧钢机一样坚硬的怪物，差点儿被压得粉身碎骨；刚躲过一劫，又坐上又长又陡的滑梯；好不容易滑到底了，又在一个大山谷里遇到酸雨；后来，它与大山谷里认识的小伙伴一起钻进一条又长又窄的迷宫，它在这里走了很久，身边的许多小伙伴都神秘地消失了；走出迷宫，它又差点儿钻进死胡同，幸亏及时改变了方向；后来不知怎的，它与一些很臭的东西混在了一起，被推着在又臭又挤又黑的通道里一点点挪动；突然，一股巨大的推力将它推了出去，眼前一下子变得明亮起来；还没等它反应过来，随着一声巨大的'轰隆隆'的声音，它被可怕的漩涡吸进了黑黑的下水道。看来，它又要开启一段新的历险了。"

请问：老师所说的"怪物、滑梯、大山谷、酸雨、迷宫"分别指什么？在迷宫里，为什么苹果种子的很多小伙伴都神秘地消失了？

探索一　婴幼儿消化系统的结构

消化系统由消化管和消化腺两大部分组成。消化管包括口腔、咽、食管、胃、小肠（包括十二指肠、空肠和回肠）和大肠（包括盲肠、阑尾、结肠、直肠和肛管），是一条粗细不均的管道。消化腺包括大、小消化腺两种：大消化腺位于消化管以外，是独立的器官，包括大唾液腺（包括腮腺、舌下腺和下颌下腺）、肝和胰等；小消化腺位于消化管管壁内，如食管腺、胃腺和肠腺等，如图 4-1 所示。

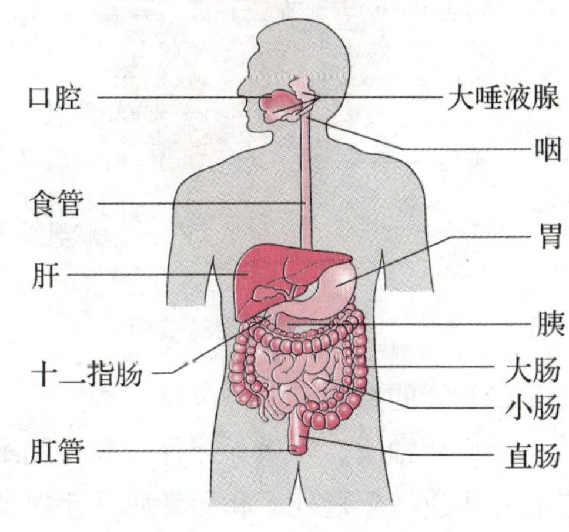

图 4-1　消化系统概观

一、消化管

消化管分为上消化管和下消化管。上消化管是指口腔到十二指肠的这部分管道，主要包括口腔、咽、食管、胃和十二指肠。下消化管是指空肠及其以下的部分，主要包括空肠、回肠、盲肠、结肠、直肠和肛管。

（一）口腔

口腔是消化管的起始部分，其内部覆盖有黏膜层。口腔内有牙、舌及部分唾液腺的腺管开口。口腔前壁为上、下唇，两侧为颊，上壁为腭，下壁为口腔底，向后与咽相通，如图 4-2 所示。

1. 牙

牙是人体最坚硬的器官，其主要功能是切断、撕裂和磨碎食物，此外还有保持面部外形和辅助发音等作用。

（1）牙的形态

一颗牙从外形上可分为牙冠、牙颈和牙根三部分，如图 4-3 所示。牙冠是暴露于口腔，露出于牙龈以外的部分；牙根是嵌入牙槽内的部分；牙颈是牙冠与牙根之间的部分，被牙龈所包绕。牙冠和牙颈内部的腔隙较宽阔，称为牙冠腔。牙根内的细管称为牙根管。牙根管与牙冠腔合称牙腔或髓腔。

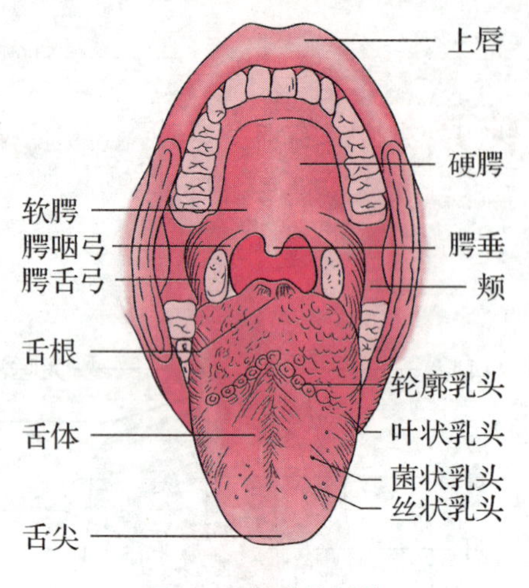

图 4-2　口腔的结构

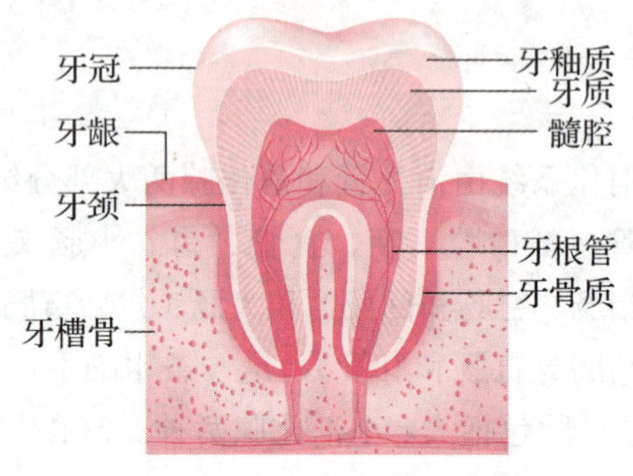

图 4-3　牙的形态与结构

（2）牙的结构

牙由牙釉质、牙质、牙骨质和牙髓组成，如图 4-3 所示。牙的主要成分为牙质，外面包有牙釉质（牙冠处）和牙骨质（牙根处）。

✧ **牙釉质：**指位于牙冠表层的半透明、乳白色的钙化组织。

✧ **牙质：**色淡黄，有光泽。牙质中有神经末梢，是痛觉感受器。

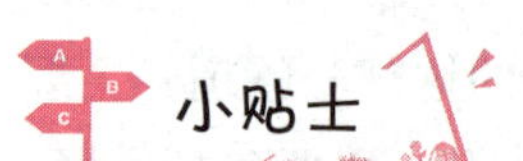

小贴士

肉眼看到的牙釉质呈淡黄色，其实这是透过牙釉质看到的牙质的颜色。

✧ **牙骨质：**指位于牙根表面的一层淡黄色的钙化结缔组织，具有新生功能，其构成和硬度与骨相似。

✧ **牙髓：**指髓腔内的疏松结缔组织，具有形成继发性牙质的功能。牙髓神经为无髓鞘神经，对外界刺激异常敏感，但无定位能力。

牙主要由钙盐构成，牙釉质和牙质在受到酸的腐蚀后会脱钙，形成龋齿。婴幼儿的牙釉质相对较薄，如果口腔清洁不到位，残留的奶渍等被细菌分解产生的酸性物质很容易腐蚀牙釉质，造成龋齿的发生。

（3）牙的分类

根据形状，牙可分为尖牙、切牙、前磨牙和磨牙。

✧ **切牙：**位于口腔前部的上、下颌骨，呈弧形排列，分为上颌中切牙、上颌侧切牙、下颌中切牙和下颌侧切牙，左右对称，共 8 颗。其牙冠呈楔形，切缘较薄，主要功能为咬断食物，以利于磨牙磨碎食物；牙根单一。

✧ **尖牙：**又称犬牙，位于近口角处，共 4 颗。其牙冠呈圆锥形，切缘中央有一突出的牙尖，能撕碎食物；牙根粗大且长，深深埋在颌骨里，能够承受较大的力量。

✧ **前磨牙**：又称双尖牙，位于尖牙之后，共 8 颗。其牙冠呈不正的立方形，具有磨碎食物的功能；牙根扁，为单根（上颌第一前磨牙通常有两个牙根）。

✧ **磨牙**：位于前磨牙之后，通常有 8 颗或 12 颗。其牙冠大，呈立方形，上颌磨牙的咬合面呈不规则的菱形，下颌磨牙的咬合面呈长方形；一般上颌磨牙有 3 个牙根，下颌磨牙有 2 个牙根。磨牙的咬合面上有许多条沟和嵴，且有 4～5 个牙尖，有利于磨碎食物，便于胃肠的消化和吸收。

（4）牙的萌出

人一生中有两副牙，根据萌出顺序，可分为乳牙和恒牙。乳牙（见图 4-4）一般在出生后 6 个月开始萌出，2.5～3 岁出全，一共 20 颗。恒牙（见图 4-5）在 6～7 岁开始萌出，除第三磨牙外，至 11～14 岁出全。第三磨牙（又称智牙）萌出最迟，至 17～25 岁才萌出，甚至终生不出。恒牙出全共 32 颗。牙的萌出顺序如表 4-1 所示。

乳牙——成长的秘密盟友

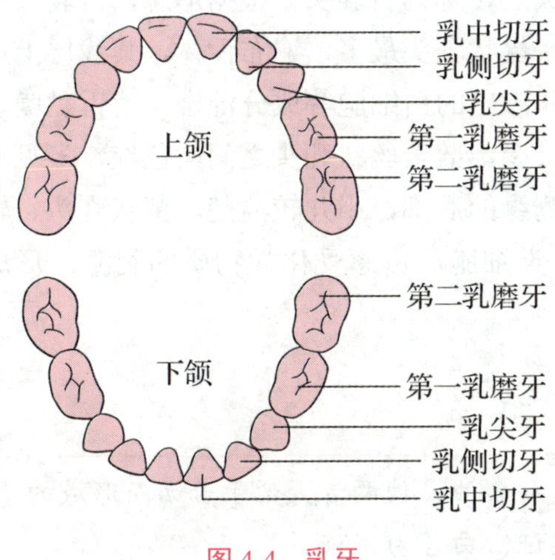

图 4-4　乳牙

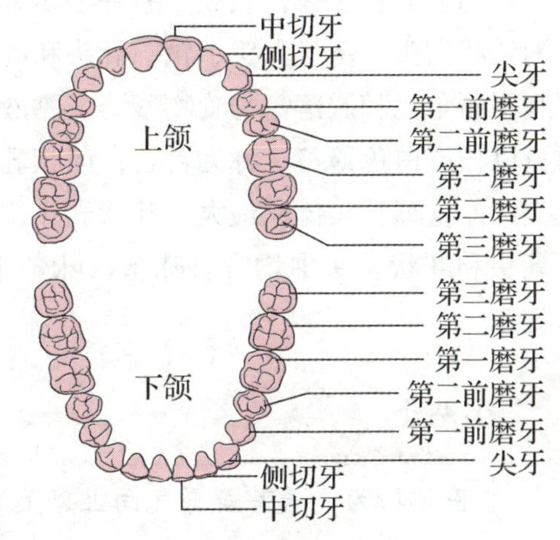

图 4-5　恒牙

表 4-1　牙的萌出顺序

牙的种类	牙的名称	萌出时间	萌出牙数/颗	牙总数/颗
乳牙	乳中切牙	6～8 月龄	4	4
	乳侧切牙	6～10 月龄	4	8
	第一乳磨牙	12～16 月龄	4	12
	乳尖牙	16～20 月龄	4	16
	第二乳磨牙	20～30 月龄	4	20
恒牙	第一磨牙	6～7 岁	4	24
	中切牙	6～8 岁	4	24

续表

牙的种类	牙的名称	萌出时间	萌出牙数/颗	牙总数/颗
恒牙	侧切牙	7～9 岁	4	24
	尖牙	9～12 岁	4	24
	第一前磨牙	10～12 岁	4	24
	第二前磨牙	10～12 岁	4	24
	第二磨牙	11～13 岁	4	28
	第三磨牙	17～25 岁或更迟	4	32

2. 舌

舌位于口腔底部，由舌体和舌根两部分组成。舌体占前 2/3，舌根占后 1/3，舌体的前端称为舌尖，如图 4-2 所示。舌是由骨骼肌构成的肌性器官，可自由伸缩和卷曲，运动十分灵活，能辅助咀嚼、吞咽及发音等活动。

舌的表面有黏膜，黏膜上有许多粗细不等的突起，称为舌乳头。根据形态，舌乳头可分为丝状乳头、菌状乳头、轮廓乳头和叶状乳头。丝状乳头最多，遍布舌体，其浅层上皮细胞不断角化和脱落，与食物残渣、黏液、细菌和渗出的白细胞等成分混合，使舌黏膜表面覆以一层白色薄苔，称为舌苔；菌状乳头数量最少，散于丝状乳头之间，色红，多见于舌尖部；轮廓乳头体积最大；叶状乳头位于舌体侧缘的后部，小儿较清楚。菌状乳头、轮廓乳头和叶状乳头中均含有味蕾，味蕾中含有味觉细胞，可感受化学物质的刺激，形成味觉。

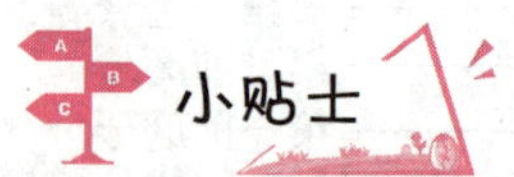

中医学认为，舌苔是胃气向上熏蒸胃中谷气和食浊，使两者凝聚于舌面而形成的，望舌苔可帮助辨别疾病的性质。例如，黄苔为热证，白苔为寒证。

3. 口唇、颊和腭

口唇和颊均由皮肤、皮下组织、肌及黏膜组成。口唇分为上唇和下唇，两唇结合处称为口角，上唇外面正中纵行的浅沟称为人中。

颊是口腔的侧壁。在上颌第二磨牙相对的颊黏膜处，有腮腺管的开口。

腭构成口腔的上壁，分为前 2/3 的硬腭和后 1/3 的软腭，如图 4-2 所示。硬腭以骨腭为基础，表面覆以黏膜，黏膜与骨紧密结合。软腭是硬腭向后延伸的柔软部分，由骨骼肌和黏膜构成。软腭后下方倾斜游离，中央有一乳头状突起，称为腭垂或悬雍垂。软腭两侧向下各形成两条弓形皱襞。前方一对延续于舌根，称为腭舌弓；后方一对向下延至咽侧壁，称为腭咽弓。两侧腭舌弓、腭垂及舌根共同围成咽峡，咽峡是口腔与咽的分界处。

（二）咽和食管

1. 咽

咽是一个前后略扁的漏斗形肌性管道，是消化道与呼吸道的共同通道。咽以软腭和会厌上缘为界，分为三部分，最上面的部分为鼻咽，中间的部分为口咽，最下面的部分为喉咽，如图 4-6 所示。

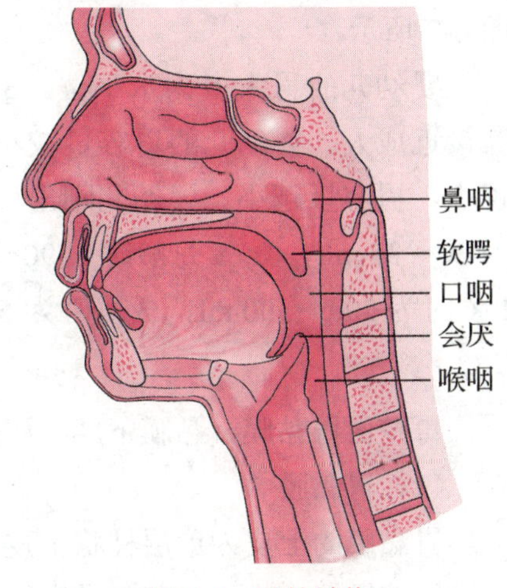

图 4-6 咽的结构

（1）鼻咽

鼻咽位于鼻腔的后方，介于颅底和软腭之间，向前与鼻腔相通。其顶部有丰富的淋巴组织，称为咽扁桃体。鼻咽的两侧壁上，相当于鼻甲后方约 1.5 cm 处，各有一个咽鼓管咽口，咽经此口借咽鼓管通中耳鼓室。婴幼儿的咽鼓管较为粗、短、平直，鼻咽部发生感染时，病原体易经咽鼓管进入中耳引起中耳炎。

（2）口咽

口咽位于口腔的后方，向前经咽峡通口腔。口咽的前壁主要为舌根后部，外侧壁在腭舌弓与腭咽弓之间形成凹陷，内有腭扁桃体。

（3）喉咽

喉咽位于喉的后方，上起会厌，下至第 6 颈椎下缘平面与食管相续，向前经喉口通喉腔。在喉口的两侧各有一个深凹，称为梨状隐窝，此处为食物易滞留处。

2. 食管

食管上端连于咽，沿脊柱下行，穿过膈肌的食管裂孔进入腹腔，下端连于胃的贲门，是食物进入胃的通道。食管有 3 处生理性狭窄：第一处狭窄为食管的起始处，相当于第 6 颈椎椎体下缘水平，距中切牙约 15 cm；第二处狭窄为食管在左主支气管的后方与其交叉处，相当于第 4、第 5 胸椎椎体之间的水平，距中切牙约 25 cm；第三处狭窄为食管穿过膈肌的食管裂孔处，相当于第 10 胸椎椎体水平，距中切牙约 40 cm。上述狭窄处是食管异物易滞留和食管癌好发的部位。

婴幼儿的食管短且狭窄，黏膜细嫩，管壁肌组织及弹性纤维尚未发育完善，容易受损。因此，婴幼儿更适合细滑的食物。

（三）胃

1. 胃的位置和结构

胃位于腹腔的左上方，是一个较大的蚕豆形肌性空腔器官，包括贲门部、胃底、胃体和幽门部四部分。胃的上口为贲门，下口为幽门。贲门附近的部分称为贲门部；贲门平面以上，向左上方膨出的部分称为胃底；自胃底向下至角切迹的中间大部分称为胃体；胃体下界与幽门之间的部分称为幽门部，如图 4-7 所示。

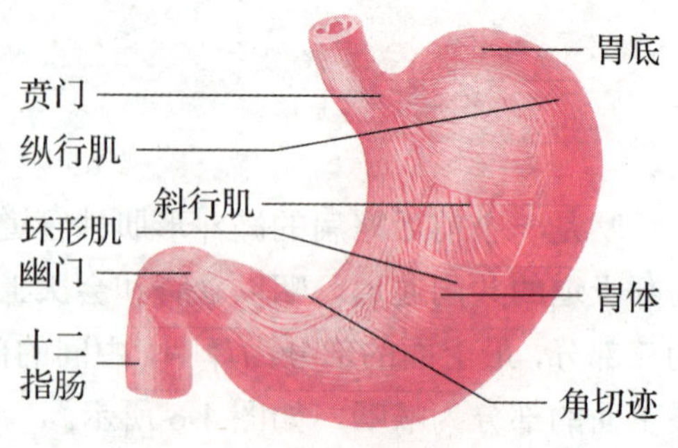

图 4-7　胃的形态与结构

婴幼儿的胃大多为水平位，3 岁以后逐渐接近成人。婴幼儿的胃容量较小，且年龄越小，胃容量越小。婴幼儿刚出生时胃容量为 30～35 mL，1～3 月龄时为 90～150 mL，1 岁时为 200～300 mL，3 岁时为 500～700 mL。成人的胃容量为 1 200 mL～1 600 mL。

2. 胃壁的结构

胃壁由胃黏膜、黏膜下层、肌层和外膜构成。

（1）胃黏膜

胃黏膜的上皮为单层柱状上皮，上皮细胞可分泌黏液保护胃黏膜。胃黏膜的固有层由疏松结缔组织构成，内有大量胃腺，主要包括贲门腺、幽门腺和胃底腺。其中，胃底腺是分泌胃液的腺体，主要由主细胞、壁细胞和颈黏液细胞三种细胞构成。

- **主细胞：**又称胃酶细胞，是三种胃底腺细胞中数量最多的。主细胞能分泌胃蛋白酶原，胃蛋白酶原经盐酸激活能转变成具有活性的胃蛋白酶，参与蛋白质的分解。
- **壁细胞：**又称泌酸细胞，数量较主细胞少。壁细胞能分泌盐酸和内因子，盐酸具有激活蛋白酶原和杀菌的作用，内因子有助于肠上皮细胞吸收维生素 B_{12}。
- **颈黏液细胞：**数量最少，能分泌黏液，保护胃黏膜不受伤害。

婴幼儿的胃黏膜血管丰富、腺体少，分泌的胃液较成人少，故婴幼儿的消化能力较弱。

（2）黏膜下层

黏膜下层由疏松结缔组织构成，含有丰富的血管、淋巴管和神经丛。

（3）肌层

肌层分为内斜行、中环形和外纵行三层平滑肌，如图 4-7 所示。环形肌在贲门和幽门处增厚，分别形成贲门括约肌和幽门括约肌。贲门括约肌能防止胃内容物逆流至食管；幽门括约肌能调节胃内容物进入小肠的速度，还能防止小肠内容物逆流至胃。婴幼儿贲门括约肌较松弛，幽门括约肌较紧张，加之胃为水平位，故易发生溢奶和呕吐。

（四）小肠和大肠

小肠是消化管中最长的部分，上端接幽门与胃相通，下端通过盲肠与大肠相连，是食物消化和吸收的重要场所，分为十二指肠、空肠和回肠三部分，如图 4-8 所示。大肠是消化管的下段，全程形似方框，起自回肠末端，止于肛门，包括盲肠、阑尾、结肠、直肠和肛管五部分，如图 4-8 所示。

1．十二指肠

十二指肠介于胃和空肠之间，位于上腹部，呈C形包绕胰头，可分为上部、降部、水平部和升部四部分，如图4-9所示。上部肠壁较薄，黏膜面较光滑，称为十二指肠球，是十二指肠溃疡的好发部位。降部内面黏膜的环形皱襞发达，在其后方有一纵行环形皱襞，皱襞下端有一突起，称为十二指肠大乳头。十二指肠大乳头是胆总管和胰管的共同开口。

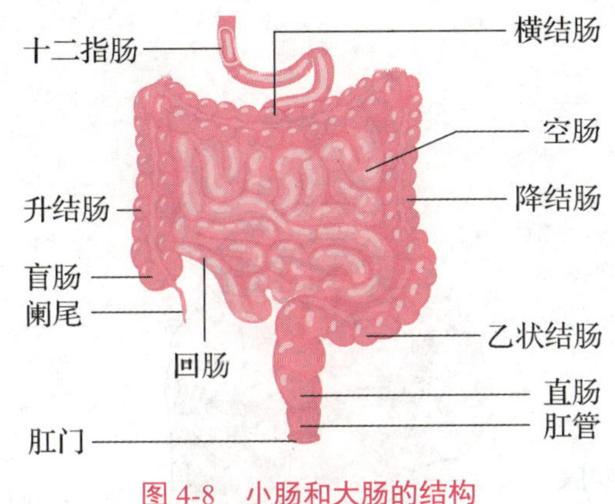

图4-8 小肠和大肠的结构

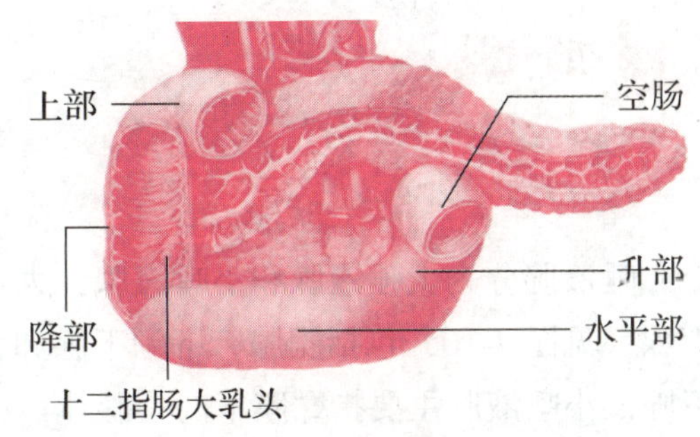

图4-9 十二指肠的结构

2．空肠和回肠

空肠和回肠由肠系膜固定于腹后壁，活动性较大。空肠主要位于上腹部，其管径较大，管壁较厚，黏膜皱襞高且密，血供丰富，长度约占空肠和回肠全长的2/5；回肠下端接盲肠，位于右下腹，其管径较小，管壁较薄，黏膜皱襞稀疏，血管较少（呈粉灰色），长度约占空肠和回肠全长的3/5。

3．盲肠

盲肠是大肠的起始部，下端呈囊袋状，左接回肠，向上与升结肠相连，长6～8 cm。回肠末端开口于盲肠，开口处有上、下两片唇样黏膜皱襞，称为回盲瓣。

4．阑尾

阑尾位于盲肠后壁，呈蚯蚓状，末端游离，长6～8 cm。阑尾的根部通常在体表肚脐与右髂前上棘连线的中外1/3交点处投影，此处称为麦氏点。当急性阑尾炎发作时，此处有明显的压痛感。

课堂互动

你自己或身边人有得过急性阑尾炎的经历吗？可与同学分享一下当时的感受或看到的情景，也可以讲一下治疗的过程。

5．结肠

结肠始于盲肠，终于直肠，长约1.2 m，分为升结肠、横结肠、降结肠和乙状结肠四部分，如图 4-8 所示。

6. 直肠和肛管

直肠长 10～14 cm，位于骶骨的前方。肛管是大肠的最后一段，长约 4 cm，下端终于肛门。

婴幼儿肠管的总长与身长之比相对成人较大。新生儿肠管的总长约为身长的 8 倍，1 月龄以上的婴幼儿约为 6 倍，成人为 4～5 倍。

二、消化腺

（一）唾液腺

唾液腺分为大唾液腺和小唾液腺。大唾液腺（见图 4-10）包括腮腺、下颌下腺和舌下腺；小唾液腺主要指黏膜下的小腺体，如唇腺和颊腺等。唾液腺的主要作用是分泌唾液。唾液是无色透明的液体，具有湿润口腔黏膜、清洁口腔、消化淀粉及杀菌抑菌等作用。

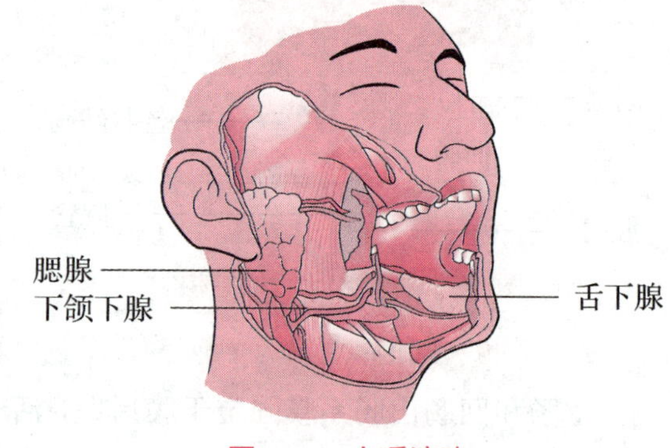

图 4-10　大唾液腺

（二）肝

肝是人体最大的消化腺。成人的肝约占体重的 2.2%；婴幼儿的肝相对体重占比较大，5 岁幼儿的肝约占体重的 3.3%。肝部血管极为丰富，因此肝呈红褐色，但其质软而脆，受外力冲击时易破裂而导致腹腔大出血。

1. 肝的位置

肝大部分位于右季肋区及腹上区，小部分位于左季肋区；大部分被胸廓覆盖，仅在腹上区左右肋弓之间直接与腹前壁接触。

成人右肋弓下缘触不到肝，仅在左右肋弓之间、剑突下方约 3 cm 处可以触及一小部分。3 岁以下健康的婴幼儿，由于腹腔容积较小，而肝的体积相对较大，因此通常可在右肋弓下缘触及肝。

知识窗

腹部分区

为了便于描述腹腔内脏的位置、记录腹部症状的部位，人们通常将腹部分为若干个区域，其中常用的是九区划分法和四区划分法。

九区划分法：以两侧肋弓下缘连线和两侧髂前上棘连线为两条水平线，分别通

过左、右髂前上棘作两条垂线，四条线相交将腹部划分为井字形九区，即左侧自上而下的左季肋区、左腰区和左腹股沟区（左髂区），右侧自上而下的右季肋区、右腰区和右腹股沟区（右髂区），中间自上而下的腹上区、脐区和腹下区（耻骨区），如图 4-11 所示。

四区划分法：以前正中线和脐平线为界，将腹部划分为左上腹部、左下腹部、右上腹部和右下腹部四个区，如图 4-12 所示。

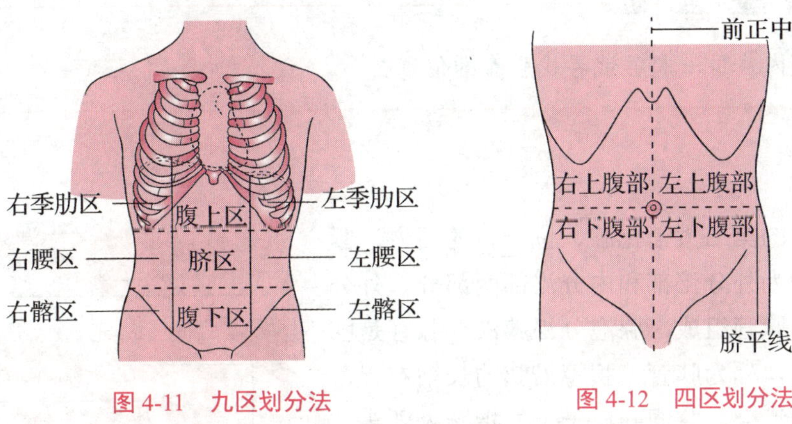

图 4-11　九区划分法　　图 4-12　四区划分法

2. 肝的形态

肝呈不规则的楔形，分为上、下两面和前、后、左、右四缘。上面隆凸，贴于膈的下面，又称膈面。膈面上附着有镰状韧带，镰状韧带为矢状位，将肝分为肝左叶和肝右叶，如图 4-13 所示。下面凹凸不平，与腹腔脏器相邻，又称脏面。

3. 肝外胆管

肝外胆管包括肝左管、肝右管、肝总管、胆囊管和胆总管等，如图 4-14 所示。肝左管和肝右管汇合成肝总管，肝总管下端与胆囊管汇合成胆总管，胆总管长 4～8 cm。

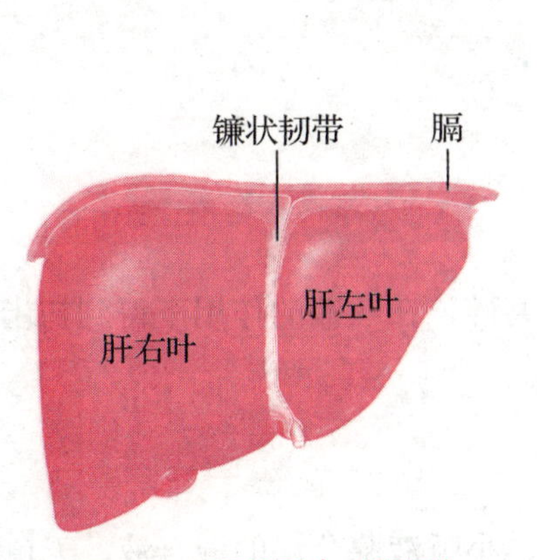

图 4-13　肝的形态（膈面）

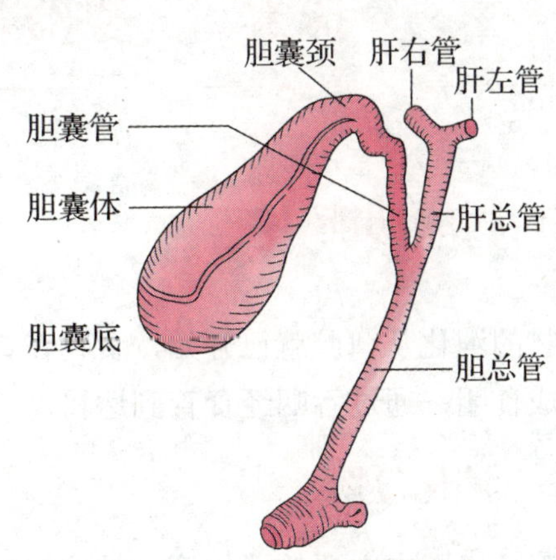

图 4-14　胆囊与肝外胆管

（三）胆囊

胆囊位于肝的下面，呈梨形，分为胆囊底、胆囊体、胆囊颈和胆囊管四部分，如图 4-14 所示。胆囊前端圆钝，称为胆囊底。胆囊底常露出于肝的前缘，与腹前壁相贴，其体表投影位置在右锁骨中线与右肋弓交点处的稍下方。胆囊炎发作时，此处常有明显的压痛感。

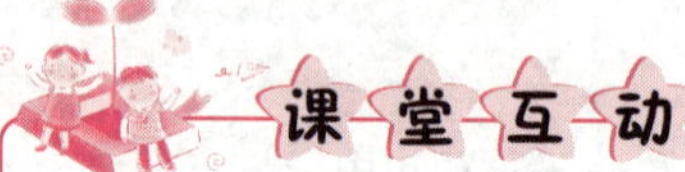

课堂互动

请与组内成员一起尝试寻找胆囊的位置。

（四）胰

胰是人体的第二大消化腺，位于胃的后方，紧贴腹后壁，分为外分泌部和内分泌部两部分。外分泌部由腺泡和腺管组成，腺泡分泌胰液，腺管是胰液排出的通道，称为胰管。胰管沿胰的长轴右行，最后与胆总管汇合，共同开口于十二指肠大乳头，如图 4-15 所示。内分泌部又称胰岛，可分泌胰岛素和胰高血糖素，调节体内血糖的浓度，使血糖维持相对稳定的状态。

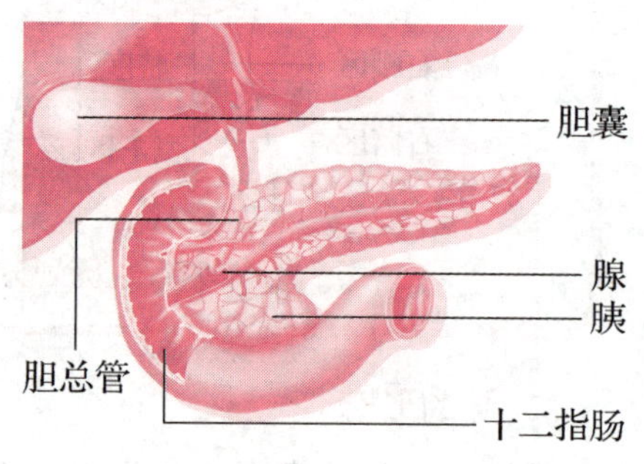

图 4-15　胰的结构

出生 3～4 个月后，婴幼儿的胰开始迅速发育；出生 1 年后，胰的外分泌部生长发育迅速，质量达到出生时的 3 倍左右。

探索二　婴幼儿消化系统的功能

一、口腔的功能

食物的消化从口腔就已开始，食物在口腔内被磨碎，在唾液的作用下得到初步消化，之后形成食团，通过吞咽经食管到达胃。

（一）消化食物

唾液是口腔中主要的消化液，是由口腔内的大、小唾液腺分泌的混合液，无色无味，

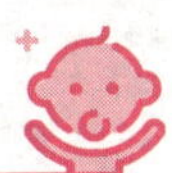

近中性（pH 值为 6.6～7.1），较黏稠。唾液中水分约占 99%，其余为无机物和有机物，其中有机物主要为黏蛋白、唾液淀粉酶、免疫球蛋白和溶菌酶等。

唾液主要具有以下生理作用：① 湿润口腔和食物，以利于咀嚼、吞咽和引起味觉；② 唾液淀粉酶可将食物中的淀粉分解为麦芽糖；③ 当有害物质进入口腔时，唾液会大量分泌，起到中和、冲洗和清除某些有害物质的作用，同时唾液中的溶菌酶及免疫球蛋白还具有杀菌和杀病毒作用；④ 进入体内的某些物质（如铅和汞等重金属）可部分随唾液排出，有些病原微生物（如狂犬病毒等）也可随唾液排出。

4 个月以内婴儿的唾液腺发育不足，分泌的唾液较少，其中的淀粉酶含量也不足，因此不宜过早给婴儿添加辅食。出生 4 个月以后，婴幼儿的唾液腺逐步发育完善，唾液的分泌量增加，淀粉酶含量也增多，但由于婴幼儿口腔较浅，且吞咽功能发育不完善，不能及时吞咽口内过多的唾液，因此会出现唾液不自觉地从口内溢出的现象，即所谓的生理性流涎。至 2 岁左右，这种现象会消失。

（二）咀嚼和吞咽食物

咀嚼是一种受意识控制的反射活动，通过咀嚼肌群协调而有序地收缩来完成。咀嚼主要具有以下作用：① 磨碎食物，使之与唾液混合形成食团，易于吞咽；② 使食物与唾液淀粉酶充分接触，开始淀粉的化学性消化（通过消化腺分泌的消化酶将食物中的营养成分分解成小分子物质的过程）；③ 加强食物对口腔感受器的刺激，反射性地引起胃、胰、肝和胆囊等消化器官的活动加强，为进一步的消化和吸收做好准备。

吞咽是指口腔内的食团经咽和食管进入胃内的过程。婴幼儿出生时就已具备吞咽能力，但月龄较小的婴儿由于神经系统发育尚未成熟，吞咽功能不够协调，因此喝奶过急时易发生呛奶。

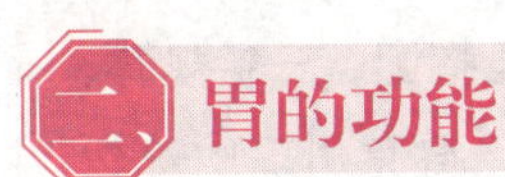

二、胃的功能

胃是消化管中最膨大的部位，能暂时储存食物，且是消化食物的主要部位。胃内的消化由胃液和胃的运动共同完成。通过食管进入胃内的食团在胃液的作用下形成食糜，在胃运动的作用下通过幽门排入小肠。

（一）胃液的作用

纯净的胃液是无色透明的酸性液体，pH 值为 0.9～1.5。胃液中除含有大量的水分外，还含有盐酸（又称胃酸）、胃蛋白酶原、黏液和内因子等。

1. 盐酸的作用

盐酸主要具有以下生理作用：① 激活胃蛋白酶原，使之转变为有活性的胃蛋白酶，并为胃蛋白酶提供适宜的酸性环境；② 使食物中的蛋白质变性而易于消化；③ 杀死随食物入胃的细菌；④ 进入小肠后，可促进小肠对钙和铁的吸收；⑤ 进入小肠后可促进胰液、胆汁和小肠液的分泌。

盐酸分泌过多会对胃和十二指肠的黏膜产生侵蚀作用，是溃疡病发病的主要原因之一；盐酸分泌不足，可引起腹胀和腹泻等消化不良症状。

2. 胃蛋白酶原的作用

胃蛋白酶原可在盐酸的作用下转变成有活性的胃蛋白酶，胃蛋白酶能使蛋白质水解。

3. 黏液的作用

黏液呈胶冻状，具有润滑作用，可防止胃黏膜受到粗糙食物的机械性损伤。更重要的是，黏液可与胃黏膜表面上皮细胞分泌的 HCO_3^- 共同形成黏液-碳酸氢盐屏障，能有效阻挡胃蛋白酶和 H^+ 侵蚀胃黏膜。长期大量服用乙酰水杨酸类药物（如阿司匹林）、幽门螺杆菌感染及不良饮食习惯等可破坏该屏障，严重时可引发胃炎或胃溃疡。

知识窗

如何预防幽门螺杆菌感染

幽门螺杆菌常寄生在胃黏膜组织中，幽门螺杆菌感染可引起慢性胃炎和消化性溃疡等疾病，与胃癌的发生也有密切的关系，被世界卫生组织列为第一类生物致癌因子。幽门螺杆菌可通过粪-口途径和口-口途径传播，预防幽门螺杆菌感染应做好以下措施：

（1）养成良好的卫生习惯：饭前便后洗手；家庭成员之间避免共用牙刷和牙膏，并定期更换牙刷。

（2）养成良好的饮食习惯：注意食品卫生安全，注重营养合理搭配，三餐规律，口味清淡；共餐时尽可能分餐进食，或使用公筷；照护婴幼儿时，避免用嘴吹凉饭菜或嘴对嘴喂食。

（3）养成良好的生活习惯：保证作息规律，并适当锻炼，以增强体质。

4. 内因子的作用

内因子能与食物中的维生素 B_{12} 结合形成复合物，使其免受消化液的破坏，并可促进回肠对维生素 B_{12} 的吸收。缺乏内因子会引起维生素 B_{12} 被破坏或吸收困难，从而导致巨幼细胞贫血。

婴幼儿胃腺的数目较少，胃液分泌较少，且胃液中消化酶的含量也较少，所以婴幼儿的消化能力较弱。

（二）胃运动的作用

1. 胃的运动形式及其作用

（1）紧张性收缩

胃壁平滑肌经常处于一种持续而轻微的收缩状态，胃的这种运动形式称为紧张性收缩。其作用是维持胃的正常形态、压力及位置，促进胃内食物的消化等。

（2）容受性舒张

咀嚼和吞咽食物可刺激口腔、咽及食管等处的感受器，引起胃底和胃体平滑肌舒张、胃容积增大，胃的这种运动形式称为容受性舒张，是胃特有的运动形式。其作用是使胃在容纳较多食物的同时保持胃内压的相对稳定，防止食糜过早、过快地排入十二指肠，从而有利于食物在胃内充分消化。

（3）蠕动

胃蠕动主要具有以下作用：① 进一步研磨并搅拌食物，促使食糜与胃液充分混合，有利于食物的消化；② 增加胃内压，有利于食糜向幽门方向推进，并以一定的速率排入十二指肠。胃的蠕动形式如图 4-16 所示。

图 4-16　胃的蠕动

婴幼儿胃壁的肌肉组织不发达，胃的蠕动能力较差，因此消化能力较弱。

2. 胃排空

食物经幽门由胃排入十二指肠的过程称为胃排空。通常在进食后 5 min 左右，胃排空即开始，排空速度由食物的种类、形状及胃的运动情况决定。一般来说，流体食物比固体食物排空快，颗粒小的食物比颗粒大的食物排空快。在三种主要营养物质中，糖类的排空速度最快，蛋白质次之，脂类最慢。混合性食物需要 4～6 h 才能被完全排空。

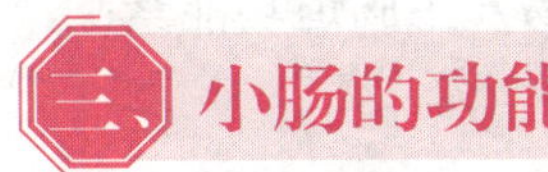

三、小肠的功能

食糜从胃进入十二指肠后，即开始小肠内的消化和吸收。小肠内消化是消化过程中最重要的阶段，食物在小肠内基本完成消化过程，同时营养物质也主要在小肠内被吸收，未被消化和吸收的食物残渣则从小肠进入大肠。

（一）机械性消化

1. 紧张性收缩

紧张性收缩是小肠进行其他运动的基础。紧张性收缩增强，有利于小肠内容物的混合

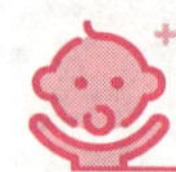

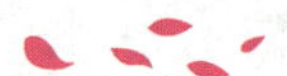

与推进；紧张性收缩减弱，肠管扩张，肠内容物的混合与推进速度减慢。

2. 分节运动

分节运动是指以小肠壁环形肌的收缩和舒张为主的节律性运动，为小肠所特有。分节运动主要具有以下作用：① 使食糜与消化液充分混合，有利于消化酶分解食物；② 使食糜与肠壁紧密接触挤压肠壁，促进血液和淋巴回流，从而促进营养物质的吸收。小肠的分节运动形式如图 4-17 所示。

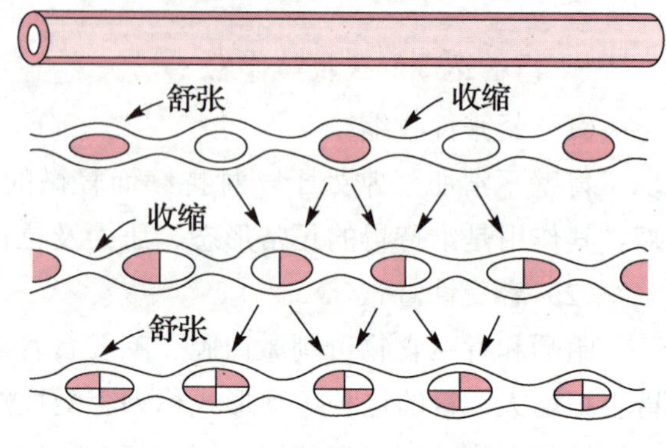

图 4-17 小肠的分节运动

3. 蠕动

小肠的任何部位均可发生蠕动，但蠕动速度很慢，且蠕动力度较弱，其意义在于推动经分节运动作用后的食糜向前到达新的肠段继续分节运动。

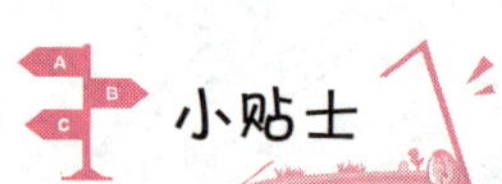

小肠蠕动推送肠内容物时产生的气过水声称为肠鸣音。肠鸣音为一连串的咕噜声，每分钟 4～5 次。其强弱可反映肠蠕动的情况：肠蠕动增强时，肠鸣音亢进；肠蠕动减弱时，肠鸣音减弱或消失。

（二）化学性消化

小肠依靠小肠液、胰液和胆汁实现化学性消化（胰液和胆汁将在后文详细介绍）。

小肠液呈弱碱性，pH 值约为 7.6。小肠液含有大量的水分、无机盐、黏蛋白和肠激酶等，其主要具有以下作用：① 保护十二指肠黏膜免受胃酸的侵蚀；② 稀释食糜，有利于营养物质的吸收；③ 肠激酶有利于蛋白质类物质的消化。

婴幼儿肠壁肌肉组织发育不完善，肠的蠕动能力较弱，因此容易发生肠道功能紊乱，且消化能力较差。

（三）吸收

营养物质的吸收主要在小肠进行，小肠具备以下优势：① 小肠黏膜有环形皱褶，皱褶上有大量的绒毛，绒毛表面还有许多微绒毛，这都可增大小肠的吸收面积；② 食物在小肠内已被充分消化成可吸收的小分子物质，有利于提高吸收效率；③ 小肠很长，食糜通常要在小肠内停留 3～8 h，使营养物质有充分的时间被消化吸收。

婴幼儿肠黏膜柔嫩，富含血管及淋巴管，且小肠绒毛发育较完善，因此吸收能力强；但肠壁薄、黏膜下组织松弛，肠的固定能力差，若腹部受凉、腹泻等，容易出现肠蠕动失常，导致肠扭转或肠套叠。

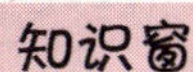
知识窗

肠梗阻、肠扭转和肠套叠

肠梗阻是指各种原因引起的肠道内容物不能顺利通过肠道的疾病。

肠扭转是指某一段肠管及其系膜沿系膜轴扭转180°以上造成的肠梗阻。肠扭转不但会引起肠管梗阻，还会引起肠系膜的血液循环中断，是肠梗阻中病情凶险、发展迅速的一类。

肠套叠是指一段肠管套入与其相连的肠腔内，并导致肠内容物通过障碍的疾病，占肠梗阻的15%～20%，有原发性和继发性两类。原发性肠套叠多见于婴幼儿，继发性肠套叠多见于成人。

四、大肠的功能

大肠没有重要的消化活动，其主要功能是储存并处理食物残渣，吸收部分水分和无机盐，形成并排出粪便。

（一）大肠液的作用

大肠液是由大肠腺和大肠黏膜杯状细胞分泌的，其pH值为8.3～8.4。大肠液的主要成分为黏液和碳酸氢盐，还有少量的二肽酶和淀粉酶，但它们分解食物的作用不大，主要作用是润滑粪便、保护肠黏膜免受机械损伤。

（二）大肠运动的作用

大肠运动少而缓慢，其运动形式主要包括袋状往返运动、分节推进运动或多袋推进运动，以及蠕动。袋状往返运动可使大肠内容物与肠黏膜充分接触，促进大肠对水和无机盐的吸收；分节推进运动、多袋推进运动和蠕动可将大肠内容物向前推进。

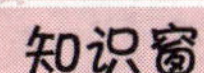
知识窗

袋状往返运动、分节推进运动和多袋推进运动

袋状往返运动：是结肠的一种主要运动形式，由结肠环形肌不规则自发收缩引起，可使结肠袋（肠管皱缩形成的向外膨出的囊状突起）中的内容物向两个相反的方向做短距离的往返移动。

分节推进运动：肠道环形肌节律性收缩，将一个结肠袋中的内容物推到邻近肠段，收缩结束后，肠内容物不返回原处。

多袋推进运动：一段结肠上同时有多个结肠袋收缩，将内容物向前推移。

（三）排出粪便

食物残渣通常会在大肠内停留 10 h 以上，其中的部分水分和无机盐等被大肠黏膜吸收，其余部分则会同脱落的肠黏膜上皮细胞、大量的细菌及胆色素等形成粪便。

正常情况下，直肠内粪便产生的压力达到一定程度，便可引起便意。如果条件允许，大脑皮质会发出允许排便的信号，使肛门外括约肌舒张，粪便排出体外。如果条件不允许，大脑皮质会发出抑制信号，使肛门外括约肌收缩，抑制排便。如果经常有意识地抑制排便，直肠对粪便的压力刺激会变得不敏感，加之粪便在大肠内停留越久，水分吸收越多，越干燥，这样粪便就不易排出，引起便秘。

五、肝的功能

肝是人体最大的消化腺，也是人体新陈代谢的中心，主要具有以下五种功能。

（一）分泌功能

肝细胞可分泌胆汁，胆汁可促进脂溶性维生素 A、维生素 D、维生素 E 和维生素 K 的吸收。此外，虽然胆汁中不含消化酶，但胆汁中的胆盐可乳化脂肪，对脂肪的消化和吸收具有重要的促进作用。婴幼儿胆汁分泌较少，因此对脂肪的消化和吸收较差。

（二）代谢功能

1. 糖代谢

糖经小肠黏膜吸收后，由门静脉到达肝，在肝内转变为肝糖原被储存。肝糖原在调节血糖浓度方面具有重要作用。婴幼儿肝糖原储存较少，饥饿时容易发生低血糖。

2. 脂肪代谢

肝是脂肪运输的枢纽，经消化吸收的脂肪进入肝以后有一部分会转变为体脂被储存，当人体感到饥饿时，储存的体脂可被肝分解。此外，肝还是体内脂肪酸、胆固醇和磷脂的主要合成器官之一，多余的胆固醇可随胆汁排出。

3. 蛋白质代谢

肝可将小肠吸收的氨基酸合成蛋白质，合成的蛋白质进入血液循环供全身组织器官利用。血浆蛋白主要是在肝合成的，由于血浆蛋白可用于体内各种组织蛋白的更新，因此肝合成血浆蛋白这一作用对维持机体蛋白质的代谢具有重要意义。

血浆蛋白的生理功能

4. 维生素代谢

肝可储存脂溶性维生素，人体中 95%的维生素 A 都储存在肝内。此外，肝也是维生素 C、维生素 D、维生素 E、维生素 K、维生素 B_1、维生素 B_6、维生素 B_{12}、烟酸和叶酸等多种维生素储存和代谢的场所。

（三）解毒功能

肝是人体主要的解毒器官。在机体代谢过程中，肝可将血液中的有害物质变成毒性较小、无毒或溶解度较大的物质随胆汁或尿液排出体外，保护机体免受损害。

（四）防御和免疫功能

肝中的单核-巨噬细胞可吞噬血液中的异物、细菌、染料及其他颗粒物质等。此外，经过处理的抗原物质可刺激机体产生免疫反应。

婴幼儿肝细胞分化不全、肝功能发育不完善，肝的解毒和免疫功能较差，更易发生肝损伤和肝炎等。不过，婴幼儿新陈代谢旺盛，肝细胞再生能力强，患病后恢复速度较快。

（五）合成功能

肝是多种凝血因子合成的主要场所。肝病可引起凝血因子缺乏，造成凝血时间延长及出血倾向。

六、胰的功能

胰主要负责分泌胰液参与消化。胰液是无色透明的碱性液体，除含有大量的水分外，还含有无机物和有机物。无机物主要是碳酸氢盐；有机物主要是各种消化酶，如胰淀粉酶、胰脂肪酶、胰蛋白酶原和糜蛋白酶原等。胰液主要具有以下作用：① 碳酸氢盐可中和进入十二指肠的盐酸，使肠黏膜免受盐酸侵蚀，同时为小肠内的多种消化酶发挥作用提供适宜的 pH 环境；② 胰淀粉酶能水解淀粉；③ 胰脂肪酶是脂肪的主要消化酶；④ 胰蛋白酶原和糜蛋白酶原被激活后可分解蛋白质。

婴幼儿的胰富有血管和结缔组织，实质细胞较少且分化不全，胰液分泌较少；同时，婴幼儿胰液的分泌易受过热天气和各种疾病的影响而被抑制，因此婴幼儿容易发生消化不良。此外，婴幼儿刚出生时胰脂肪酶的活性不高，直到 2～3 岁时才接近成人水平。

聚焦婴幼儿功能性消化不良，中西医专家联合填补空白

儿童功能性消化不良是儿科消化门诊常见疾病，且呈上升趋势。为加强儿科临床医生对功能性消化不良的认识、规范基层疾病诊疗、普及家庭照护与合理用药知识，中国人口福利基金会妇幼关爱工程联合中国中药协会儿童健康药物研究专委会发起“儿童功能性胃肠病消化直通车”公益项目，在第三届中国中西融合儿童健康大会上发布。

该项目旨在通过更新我国儿童功能性胃肠病临床指南或共识、探索中医药防治儿童功能性胃肠病临床价值、优化临床中西医结合诊疗方案、开展消化直通车基层行培训活动，全方位提升我国儿童功能性胃肠病的临床诊疗水平。

同时，为解决临床用药不规范、未有效控制等问题，提升临床防治水平，强化家庭、学校照护，大会同期发布《中国儿童功能性消化不良诊断和治疗共识（2022版）》《婴幼儿功能性消化不良综合征诊断共识》。其中，《中国儿童功能性消化不良诊断和治疗共识（2022版）》结合功能性胃肠病罗马Ⅳ标准（以下简称“国际罗马Ⅳ”）的内容作了相应更新，同时在化学药物干预儿童消化不良应用有限的情况下，对有循证医学证据支持的中成药进行推荐；《婴幼儿功能性消化不良综合征诊断共识》基于临床儿科医师、基层医生的诊疗需求及患儿家长的治疗需求，结合临床中医药对婴幼儿功能性消化不良综合征提出诊断方法。

据悉，国际罗马Ⅳ是消化疾病的权威标准，但它只对4岁以上的儿童规范了功能性消化不良的诊断，对4岁以下的婴幼儿却未明确。2020年8月，中国中药协会儿童健康与药物研究专业委员会消化学组召开首次会议，提出制定婴幼儿功能性消化不良综合征诊断共识的必要性，并进行文献的检索、筛选及评价，设计了12个关于婴幼儿功能性消化不良症状的调查问卷，最终将4岁以下婴幼儿的功能性消化不良定义为“婴幼儿功能性消化不良综合征”，并制定了《婴幼儿功能性消化不良综合征诊断共识》，填补了国际罗马Ⅳ标准不适用诊断4岁以下婴幼儿功能性消化不良的空白。

资料来源：肖春芳，《中西融合儿童健康发展平台学术标准与公益项目新闻发布会在广州召开》，光明网，2023年3月26日，有改动

探索三　婴幼儿消化系统的保健要点

一、注意用牙卫生

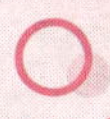

婴幼儿出生后，照护者应每天用柔软的无菌纱布为其清洁口腔。当婴幼儿萌出第一颗牙后，照护者可用软毛细头的牙刷蘸清水为婴幼儿刷牙，当婴幼儿学会吐水后可为其使用牙膏清洁牙齿。待乳牙长齐后，应培养幼儿早晚刷牙、饭后漱口的好习惯，以保持口腔清洁卫生，防止病从口入。

婴幼儿刷牙的正确方法

此外，照护者还应教育婴幼儿不吃过冷或过热的食物，不咬过于坚硬的食物和物品，以免损伤牙；应为婴幼儿提供含钙较多的食物，以满足其牙齿生长对钙的需求；应定期带婴幼儿进行牙检查（第一颗乳牙萌出后 6 个月内检查一次，此后每半年检查一次），以及时发现龋齿，及时进行处理。

二、培养良好的饮食习惯

婴幼儿消化器官尚未发育成熟，消化能力较弱，因此照护者应培养婴幼儿细嚼慢咽、定时定量、不挑食、不偏食及少吃零食等饮食习惯。细嚼慢咽不仅有助于食物的消化与吸收，还可避免食管受到损伤、胃肠负担加重等；饮食定时定量能保证婴幼儿摄取适量的营养物质；挑食和偏食容易导致婴幼儿体内缺乏一些营养素，如钙、锌和铁等，从而影响生长发育；零食食用过多会加重婴幼儿消化系统的负担，且长期摄入会造成婴幼儿营养摄入单一，导致营养不良。

三、禁止饭前饭后剧烈运动

剧烈运动会使大部分血液涌向肌肉，使消化系统供血不足，导致消化器官的功能减弱，不利于营养物质的消化和吸收。此外，饭后剧烈运动容易牵拉肓肠系膜，导致胃下垂和肠扭转等疾病的发生，从而影响机体健康。

照护者宜于饭前安排婴幼儿进行较安静的室内活动；饭后安排轻微的室外活动，如散步；饭后 1～2 h，方可安排体育运动。

四、培养良好的排便习惯

照护者应培养婴幼儿定时排便的习惯，同时应多组织婴幼儿参加适当的运动，多让其喝水，多为其提供蔬菜和水果等膳食纤维含量丰富的食物，以预防便秘。

项目检测

一、单项选择题

1. 从形态上看，牙分为（　　）三部分。

A. 牙冠、牙颈、牙根　　B. 牙釉质、牙骨质、牙质

C. 牙腔、牙髓、牙槽　　D. 牙根、牙质、牙腔

2. 下列关于食管的说法，错误的是（　　）。

A. 下端连于胃的贲门　　B. 具有 3 处狭窄

C. 上端连于喉　　D. 穿过膈肌的食管裂孔

3. 关于小肠分节运动的生理意义，下列说法错误的是（　　）。

A. 使食糜与消化液充分混合　　B. 使食糜挤压肠壁

C. 推动食糜向前到达新肠段　　D. 促进食物的消化和吸收

4. 下列消化液中不含消化酶，但对脂肪的消化和吸收具有重要意义的是（　　）。

A. 胃酸　　B. 胆汁　　C. 小肠液　　D. 胰液

5. 下列不属于胰液的作用的是（　　）。

A. 中和胃酸　　B. 水解淀粉　　C. 分解脂肪　　D. 乳化脂肪

二、填空题

1. 舌乳头分为________、________、________和________，其中________不含味蕾。

2. 乳牙在出生后________个月左右开始萌出，________岁出齐，共________颗。

3. 胃分为________、________、________和________四部分。

4. 大肠的起始端续接________，末端止于________，可分为________、________、________、________和________五部分。

5. 小肠的运动形式包括________、________和________三种。

三、简答题

1. 患阑尾炎时，身体的哪个位置有压痛感？

2. 简述婴幼儿胃结构和功能的特点。

项目实践

探索婴幼儿对食物消化与吸收的奥秘

【活动背景】人类的生存与发展，始终离不开食物这一重要的基石。食物自经口腔进入人体到形成粪便排出体外，经历了一段漫长而曲折的过程，并在这一过程中为人体提供了源源不断的能量与养分。而对于稚嫩的婴幼儿而言，他们的这一过程又与成人有着些许不同，如同初生的星辰，虽未完全璀璨，却充满无限潜力。这种体现在每一处细微结构、每一项独特功能上的差异与不完美，反映了生命的奇妙与多样性。

【活动要求】请以小组为单位根据本项目所学知识，以图片的形式展示食物消化与吸收的全过程，并根据图片内容进行"漫话婴幼儿的消化与吸收"脱口秀表演。具体要求如下：

（1）图片内容需包括本项目所学习的各消化器官的位置、形态、结构和功能等，并需要注明婴幼儿与成人的不同之处。

（2）图片形式不限，漫画、简笔画及其他形式均可。

（3）根据图片内容编写脱口秀脚本，要求以诙谐幽默的语言正确讲解图片内容，可适当拓展，但用词要严谨、规范。

（4）各小组派一名组员在班内表演脱口秀。

（5）根据脱口秀表演和图片制作情况，全班同学投票评选出 3 个优秀表演作品。

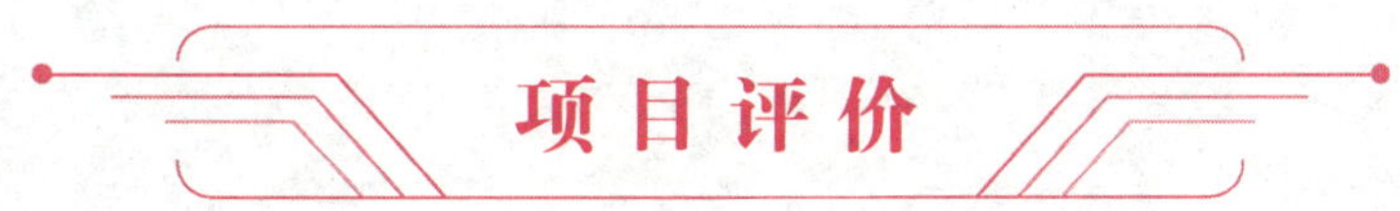

项目评价

请同学们结合课上学习情况、项目检测和项目实践的完成情况，按照表 4-2 的评价标准自评和互评，并请任课教师给予总体评价。

表 4-2　项目评价表

考核内容	评价标准	分值	评价得分		
			自评	互评	师评
能力评价	能够运用所学知识解释日常生活中常见的与婴幼儿消化系统相关的现象，如溢奶、肠扭转、肠套叠、消化不良和生理性流涎等	10			
	能够根据婴幼儿消化系统的结构和功能特点开展科学、合理的保育教育活动	10			
	在项目实践中，所设计的图片准确、美观，脱口秀讲述内容新颖、有趣、实用	10			

续表

考核内容	评价标准	分值	评价得分		
			自评	互评	师评
知识评价	掌握婴幼儿消化系统的结构和功能	15			
	掌握婴幼儿消化系统的发育特点	15			
	熟悉婴幼儿消化系统的保健要点	10			
素养评价	具备良好的团队协作精神，能与小组成员密切配合	10			
	具备创新和探索精神，能够不断学习，勇于探索	10			
	能够以婴幼儿健康为首要任务，注重婴幼儿的饮食健康，主动帮助婴幼儿养成良好的饮食卫生习惯，帮助婴幼儿打下坚实的体质基础	10			
总评	自评×30%+互评×30%+师评×40%				
教师评价	教师（签名）：				

项目五

婴幼儿的泌尿系统

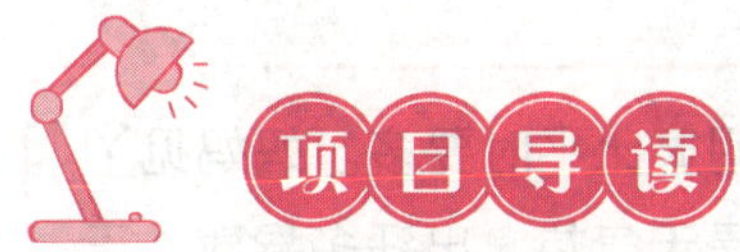

如果把身体比作一座城市，那么泌尿系统就是这座城市的“水处理中心”。它24 h不间断地工作，确保“城市”里的水健康纯净、供需平衡。

这个“水处理中心”可不简单。它有着系统、灵活的调节机制，能够根据“城市”的负荷和需要调整“废水”（尿液）的量和浓度；有着精密的过滤系统——肾小球，能够从“废水”中过滤出对“城市”发展有用的物质和需要排出的废物；有着高效的回收站——肾小管，能够从“废水”中重新吸收“城市”所需的水分和其他物质。

不过，这个“水处理中心”在“城市”发展初期（婴幼儿时期）还处于不断建设和完善中，需要特别的关注和呵护，以确保“城市”的顺畅运行。

通过学习本项目，你将能够全面掌握婴幼儿泌尿系统的结构和功能，这将有助于你在未来的工作中，为婴幼儿的健康成长提供更加科学、有效的支持和指导。

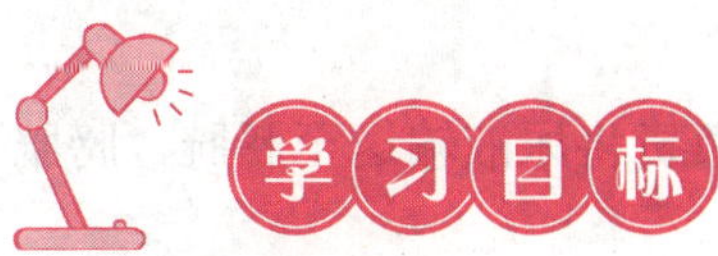

知识目标：

- 掌握婴幼儿泌尿系统的结构。

- 掌握婴幼儿尿生成和排放的过程与机制。
- 熟悉婴幼儿泌尿系统的保健要点。

能力目标：

- 能够运用所学知识解释婴幼儿生长发育过程中的相关现象，如排尿次数多但尿量少、易脱水、大量出汗和大量饮水后尿量改变等。
- 能够根据婴幼儿泌尿系统的结构和功能特点，科学照护婴幼儿。

素质目标：

- 树立科学的健康观和保育教育观，将传统的关注身体健康的观念转变为关注生理和心理健康，尊重婴幼儿、理解婴幼儿，采用正面、合适的方法解决婴幼儿遗尿等问题，保证婴幼儿生理和心理全面健康发展。

项目导入

某天，2 岁半的丫丫小便时总喊疼，而且小便的次数明显比平时要多。妈妈见丫丫每次的尿量很少，尿液的颜色和味道也比平时重，猜测是天气热、出汗多导致，于是让丫丫喝了很多水。可是第二天，丫丫小便时还是喊疼，而且体温升到了 38℃，妈妈赶紧带丫丫去了医院。经检查，医生诊断丫丫为急性尿路感染。

请问：正常婴幼儿尿液的颜色、量和味道应该是怎样的，每日排尿次数应为多少？如何才能预防婴幼儿发生尿路感染？

泌尿系统由肾、输尿管、膀胱和尿道组成。其主要功能是排出机体新陈代谢过程中产生的废物和多余的水，调节水电解质平衡，维持机体内环境的稳定。

探索一　婴幼儿泌尿系统的结构

在整个泌尿系统中，肾是负责生成尿液的器官，输尿管负责将尿液输送至膀胱，膀胱为储存尿液的器官，尿道则是尿液排出体外的通路。

一、肾

（一）肾的位置

肾位于腹后壁脊柱的两旁，左、右各一。成人左肾上端平第 11 胸椎椎体下缘，下端平第 2 腰椎椎体下缘；右肾受肝的挤压，低于左肾约半个椎体，如图 5-1 所示。婴幼儿肾的位置相对较低，刚出生时肾的下端可低至第 4 腰椎椎体水平，2 岁以后逐渐升高。由于婴幼儿的肾相对较大，位置又较低，因此可在 2 岁以内健康婴幼儿的腹部触及肾。

（二）肾的形态

肾是实质性器官，呈红褐色，形似蚕豆，如图 5-2 所示。成人的肾长 8～14 cm，宽 5～7 cm，厚 3～5 cm，重 134～148 g。婴幼儿年龄越小，肾相对越重，新生儿两肾的总重量约为 25 g，约占体重的 1/125，成人两肾约占 1/220。

肾分为上、下两端，前、后两面，以及内、外侧两缘。肾内侧缘中部的凹陷称为肾门，肾门的体表投影在竖脊肌外侧缘与第 12 肋的夹角处，此处称为肾区，肾病患者按压或叩击该处可感到疼痛。肾门为肾动脉、肾静脉、肾盂、神经和淋巴管出入的门户，这些出入肾门的结构形成一束，总称肾蒂。肾门向肾内凹陷形成一个较大的腔隙，称为肾窦，窦内容纳肾盂、肾大盏、肾小盏、肾动脉、肾静脉和脂肪等。

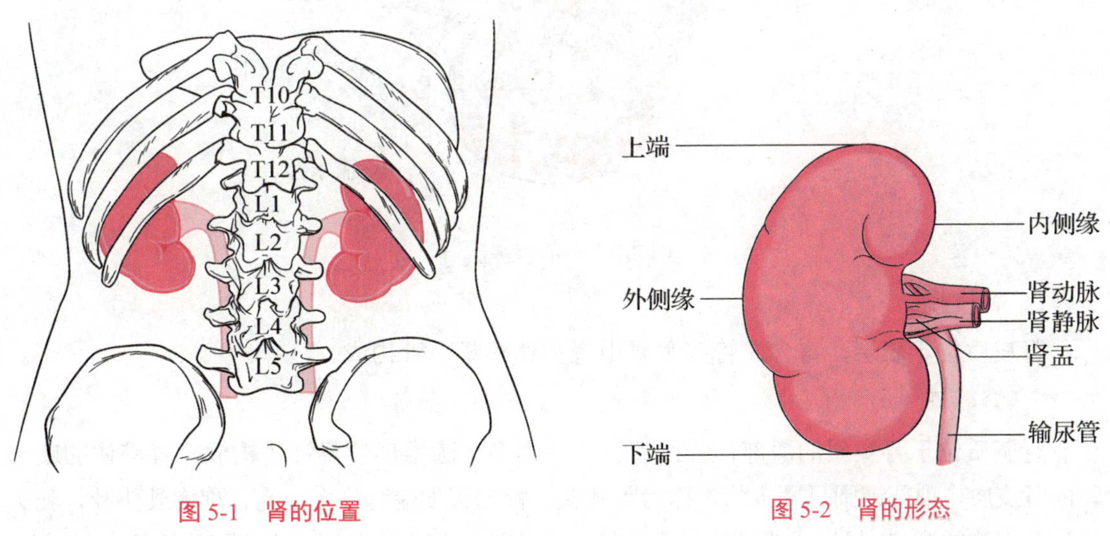

图 5-1 肾的位置

图 5-2 肾的形态

（三）肾的被膜

肾的被膜有三层，由内向外依次为纤维囊、脂肪囊和肾筋膜。

1. 纤维囊

纤维囊为包裹于肾表面的薄层结缔组织膜，由致密结缔组织和弹性纤维构成，对肾具有弹性垫样保护作用。

2. 脂肪囊

脂肪囊是位于纤维囊外周的脂肪组织层，还会经肾门延伸至肾窦。

3. 肾筋膜

肾筋膜位于脂肪囊的外面，其发出的一些结缔组织还会穿过脂肪囊与纤维囊相连，因此具有固定肾的作用。

（四）肾的内部结构

肾实质分为肾皮质和肾髓质两部分，如图 5-3 所示。成人肾皮质与肾髓质之比约为 1∶2，婴幼儿刚出生时约为 1∶4，至 7 岁左右达到成人水平。

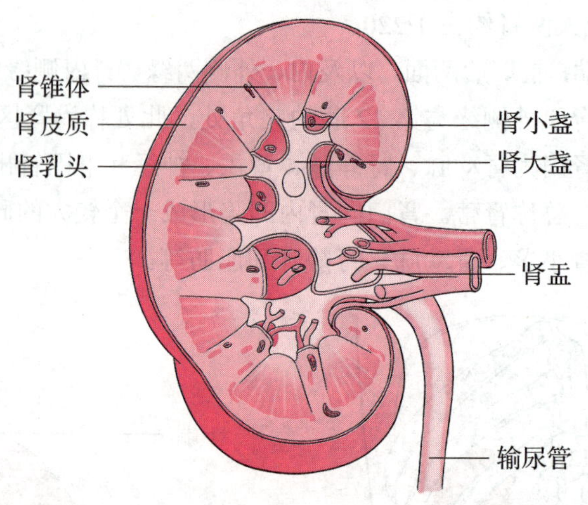

图 5-3 肾的内部结构

1. 肾皮质

肾皮质位于表层，富含血管，主要由肾小体和肾小管构成。

2. 肾髓质

肾髓质位于肾实质的深部，含血管较少，由多个圆锥形的肾锥体构成。肾锥体的底部朝向肾皮质，顶部钝圆呈乳头状，称为肾乳头。肾乳头顶端有许多小孔，称为乳头孔，乳头孔是集合管的开口。肾生成的尿液经集合管在乳头孔处依次流入肾小盏（肾窦内有 7～8 个）、肾大盏（由相邻 2～3 个肾小盏合成）和肾盂（由肾大盏合成），肾盂出肾门后移行为输尿管。

（五）肾的微细结构

肾的微细结构包括肾单位、集合管和球旁器。

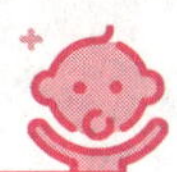

1．肾单位

肾单位是肾生成尿液的基本结构和功能单位，与集合管共同完成泌尿过程。人的两侧肾共有 170 万～240 万个肾单位，每个肾单位包括肾小体和肾小管两部分。肾小体又包括肾小球和肾小囊两部分，肾小管包括近曲小管、髓袢和远曲小管三部分。其中，肾小囊与肾小管相通，远曲小管与集合管相通，如图 5-4 所示。

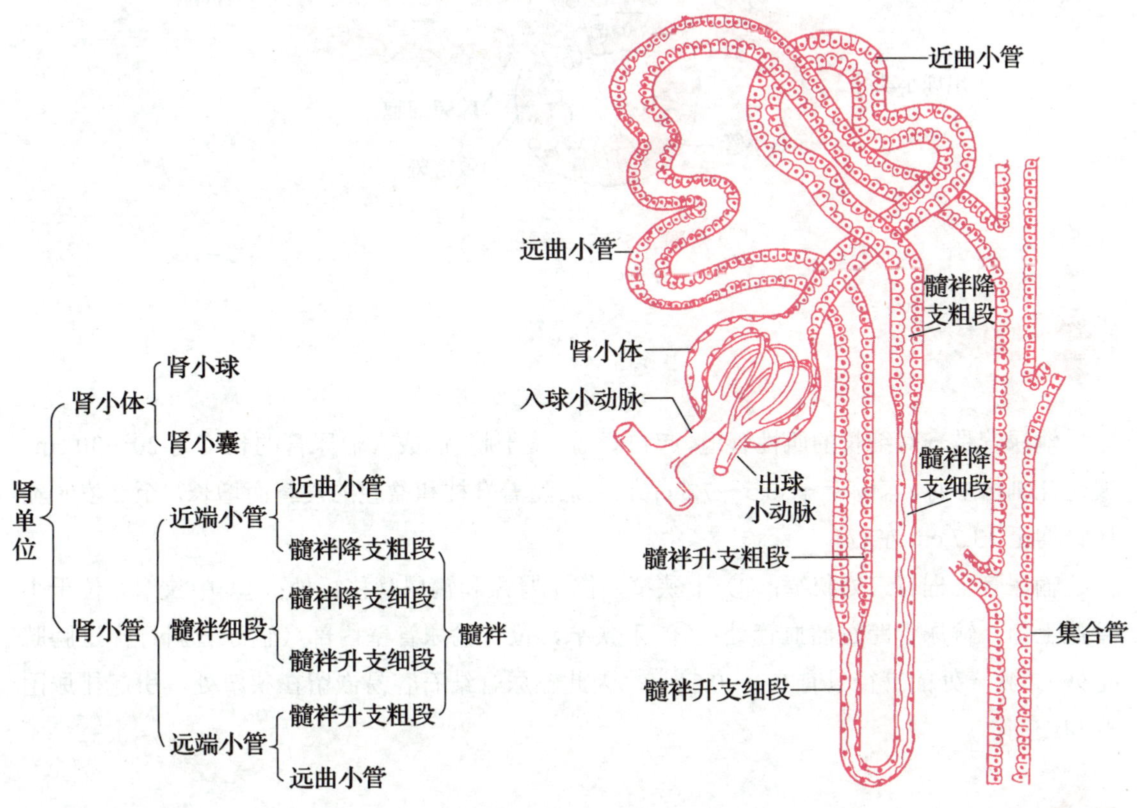

图 5-4 肾单位的组成

2．集合管

集合管在功能上和远曲小管密切相关。每条集合管汇聚多条远曲小管收集转运来的尿液，在尿浓缩过程中具有重要作用。

3．球旁器

球旁器又称近球小体，由球旁细胞、致密斑和球外系膜细胞构成，如图 5-5 所示。球旁细胞能分泌肾素；致密斑能感受小管液中 Na^{+}含量的变化，并将信息传至球旁细胞，从而调节肾素的释放；球外系膜细胞具有吞噬和收缩功能。

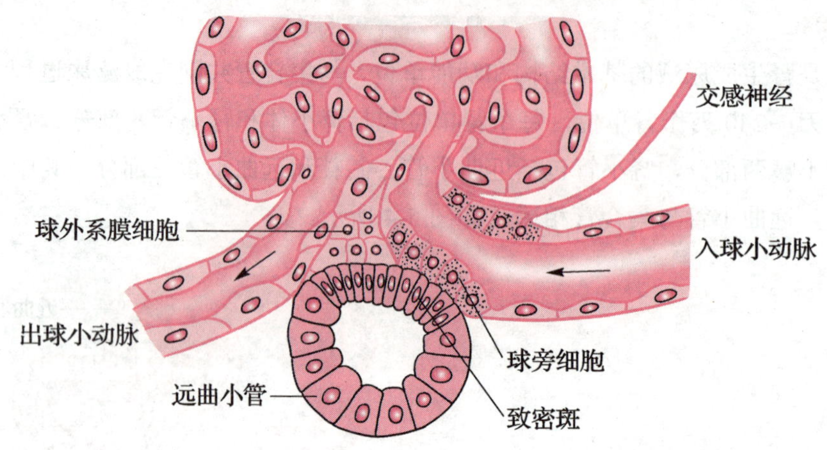

图 5-5　球旁器的构成

二、输尿管

输尿管是一对细长的肌性管道，起自肾盂，终于膀胱。成人输尿管的长度为 20～30 cm。婴幼儿刚出生时，输尿管长 6.5～7.5 cm，之后随着脊柱和盆腔的发育而增长，至 2 岁时输尿管增至 13.7 cm 左右。

输尿管全程有三处狭窄：① 上狭窄，位于肾盂和输尿管移行处；② 中狭窄，位于小骨盆上口，输尿管跨过髂血管处；③ 下狭窄，位于输尿管壁内部（输尿管斜行穿过膀胱壁处）。狭窄处的管径只有 0.2～0.3 cm，因此输尿管结石容易嵌留在狭窄处，引起排尿困难和绞痛。

三、膀胱

膀胱是储存尿液的肌性囊状器官，其形状、大小、位置和壁的厚度与尿液充盈程度、性别及年龄等有关。成人的膀胱容量为 350～500 mL，最大容量为 800 mL；婴幼儿的膀胱容量较小，新生儿的膀胱容量约为成人的 1/10。

（一）膀胱的形态

空虚的膀胱呈三棱锥形，分尖、体、底和颈四部分。膀胱尖朝向前上方；膀胱的后面朝向后下方，呈三角形，称为膀胱底；膀胱尖与底之间为膀胱体；膀胱的最下部为膀胱颈，如图 5-6 所示。

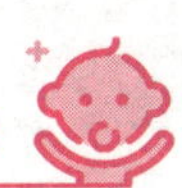

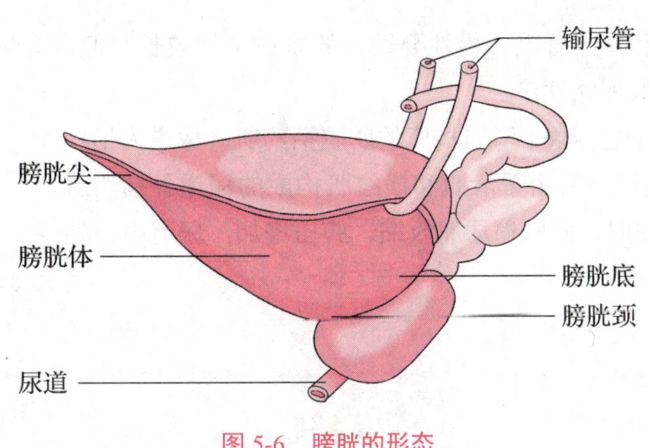

图 5-6 膀胱的形态

（二）膀胱的位置

成人的膀胱位于盆腔前部、耻骨联合后方。男性膀胱的后方与精囊、输精管壶腹和直肠相毗邻，女性膀胱的后方与子宫和阴道相毗邻（详见项目六）。膀胱空虚时全部位于盆腔内，充盈时膀胱尖可上移至耻骨联合上方。

新生儿膀胱的位置比成人高，大部分位于腹腔内，随着年龄的增长和盆腔的发育逐渐降入盆腔，至青春期时达成人位置。

（三）膀胱的内部结构

膀胱内面被覆黏膜，膀胱壁收缩时，黏膜聚集成皱襞，称为膀胱襞。但在左、右输尿管口和尿道内口之间的三角形区域，因缺少黏膜下层，无论膀胱扩张还是收缩，始终保持平滑状态，此区域称为膀胱三角。膀胱三角是肿瘤、结核和炎症的好发部位。

膀胱壁的肌层由平滑肌纤维构成，称为逼尿肌，逼尿肌收缩可使膀胱内压升高，压迫尿液从尿道排出。

四、尿道

男、女性的尿道不同。男性尿道细而长，成年后长 15～20 cm；女性尿道短而直，成年后长 3～5 cm，尿道内口起自膀胱，尿道外口开口于阴道前庭，位于阴蒂与阴道口之间，如图 5-7 所示。婴幼儿的尿道较短，尤其是女性婴幼儿，出生时仅长 1 cm，且尿道外口暴露在外面、接近肛门，容易发生感染。感染后，细菌可沿尿道上行至膀胱、输尿管

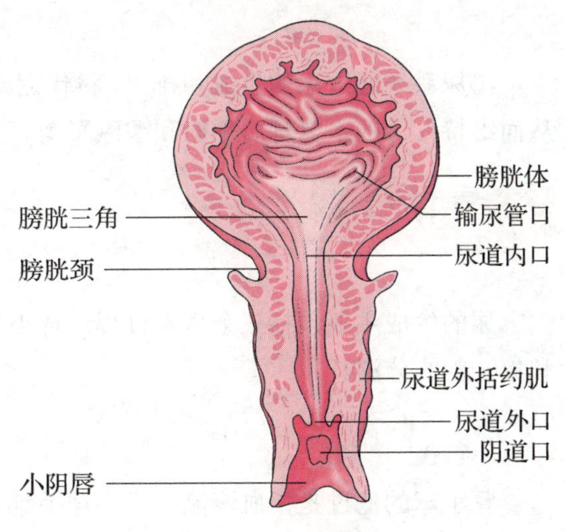

图 5-7 女性尿道

和肾，引起膀胱炎和肾盂肾炎。男性婴幼儿的尿道虽然较长，但常有包茎（详见项目六），尿垢积聚也容易导致尿路感染。

婴幼儿尿路感染怎么办

尿道内口周围环绕有由平滑肌构成的膀胱括约肌（尿道内括约肌）；尿道外口周围环绕有由平滑肌和横纹肌构成的尿道外括约肌（受意识控制）。排尿时，膀胱逼尿肌收缩，腹压增加，尿道内、外括约肌舒张，尿液排出。

知识窗

尿路感染

尿路感染是指病原体直接侵入尿路，在尿液中生长繁殖，并侵犯尿路黏膜或组织而引起的一组炎症性疾病。根据病原体侵袭的部位，尿路感染可分为尿道炎、膀胱炎和肾盂肾炎。

病原体从尿道口上行至膀胱引起膀胱炎，膀胱内的病原体再经输尿管移行至肾脏引起肾盂肾炎，是尿路感染最主要的感染途径。婴幼儿，尤其是新生儿和婴儿，抗感染能力差，尿布和尿道口受病原体污染后，易致上行感染。婴幼儿年龄尚小，通常无法准确表达自己的感受，因此照护者需细心观察婴幼儿有无排尿时哭闹不安、尿布发臭和顽固性尿布疹等症状，以及发热、拒食、呕吐和腹泻等全身症状。

探索二　婴幼儿尿的生成和排放

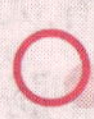

泌尿系统通过尿的生成和排出，将代谢终产物、进入体内的异物及过剩物质排出体外，从而维持人体的水电解质平衡和酸碱平衡。

一、尿生成的过程

尿的生成主要包括三个基本过程：肾小球的滤过、肾小管和集合管的重吸收、肾小管和集合管的分泌。

（一）肾小球的滤过

肾小球的滤过是指血液流经肾小球毛细血管时，除血细胞和大分子蛋白质外，血浆中的其余成分通过滤过膜进入肾小囊腔生成超滤液（即原尿）的过程。

1. 肾小球滤过的结构基础

滤过膜是血浆经肾小球滤入肾小囊腔必须经过的结构，是肾小球滤过的结构基础。

（1）滤过膜的结构

滤过膜有三层结构，由内向外依次是毛细血管内皮细胞、基膜、肾小囊脏层上皮细胞，如图 5-8 所示。这三层结构上均有直径不同的小孔，共同构成滤过膜的机械屏障。其中，基膜上的孔径最小，是滤过膜机械屏障的主要部分。除机械屏障外，滤过膜的各层均覆盖有一层带负电荷的糖蛋白，能阻止带负电荷的蛋白质通过，构成滤过膜的电学屏障。

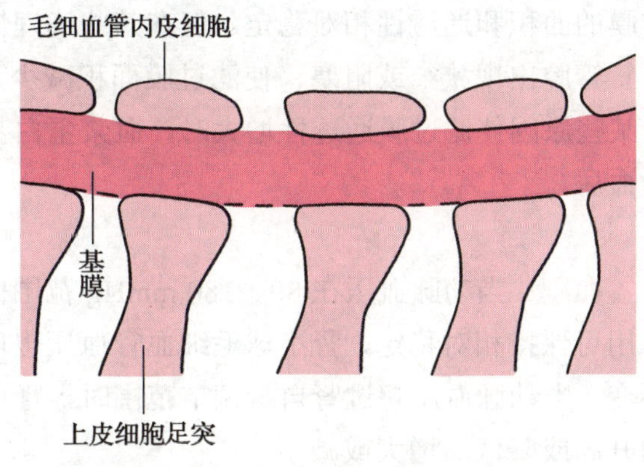

图 5-8 肾小球滤过膜的结构

（2）滤过膜的通透性

血浆中的物质通过滤过膜的能力，取决于被滤过物质的分子大小及其所带的电荷。一般来说，离子或很小的分子可自由通过滤过膜，如水、Na^+、Cl^-、尿素和葡萄糖等；大分子物质不能通过；有些分子（如白蛋白）虽然较小，但由于携带负电荷，也不能通过滤过膜。由此可见，两种屏障作用使滤过膜对血浆中的物质具有高度选择性，这种选择性对原尿的成分起着决定性作用。

2. 肾小球滤过的直接动力

有效滤过压是肾小球滤过的直接动力。肾小球有效滤过压的大小取决于滤过的动力与阻力的差值，即肾小球有效滤过压=肾小球毛细血管血压-（血浆胶体渗透压+肾小囊内压）。正常情况下，肾小球毛细血管血压约为 45 mmHg，入球小动脉端的血浆胶体渗透压约为 25 mmHg，肾小囊内压约为 10 mmHg，故入球小动脉端的有效滤过压为 10 mmHg。

在血液从入球小动脉端流向出球小动脉端的过程中，因为水和晶体物质不断被滤出，血浆中的蛋白质浓度逐渐升高，所以血浆胶体渗透压逐渐升高，有效滤过压则逐渐降低。当有效滤过压降至 0 时，滤过作用停止。

3. 肾小球滤过能力的评价指标

（1）肾小球滤过率

单位时间内两肾生成的超滤液量（即原尿量），称为肾小球滤过率。婴幼儿的肾小球滤过率较低，出生时平均仅约 20 mL/min，2 岁以后达成人水平，约为 125 mL/min。

（2）滤过分数

肾小球滤过率与肾血浆流量的比值称为滤过分数。成人安静状态下的肾血浆流量约为 660 mL/min，所以滤过分数约为 19%，即流经肾的血浆约有 19%由肾小球滤入肾小囊腔形成原尿。

4．影响肾小球滤过的因素

（1）滤过膜的面积和通透性

正常情况下，滤过膜的面积和通透性相对稳定。但在某些病理情况下，如急性肾小球肾炎时，肾小球毛细血管管腔出现狭窄或阻塞，使滤过膜面积减少，肾小球滤过率减小，导致少尿甚至无尿；当某些原因使滤过膜通透性增大时，血浆蛋白甚至血细胞等也能透过滤过膜，导致蛋白尿或血尿。

（2）有效滤过压

- ✧ **肾小球毛细血管血压：**当动脉血压在 80～180 mmHg 范围内波动时，肾血流量通过自身调节作用可保持相对稳定，肾小球毛细血管血压也可保持相对稳定，肾小球滤过率也不变。当动脉血压超过肾自身调节范围时，肾小球滤过率随肾小球毛细血管血压的升高或降低而增大或减小。
- ✧ **血浆胶体渗透压：**正常情况下，血浆胶体渗透压相对稳定，对肾小球滤过率的影响不大。当蛋白质摄入不足等致血浆蛋白的浓度明显降低，或短时间内大量饮水致血浆稀释时，血浆胶体渗透压降低，有效滤过压升高，肾小球滤过率增大，尿量增多。
- ✧ **肾小囊内压：**正常情况下，肾小囊内压比较稳定，但当结石或肿物压迫尿路时，肾小囊内压升高，有效滤过压降低，肾小球滤过率减小，尿量减少。

（3）肾血浆流量

在其他条件不变时，肾血浆流量与肾小球滤过率成正变关系。如前所述，在血液流经肾小球毛细血管的过程中，随着血浆中的水分不断被滤出，血浆胶体渗透压逐渐升高，所以当肾血浆流量增加时，肾小球毛细血管内血浆胶体渗透压升高的速率会减慢，导致产生滤过作用的毛细血管长度延长，有效滤过面积增大，肾小球滤过率增大。相反，当肾血浆流量减少时，肾小球滤过率减小。

（二）肾小管和集合管的重吸收

经肾小球滤过形成的原尿流入肾小管后称为小管液。小管液在流经肾小管和集合管时，其中大部分的水和溶质被肾小管上皮细胞转运回血液，这一过程称为肾小管和集合管的重吸收，如图 5-9 所示。肾小管和集合管各段都有重吸收功能，其中近端小管的重吸收能力最强，吸收种类最多、数量最大。婴幼儿的肾小管发育不完善，且较短，重吸收能力较差。

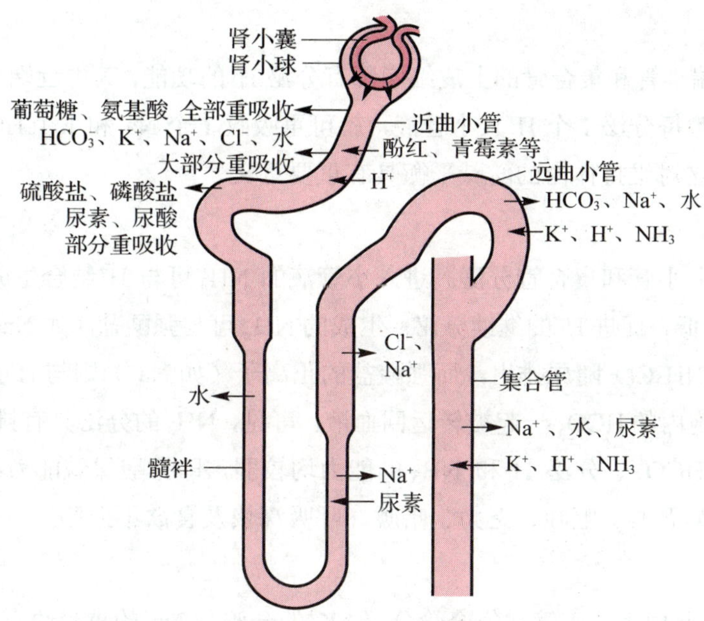

图 5-9 肾小管和集合管的重吸收与分泌作用

1. Na^+、Cl^-、水、HCO_3^- 和 K^+ 的重吸收

原尿中绝大部分的 Na^+、Cl^-、水、HCO_3^- 和 K^+ 被肾小管和集合管重吸收，主要在近端小管被重吸收。

新生儿近端小管的重吸收能力较弱，对 Na^+ 的重吸收不足，而远端小管在醛固酮的调节下重吸收 Na^+ 明显增加（机制详见“二、尿生成的调节”），以保持钠的平衡，所以新生儿的排钠能力较差，摄入过多的钠可发生钠潴留。

此外，婴幼儿由于肾小管对水重吸收的调节能力较弱，因此在水摄入不足时易出现脱水，在水摄入过多时易出现水肿。

2. 葡萄糖和氨基酸的重吸收

葡萄糖和氨基酸几乎全部在近端小管被重吸收。但需要注意的是，近端小管对葡萄糖的重吸收能力有一定的上限。当血液中葡萄糖的浓度达到 1.8 g/L 时，部分近端小管上皮细胞对葡萄糖的吸收能力已达极限，此时葡萄糖不能全部被重吸收，尿中开始出现葡萄糖，即形成糖尿。

新生儿肾小管重吸收葡萄糖和氨基酸的能力不足，可能会出现暂时性的糖尿和氨基酸尿。

（三）肾小管和集合管的分泌

肾小管和集合管的分泌是指肾小管上皮细胞将自身代谢所产生的物质或血液中的物质转运至小管液的过程，该过程可使体内某些代谢产物、多余物质、有害物质或药物等随尿液排出体外，如图 5-9 所示。肾小管和集合管分泌的物质主要有 H^+、NH_3 和 K^+ 等。

1. H^+的分泌

近端小管、远端小管和集合管的上皮细胞都有分泌 H^+的功能，其中近端小管是主要部位。肾小管上皮细胞每分泌 1 个 H^+入小管液，就可重吸收 1 个 Na^+和 1 个 HCO_3^- 入血，具有排酸保碱作用，这对维持体内的酸碱平衡具有重要意义。

2. NH_3 的分泌

NH_3 主要由远曲小管和集合管分泌。进入小管液的 NH_3 可与 H^+结合生成 NH_4^+，使小管液中的 H^+浓度降低，促进 H^+的继续分泌。生成的 NH_4^+ 可与强酸盐（如 NaCl）的负离子结合生成铵盐（如 NH_4Cl）随尿排出，而强酸盐的正离子（如 Na^+）则与 H^+交换进入肾小管上皮细胞，与细胞内的 HCO_3^- 一起被转运回血液。可见，NH_3 的分泌具有排酸保碱作用。

婴幼儿重吸收 HCO_3^-、分泌 H^+和 NH_3 的能力均较弱，即排酸保碱能力不足，因此易发生酸中毒（表现为恶心、呕吐、乏力、嗜睡、呼吸深快及食欲不振等）。

3. K^+的分泌

尿液中的 K^+主要由远曲小管和集合管分泌。K^+的分泌与 Na^+的重吸收有密切联系，是以 Na^+-K^+交换的形式进行的。

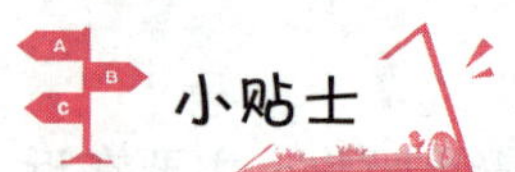

由于 Na^+-K^+交换和 Na^+-H^+交换都与 Na^+的重吸收相关，故两者之间存在竞争性抑制作用。当 Na^+-H^+交换增强时，Na^+-K^+交换减弱；当 Na^+-H^+交换减弱时，Na^+-K^+交换增强。

酸中毒时，Na^+-H^+交换增强，Na^+-K^+交换减弱，K^+随尿排出减少，机体可出现高血钾；高血钾时，Na^+-K^+交换增强，Na^+-H^+交换减弱，机体内 H^+聚积，出现酸中毒。

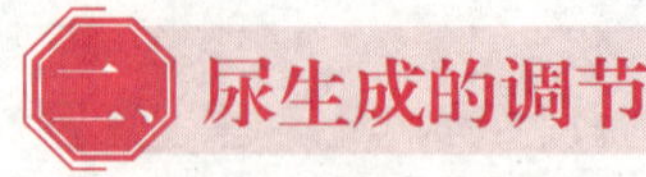

二、尿生成的调节

（一）体液调节

1. 抗利尿激素

（1）抗利尿激素的主要作用

抗利尿激素可提高远曲小管和集合管上皮细胞对水的通透性，使水的重吸收增加，从而使尿量减少。

（2）抗利尿激素分泌的调节

抗利尿激素的分泌受多种因素的影响，其中最重要的是血浆晶体渗透压和循环血量的改变。

✧ **血浆晶体渗透压：**血浆晶体渗透压是调节抗利尿激素分泌最重要的因素。当机体大量出汗、严重呕吐或腹泻时，体内水分的丢失多于溶质的丢失，血浆晶体渗透压升高，使抗利尿激素分泌增多，导致水的重吸收增加，尿量减少。反之，当短时间内饮大量清水时，血浆晶体渗透压降低，使抗利尿激素分泌减少，导致水的重吸收减少，尿量明显增多。例如，一次性饮用 1 000 mL 清水后，约 30 min 后尿量就开始增多，而饮用 1 000 mL 生理盐水则不会出现上述变化。

✧ **循环血量**：当急性大失血、严重呕吐或腹泻等使循环血量减少时，抗利尿激素分泌增多，导致水的重吸收增加，尿量减少；反之，当循环血量增多时，抗利尿激素的分泌会受到抑制，导致尿量增多。

2. 醛固酮

（1）醛固酮的作用

醛固酮的主要作用是促进远曲小管和集合管上皮细胞对 Na^+和水的重吸收，促进 K^+的分泌，具有保 Na^+、保水和排 K^+作用。

（2）醛固酮分泌的调节

醛固酮的分泌主要受肾素-血管紧张素-醛固酮系统和血液中 K^+、Na^+浓度的调节。

✧ **肾素-血管紧张素-醛固酮系统**：肾素能使血浆中的血管紧张素原水解为血管紧张素，血管紧张素具有刺激醛固酮分泌的作用。肾素的分泌受多方面因素的影响：① 肾血流量减少时，肾素分泌增多；② 肾交感神经兴奋时，肾素分泌增多。

✧ **血液中 K^+和 Na^+的浓度**：血液中 K^+浓度升高或 Na^+浓度降低，均可直接刺激醛固酮的合成与分泌；反之，则醛固酮分泌减少。

3. 心房钠尿肽

心房钠尿肽由心房肌细胞合成与分泌。当心房壁受到牵拉时（如循环血量过多和中心静脉压升高时），心房肌细胞受到刺激分泌心房钠尿肽。心房钠尿肽对肾主要具有以下作用：① 使入球小动脉舒张，增大肾小球的滤过率；② 抑制集合管对 Na^+、Cl^-和水的重吸收；③ 抑制肾素、醛固酮和抗利尿激素的合成与分泌。

（二）神经调节

肾主要受交感神经（详见项目八）的支配。肾交感神经兴奋，可发挥以下作用：① 使入球小动脉和出球小动脉收缩，导致肾血流量减少，肾小球滤过率减小；② 刺激球旁细胞释放肾素，通过肾素-血管紧张素-醛固酮系统的调节，使 Na^+和水的重吸收增加，尿量减少；③ 促进肾小管和集合管对水、Na^+、Cl^-等的重吸收。

肾交感神经的活动受多种因素的影响。例如，循环血量增加或动脉血压升高，可抑制肾交感神经的活动；大量失血、腹泻和呕吐等导致体液大量丢失，可兴奋肾交感神经。

（三）自身调节

1. 小管液中溶质的浓度

小管液中的溶质所形成的渗透压，是肾小管重吸收水的阻力。当小管液中溶质的浓度增大时，小管液的渗透压升高，使肾小管对水的重吸收减少，导致终尿量增多。

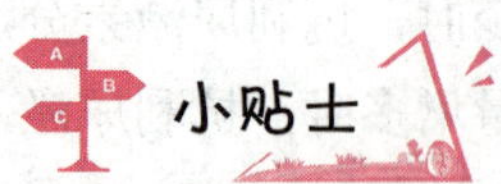

> 由小管液中溶质的浓度增大导致水的重吸收减少、尿量增多的现象，称为渗透性利尿。糖尿病患者的多尿现象，就属于渗透性利尿。

2. 球-管平衡

近端小管对小管液的重吸收量与肾小球滤过率之间有密切的关系。无论肾小球滤过率增大或减小，近端小管对小管液的重吸收量始终占肾小球滤过率的65%～70%，这种定比重吸收的现象称为球-管平衡。球-管平衡的生理意义在于使随尿排出的溶质和水不因肾小球滤过率的增减而发生大幅度的变化。

三、尿液及其排放

（一）尿液

1. 尿液的成分

尿液中，水占95%～97%，溶质可分为有机物和无机盐两大类。有机物主要是含氮的代谢终产物，主要为尿素；无机盐主要是NaCl。需要注意的是，正常尿液中不含葡萄糖。

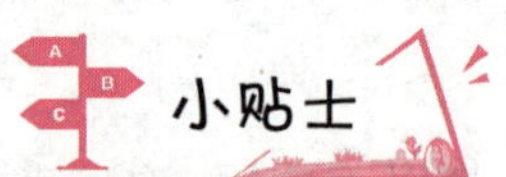

> 尿液中蛋白质的含量极少。若尿液中蛋白质的含量增多，尿液可呈泡沫状。

2. 尿量

成人24 h排出的尿量为1 000～2 000 mL。通常将24 h尿量超过2 500 mL称为多尿，少于500 mL称为少尿，少于100 mL称为无尿。少尿或无尿会使代谢产物在体内堆积；多尿则会使体内水分大量丧失，导致机体脱水。

知识窗

为什么 24 h 尿量少于 500 mL 为少尿

成人每天约产生 35 g 固体代谢产物，而 1 g 固体代谢产物需要 15 mL 水溶解，因此成人每天最少要生成约 500 mL 尿液才能将固体代谢产物溶解排出。若尿量少于 500 mL，机体产生的固体代谢产物不能完全排出，会造成机体内环境紊乱，影响机体正常的生命活动。

3. 尿液的理化性质

正常尿液为透明的淡黄色。大量饮清水后，尿液被稀释，尿量增多，尿液颜色变浅；反之，当机体缺水时，尿液被浓缩，尿量减少，尿液颜色变深。

正常尿液一般呈弱酸性，pH 值为 5～7。尿的酸碱度主要受食物成分的影响，一般荤素杂食者的尿液呈酸性，素食者的尿液呈碱性。

（二）尿液的排放

尿液是连续不断地生成的，生成的尿液经集合管、肾盏、肾盂和输尿管输送至膀胱内储存。尿液储存达到一定量，便会引起反射性排尿动作。

1. 排尿反射

排尿反射的初级中枢在骶髓，并受大脑皮质等高级中枢的控制。以成人为例，当膀胱内的尿液达到 400～500 mL 时，膀胱内的压力明显升高，膀胱壁的牵张感受器受到刺激而兴奋，冲动沿盆神经传至骶髓的初级排尿反射中枢。同时，冲动也上传至大脑皮质的高级排尿反射中枢，使人产生尿意。

如果条件允许，高级排尿反射中枢发出兴奋，加强初级排尿反射中枢的活动，使经盆神经传出的冲动增多，引起膀胱逼尿肌收缩、尿道内括约肌舒张，尿液进入后尿道。后尿道感受器受到尿液刺激后，冲动沿阴部神经传入骶髓初级排尿反射中枢，使其活动增强，引起尿道外括约肌舒张，尿液被强大的膀胱内压驱出。尿液对尿道的刺激又可进一步反射性地加强排尿反射中枢的活动，使排尿反射持续加强，直至尿液排完。

2. 排尿异常

排尿反射的任何一个环节受损，都可导致排尿异常。常见的排尿异常有尿频、尿潴留和尿失禁。尿频是指排尿次数过多，但尿量不增加，常由膀胱或尿道炎症、结石等刺激引起。尿潴留是指膀胱内尿液充盈过多而无法排出，大多由脊髓腰骶部损伤导致。此外，尿流受阻和精神因素等也可造成尿潴留。高位脊髓受损时，初级排尿中枢与大脑皮质失去联系，排尿反射不受意识控制，可导致尿失禁。

（三）婴幼儿尿液及其排放的特点

1. 尿液的理化性质

婴幼儿出生后 2～3 天内，尿液颜色深、稍浑浊，放置后可出现红褐色沉淀——尿酸盐结晶；同时由于含尿酸盐多，尿液呈强酸性。数日后，尿液颜色变淡，并逐渐接近中性或弱酸性。

2. 排尿次数

婴幼儿因膀胱容量较小、肌肉层及弹性组织不发达，储尿能力差，排尿次数多，而且年龄越小，排尿次数越多。婴幼儿出生后 1 周内，因摄入水量较少，每日仅排尿 4～5 次；1 周后，因新陈代谢旺盛，且进水量增多，每日排尿突增至 20～25 次；1 岁时，每日排尿 15～16 次；2～3 岁时，每日排尿 10 次左右。

3. 尿量

婴幼儿出生后 2 天内的尿量为每小时 1～3 mL/kg（体重），相当于每日尿量 30～60 mL，出生后 3～10 天增至 100～300 mL，2 个月时为 250～400 mL，1 岁时增至 400～500 mL，2～3 岁时为 500～600 mL。

新生儿的尿量每小时少于 1 mL/kg（体重）为少尿，少于 0.5 mL/kg（体重）为无尿。婴幼儿每日尿量少于 200 mL 为少尿，少于 50 mL 为无尿。

4. 排尿控制

婴幼儿神经系统发育不完善，对排尿的控制能力差，当膀胱内的尿液达到一定量时，就会发生不自觉地排尿。3 岁前，婴幼儿的排尿由脊髓反射完成，主要通过尿道外括约肌和会阴肌控制排尿。随着年龄的增长，由大脑皮质控制的排尿机制逐步建立，开始通过膀胱逼尿肌控制排尿，至 3 岁时，婴幼儿已能自主控制排尿。婴幼儿如果 3 岁后仍不能控制膀胱逼尿肌收缩，会出现偶然尿失禁和夜间遗尿现象。

探索三　婴幼儿泌尿系统的保健要点

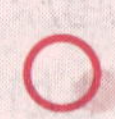

一、提供充足的水分

照护者应每天为婴幼儿提供充足的温开水，以保证其体内的代谢产物能够及时随尿液排出体外。此外，尿液对尿道有冲洗作用，摄入充足的水分能够保证尿量，从而减少尿路感染的风险。

二、避免提供有肾毒性的食物和药物

婴幼儿的肾发育不完善，功能尚不健全，排泄能力不及成人，对食物及药物的代谢能力相对不足。因此，照护者要避免为婴幼儿提供有肾毒性的食物，如高盐腌制的食物（如咸菜和泡菜等）、隔夜菜和膨化食物（如薯片和虾条等）；为婴幼儿用药时要严格遵照医嘱，避免擅自用药，尤其是庆大霉素和链霉素等具有肾毒性的药物。

三、避免把尿

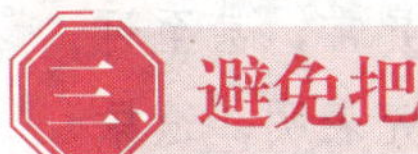

照护者在婴幼儿的任何年龄段都不应该为其把尿，这是因为：① 把尿易造成髋关节发育不良甚至脱位；② 把尿会使婴幼儿的肛门括约肌变松弛而导致脱肛，脱肛又会造成排便梗阻，增加排便困难，进而导致肛裂；③ 频繁把尿会使婴幼儿对照护者的指令产生条件反射，导致憋不住尿，容易出现尿频。

四、培养定时排尿的习惯

一般来说，可在婴幼儿1.5～2岁时开始对其进行排尿训练，特别是睡觉前后和喝奶前后。若训练得当，婴幼儿在 1.5 岁左右即能表示要排尿，甚至能自己主动去排尿，2～3 岁后能够做到夜间不排尿。

婴幼儿排尿训练的注意事项

不过，婴幼儿的膀胱容积小、神经系统对排尿的调节能力差，所以婴幼儿主动控制排尿的能力仍然较差，且年龄越小越明显。因此，照护者在组织集体活动前和活动过程中，要定时提醒婴幼儿排尿，并告知婴幼儿不要憋尿。

五、预防尿路感染

婴幼儿的尿道短且尿道黏膜柔嫩，容易发生上行感染，因此照护者应在婴幼儿便后及每晚睡前为其清洗外阴。为婴幼儿清洗外阴时，应使用专用的毛巾和盆，毛巾用后要洗净晾干；清洗时应用干净的湿毛巾按外阴→外阴周围→肛门的顺序擦拭。此外，尽量避免让婴幼儿坐在地上和穿开裆裤，尤其是女性婴幼儿；对年龄稍大的婴幼儿，应教会其正确的擦屁股的方法，即从前往后擦。

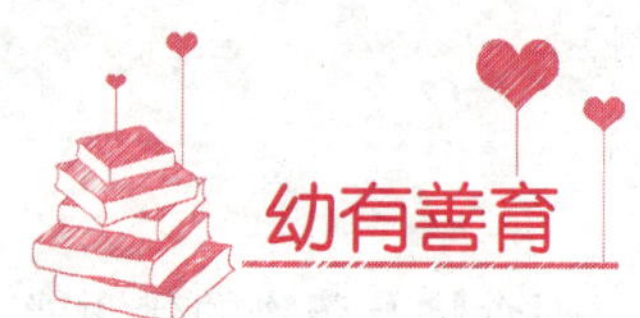

幼有善育

关注遗尿，呵护童真

遗尿问题经常被低估，但它给患儿带来的危害是巨大的，可严重影响患儿的自尊心与自信心，可引起患儿注意力不集中、焦躁、多动及孤僻等心理异常，甚至可导致患儿出现人格障碍，是威胁儿童身心健康的重要因素之一。有研究表明，遗尿是儿童的第三大心理创伤事件，仅次于父母离婚和吵架。因此，照护者必须重视遗尿问题。

对于遗尿患儿，照护者可以做些什么呢？专家认为，照护者可以从以下几个方面入手：

一是帮助患儿养成规律作息的习惯。建立昼夜分明的作息习惯、早睡早起、保证睡眠时间和质量，有助于改善身体机能、健脾益肾、养心安神。

二是做好液体摄入量的管控。白天鼓励患儿多饮水，但避免含茶碱和咖啡因的饮料；睡前 2～3 h 开始限制患儿的液体摄入量，限制患儿食用粥、汤、牛奶、水果及果汁等含水量较多的食物。

三是给予患儿足够的信心。采取奖励机制，少责备、多鼓励，耐心向患儿解释遗尿的原因，减轻患儿对遗尿的心理负担，帮助患儿建立战胜遗尿的信心。另外，应给予患儿足够的空间和自由，提高其自主管理能力，例如，鼓励患儿自己记录遗尿日记（要点包括起居时间、饮水的时间和量、排尿的时间和量等）。

四是进行适当的唤醒训练。在固定作息时间和保证充分的睡眠时间的基础上，根据患儿遗尿的时间规律，通过定闹钟等方式，在患儿即将排尿前唤醒患儿。如果条件允许，也可应用遗尿报警器来唤醒患儿。

五是进行膀胱训练。对日间尿频、尿急、尿少而夜间遗尿次数多等膀胱状态不稳定的情况，以及患儿膀胱容量过小、储尿控尿能力不足等问题，需要进行膀胱训练。训练时，鼓励患儿白天多饮水，充分感受膀胱的充盈和排空，锻炼膀胱括约肌的功能，提高膀胱的感控能力和稳定性。

资料来源：孙乐琪，《北京儿童医院有个专业门诊，专管孩子“尿床那些事儿”》，北京日报客户端，2023 年 5 月 30 日，有改动

项目检测

一、单项选择题

1. 下列关于肾的位置的说法，错误的是（　　）。
   A. 位于腹后壁脊柱的两侧
   B. 成人左肾上端平第 11 胸椎椎体下缘
   C. 新生儿肾的下端平第 4 腰椎椎体
   D. 左肾比右肾低 1 个椎体
2. 婴幼儿年龄越小，膀胱的容积越（　　），储存尿液的能力越（　　）。
   A. 小，强　　B. 小，弱
   C. 大，强　　D. 大，弱
3. 尿生成的基本过程不包括（　　）。
   A. 肾小球的滤过　　B. 肾小管和集合管的重吸收
   C. 近球小管的重吸收　　D. 肾小管和集合管的分泌
4. 下列部位可重吸收葡萄糖的是（　　）。
   A. 近端小管　　B. 髓袢升支细段
   C. 集合管　　D. 髓袢升支粗段
5. 对 Na^+的重吸收量最大的部位是（　　）。
   A. 近端小管　　B. 髓袢降支细段
   C. 髓袢升支粗段　　D. 远曲小管
6. （　　）可促进抗利尿激素的释放。
   A. 血浆胶体渗透压升高　　B. 血浆晶体渗透压升高
   C. 血浆胶体渗透压降低　　D. 血浆晶体渗透压降低
7. 肾素-血管紧张素-醛固酮系统的活动增强时，可减少（　　）。
   A. 醛固酮的分泌量　　B. 肾的排钠量
   C. 肾血流量　　D. 肾的排钾量
8. 尿液的成分不包括（　　）。
   A. 水　　B. 尿素
   C. NaCl　　D. 葡萄糖
9. 3 岁以后，婴幼儿主要通过（　　）控制排尿。
   A. 脊髓反射　　B. 尿道外括约肌
   C. 会阴肌　　D. 膀胱逼尿肌

二、填空题

1．泌尿系统包括________、________、________和________四部分。

2．肾的被膜由内向外依次是________、________和________。

3．膀胱可分为________、________、________和________四部分。

4．________是肾小球滤过的结构基础。

5．婴幼儿每日尿量少于________为少尿，少于________为无尿。

三、简答题

1．婴幼儿的尿道有何特点？

2．若婴幼儿大量出汗而饮水减少，其尿液会有何变化？为什么？

3．简述排尿反射的机制。

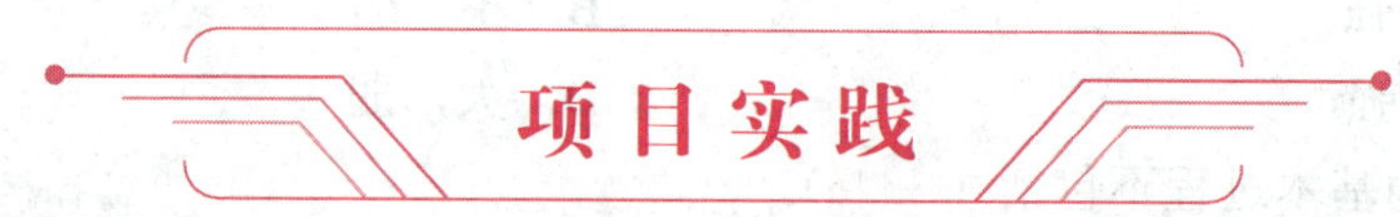

项目实践

绘制婴幼儿的泌尿系统

【活动背景】本项目主要介绍了婴幼儿泌尿系统的结构和功能，其中有关泌尿系统的结构和尿生成过程的知识点繁杂，如果将这两部分内容有效融合，并以图片的形式展示出来，繁杂的知识点会变得系统化和简单化，这将有助于同学们课后巩固和复习。

【活动要求】请根据所学知识，绘制婴幼儿泌尿系统图，具体要求如下：

（1）图片能够展现出婴幼儿泌尿系统的结构，相关器官的标注准确；能够展现出尿生成及排出的全过程与路线。

（2）婴幼儿与成人有明显区别的地方需在图片一侧或下方详细说明。

（3）图片简洁，内容全面，尽量用最简洁的图展现最全面的内容，可参考网络或课本中的图片。

（4）纸质版和电子版均可。

项目评价

请同学们结合课上学习情况、项目检测和项目实践的完成情况，按照表 5-1 的评价标准自评和互评，并请任课教师给予总体评价。

表 5-1　项目评价表

考核内容	评价标准	分值	评价得分		
			自评	互评	师评
能力评价	能够运用所学知识解释婴幼儿生长发育过程中的相关现象，如排尿次数多但尿量少、易脱水、大量出汗和大量饮水后尿量改变等	15			
	能够根据婴幼儿泌尿系统的结构和功能特点，科学照护婴幼儿	10			
	在项目实践中，所绘制的图片清晰美观、内容全面准确	10			
知识评价	掌握婴幼儿泌尿系统的结构	15			
	掌握婴幼儿尿生成和排放的过程与机制	20			
	熟悉婴幼儿泌尿系统的保健要点	10			
素养评价	具备整体知识观，并能主动完善自己的知识体系，能够做到对知识的不断梳理、吸收和运用	10			
	具备科学的健康观和保育教育观，关注婴幼儿泌尿系统的特点，尊重婴幼儿的个体差异性，能够将传统的关注身体健康的观念转变为关注生理和心理健康	10			
总评	自评×30%+互评×30%+师评×40%				
教师评价	教师（签名）：				

项目六

婴幼儿的生殖系统

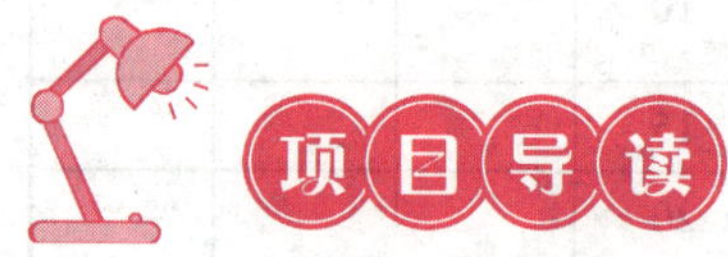

生殖系统不仅是生命传承的纽带，而且是个体从胚胎发育到成熟这一漫长过程中不可或缺的组成部分。

生殖系统虽然在婴幼儿阶段并不参与繁殖，但在悄然进行着重要的发育。这一过程不仅影响婴幼儿未来的生育能力，而且与其整体健康状况、性别意识的建立及社会角色的塑造紧密相连。因此，对于婴幼儿照护者来说，掌握婴幼儿生殖系统的相关知识具有重要意义。

本项目将深入剖析婴幼儿生殖系统的结构和功能特点。通过学习这些知识，照护者将能够为婴幼儿提供更加细致入微且科学合理的照护。此外，这也有助于照护者更加全面地认识人类生命的奥秘，以更加敬畏和珍视的态度对待每一个新生命的成长。

学习目标

知识目标：

- 掌握男性婴幼儿生殖系统的结构和功能。

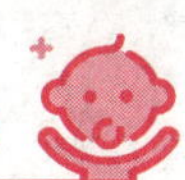

- 掌握女性婴幼儿生殖系统的结构和功能。
- 掌握婴幼儿生殖系统的发育特点。
- 熟悉婴幼儿生殖系统的保健要点。

能力目标：

- 能够运用所学知识解释婴幼儿两性身体特征和生理机能变化。

素质目标：

- 具有正确的伦理观和价值观，能认识到生殖健康对婴幼儿身心健康的重要意义。
- 能够帮助婴幼儿养成良好的个人生理卫生习惯，树立自我保护意识。

项目导入

3 岁的小明对身边的一切都充满好奇。他注意到，妈妈每天都会为他仔细地清洗身体的一个特殊部位，并告诉他这是男孩子的秘密“宝藏”，需要格外呵护。一天，小明忍不住问妈妈：“妈妈，这个‘宝藏’是用来做什么的呢？”妈妈笑着回答：“它是你的小小守护者，会帮助你成长为一个真正的男子汉。”小明听后暗下决心，要好好守护这个“宝藏”。自此以后，小明每次洗澡时都会仔细清洗自己的“宝藏”，做游戏时也会格外注意，确保“宝藏”不受伤害。因为他明白，这个“宝藏”不仅是他身体的一部分，更是他向小小男子汉迈进的象征。

请问：妈妈口中的“男孩子的秘密‘宝藏’”指的是小明身体的哪个器官？为什么说它是男子汉的象征？

生殖系统是与生殖及性密切相关的各组织器官的总称，包括内生殖器（包括性腺、生殖管道和附属腺）和外生殖器（以两性性交器官为主），其主要功能是繁殖后代、形成并维持第二性征。人类的生殖系统有男性和女性之分。

探索一　男性婴幼儿生殖系统的结构与功能

在男性生殖系统中，性腺为睾丸，生殖管道包括附睾、输精管、射精管和尿道，附属腺包括精囊、前列腺和尿道球腺，外生殖器包括阴囊和阴茎，如图 6-1 所示。

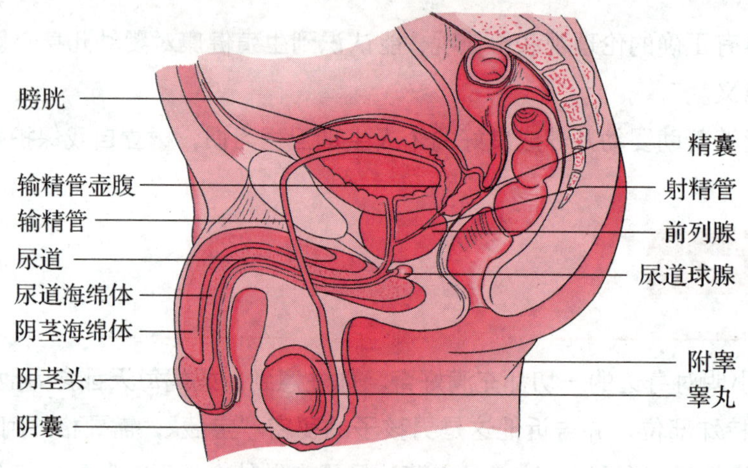

图 6-1　男性生殖系统

一、内生殖器

（一）睾丸

1. 睾丸的位置与结构

睾丸位于阴囊内，左、右各一，呈扁椭圆形。睾丸在胚胎时期位于腹腔后上方，在胎龄 7～9 个月时下降至阴囊。睾丸在婴幼儿出生后 3～5 个月仍未降入阴囊，称为隐睾症。

睾丸实质分为 100～200 个睾丸小叶，每个小叶内含有 2～4 条盘曲的生精小管，如图 6-2 所示。生精小管之间的结缔组织中含有间质细胞。

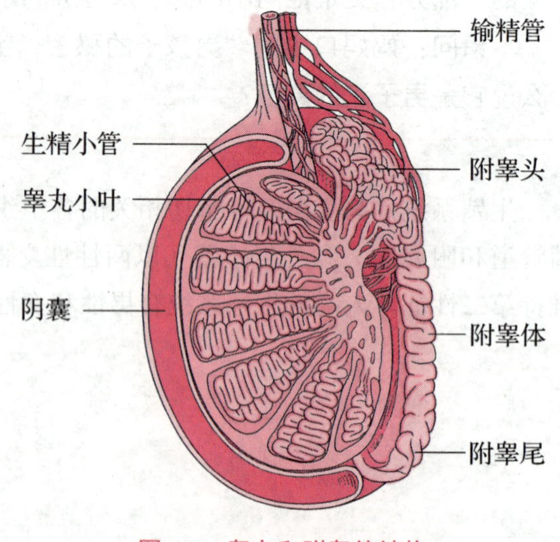

图 6-2　睾丸和附睾的结构

知识窗

隐睾症

流行病学数据显示，隐睾症在足月男婴 1 岁时的发病率为 1%～4.6%，在早产儿中的发病率明显增加，出生体重<1 500 g 的极低出生体重儿，隐睾症的发病率可高达 60%～70%。

睾丸发育的适宜温度是 33℃，阴囊内的温度比腹腔低，且阴囊有一定的温度调节能力，因此阴囊是睾丸发育的最佳场所。隐睾症患儿的睾丸并未处于阴囊中，周围温度相对较高，这会对睾丸中的生精细胞产生破坏作用。长此以往，生精细胞的活力会不断下降，最终导致不育。此外，隐睾症还会大幅增加睾丸生殖细胞肿瘤的风险，腹腔内隐睾或双侧隐睾患儿尤其危险。而一旦癌变发生，死亡率也随之升高。

可见，隐睾症不单单是一类先天畸形，更关乎个体的终身幸福和生命质量。只有做到及早发现、及时治疗，才能更好地避免上述风险，减轻家庭与社会的负担。

专家建议，如果男婴睾丸在 6 月龄后仍未下降，应考虑手术治疗，且最好在 12 月龄前进行，最晚不宜超过 18 月龄。

2. 睾丸的功能

（1）生精功能

生精小管是精子生成的部位，其管壁由生精细胞和支持细胞构成。原始的生精细胞为精原细胞，紧贴于生精小管的基膜上。青春期开始后，精原细胞依次经历初级精母细胞、次级精母细胞和精子细胞，最终发育为精子，并进入生精小管的管腔内。精原细胞发育成为精子约需两个半月。

小贴士

生精小管管腔内的精子本身没有运动能力，需要借助小管外周肌样细胞的收缩和管腔液的流动被运送至附睾内，之后在附睾内进一步发育成熟，并获得运动能力。精子与附睾、精囊、前列腺和尿道球腺的分泌物混合形成精液。

（2）内分泌功能

睾丸的间质细胞可分泌雄激素，雄激素的主要成分为睾酮。睾酮具有以下生理作用：① 在胚胎期，诱导有关结构分化出男性内、外生殖器；② 与生精细胞的雄激素受体结合，促进生精细胞的分化和精子的生成；③ 促进男性生殖器官（如前列腺、阴茎、阴囊和尿道球腺等）的生长发育；④ 激发并维持男性的第二性征，如胡须生长、声音变低沉、喉结突出、汗腺和皮脂腺分泌增多、骨骼变粗壮及肌肉变发达等；⑤ 影响代谢，如促进蛋白质的合成，促进骨中钙和磷的沉积，调节体内水电解质平衡等；⑥ 促进骨髓造血，使红细胞生成增多。

（二）生殖管道

1．附睾

附睾紧贴于睾丸的上端和后缘，分为头部、体部和尾部三部分，如图 6-2 所示。头部由睾丸输出小管构成，输出小管的末端合成一条附睾管。附睾管长 4～5 cm，构成体部和尾部，其末端向上移行为输精管。附睾除可暂时储存精子外，还可分泌液体为精子提供营养，促进精子继续发育成熟。精子在附睾内停留的时间为 21 日左右。

2．输精管

输精管是附睾管的延续，呈细圆索状，其管壁较厚，如图 6-2 所示。成年男性的输精管长约 50 cm，分为睾丸部、精索部、腹股沟管部和盆部四部分。输精管管壁具有平滑肌细胞，可以推动精子前行。

3．射精管

射精管由输精管末端和精囊的排泄管合成，长约 2 cm，向前下穿过前列腺实质，开口于尿道前列腺部。射精管也是输送精子的通道。

（三）附属腺

1．精囊

精囊为扁椭圆形的囊状器官，位于膀胱底的后面、输精管壶腹的外侧，左、右各一，如图 6-1 所示。

2．前列腺

前列腺为一实质性器官，包绕尿道的起始部，呈栗子形，上端宽大、下端尖细，如图 6-1 所示。前列腺由腺组织、平滑肌和结缔组织构成。婴幼儿的前列腺较小，不明显，青春期后迅速发育成熟。

3．尿道球腺

尿道球腺是一对豌豆大的球形腺体，开口于尿道，如图 6-1 所示。

二、外生殖器

（一）阴囊

阴囊是一下垂的皮肤囊袋，位于阴茎后方，容纳睾丸，如图 6-1 所示。阴囊壁由皮肤和肉膜组成，皮肤薄而柔软、颜色深暗，其深部皮下组织称为肉膜。肉膜内含平滑肌，可随外界温度的变化而舒缩，以调节阴囊内的温度，利于精子的形成和生存。

（二）阴茎

阴茎悬于耻骨联合的前下方，分为阴茎头、阴茎体和阴茎根三部分。阴茎由 2 条阴茎海绵体和 1 条尿道海绵体外包筋膜和皮肤构成，如图 6-1 所示。海绵体为勃起组织，由许多小梁和腔隙构成，这些腔隙直接连通血管，当腔隙充血时，阴茎变硬勃起。尿道海绵体内穿行有尿道。阴茎前端的双层皮肤皱襞为阴茎包皮。婴幼儿阴茎包皮较长，包着整个阴茎头，且包皮口较小。随着年龄增长，包皮口逐渐增大，阴茎头逐渐显露在外。

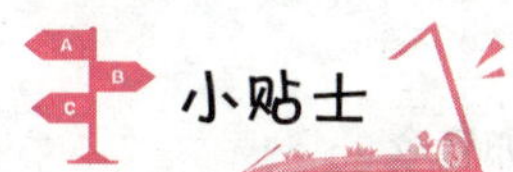

包皮口狭窄或包皮与阴茎头粘连，包皮不能上翻露出阴茎头的现象，称为包茎。包皮覆盖阴茎头和尿道口，但仍可上翻露出尿道口和阴茎头的现象，称为包皮过长。若婴幼儿 3 岁以后仍存在包茎或包皮过长，需适当治疗。

探索二　女性婴幼儿生殖系统的结构与功能

女性内生殖器包括阴道、子宫、输卵管和卵巢，其中输卵管和卵巢合称子宫附件；外生殖器包括阴阜、大阴唇、小阴唇、阴蒂和阴道前庭，如图 6-3 所示。

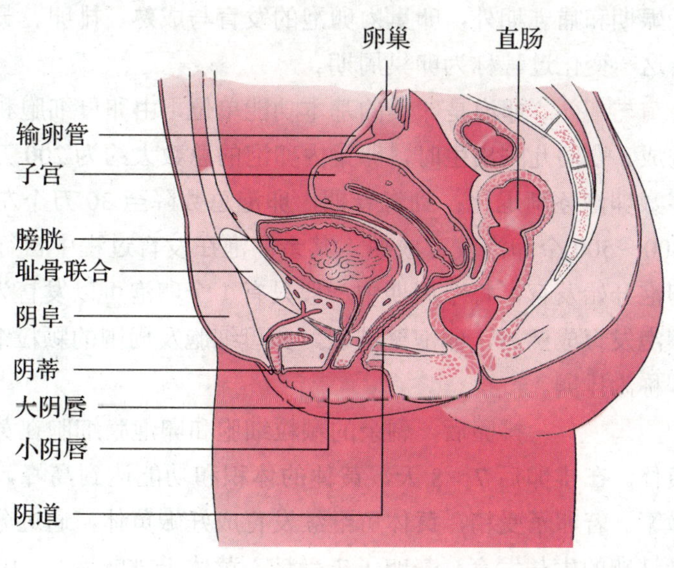

图 6-3　女性生殖系统

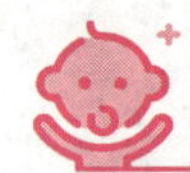

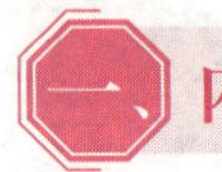

一、内生殖器

（一）卵巢

1. 卵巢的位置与形态

卵巢为一对扁椭圆形的性腺，位于子宫两侧，左、右各一，如图 6-4 所示。婴幼儿的卵巢表面光滑，约花生米大小；卵巢随着年龄的增长逐渐增大，自青春期开始排卵后，其表面逐渐变得凹凸不平。

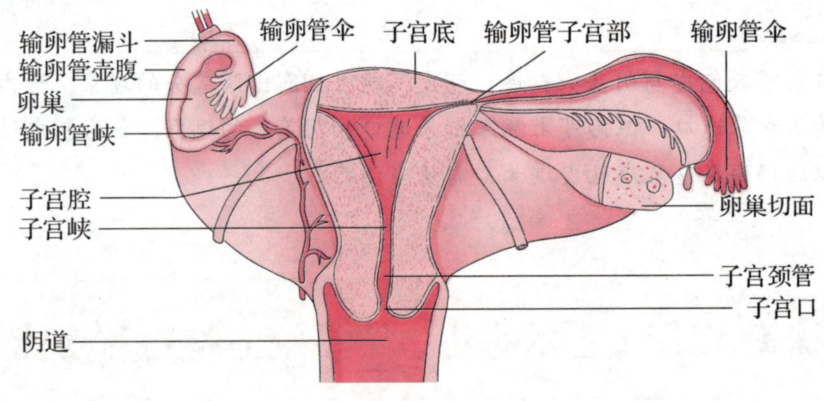

图 6-4　女性内生殖器

2. 卵巢的功能

（1）产生和排出卵子

成年女性除妊娠期和哺乳期外，卵巢内卵泡的发育与成熟、排卵、黄体的形成与退化呈现周期性变化，这一变化过程称为卵巢周期。

- 卵泡的发育与成熟：卵泡是卵巢的基本功能单位，由卵母细胞和包绕在周围的颗粒细胞构成。婴幼儿刚出生时，卵巢内卵泡的总数大约为 200 万个；随着年龄的增长，多数卵泡逐渐退化；到青春期，卵泡总数降至 30 万个左右。女性一生当中只有 400～500 个卵泡发育成熟，其余卵泡在发育过程中自行退化。自青春期开始，卵泡开始发育，每个周期中一般只有 1 个卵泡可以发育为成熟卵泡。
- 排卵：卵泡发育成熟后，卵泡壁破裂，卵母细胞及周围的颗粒细胞一起被排出，这一过程称为排卵。
- 黄体的形成与退化：排卵后，剩余的颗粒细胞和卵泡膜细胞在黄体生成素的作用下形成黄体。在排卵后 7～8 天，黄体的体积和功能达到高峰，分泌大量的雌激素和孕激素。若卵子受精，黄体可继续发育成妊娠黄体，通过分泌雌激素和孕激素维持受精卵的生长发育。若卵子未受精，黄体于排卵后 9～10 天开始退化，逐

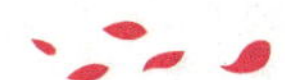

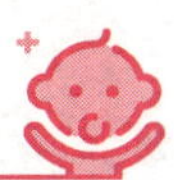

渐缩小形成白体。黄体的平均寿命为 14 天，黄体衰退后月经来潮，卵巢中又有新的卵泡发育，开始一个新的周期。

（2）分泌性激素

卵巢分泌的激素主要有雌激素、孕激素和少量的雄激素。

雌激素具有以下生理功能：① 促进卵泡发育；② 促进子宫发育，使子宫内膜增生变厚，使子宫颈分泌稀薄黏液而利于精子通过；③ 促进第二性征形成，如乳房发育、音调变高和骨盆变宽大等；④ 促进骨骼生长，加速骨骺闭合，促进蛋白质合成，降低血胆固醇水平；等等。

孕激素主要是孕酮，孕酮具有以下生理功能：① 降低子宫平滑肌的兴奋性以利于受精卵着床和发育，使宫颈黏液减少、变黏稠等；② 促进乳腺腺泡发育，为分娩后泌乳创造条件；③ 促进机体产热，使基础体温升高。

知识窗

新生儿乳房增大和假月经

新生儿（女）出生后 4～7 天可有乳腺增大，甚至会分泌少量乳汁，这与新生儿体内有一定量来自母体的催乳素有关。随着新生儿体内催乳素水平下降，乳腺增大可于 2～3 周后自然消失，无须特殊处理。

部分新生儿（女）出生后 5～7 天可见阴道有少量血性分泌物，这一现象称为新生儿假月经。假月经与新生儿体内来自母体的雌激素突然中断有关，一般持续 1 周左右可自然消失，无须特殊处理。

（二）输卵管

输卵管是一对细长而弯曲的肌性管道，由外向内分为四部分：① 输卵管漏斗，为输卵管外侧端的膨大部分，其末端有许多指状突起，称为输卵管伞；② 输卵管壶腹，粗长而弯曲，是精子与卵子结合的部位；③ 输卵管峡，细短而直；④ 输卵管子宫部，为输卵管穿过子宫壁的部分，与子宫腔相通，如图 6-4 所示。

（三）子宫

子宫是产生月经、孕育胚胎及胎儿、促使胎儿娩出的重要器官。成年未孕子宫呈前后稍扁、倒置的梨形，位于骨盆的中央、膀胱和直肠之间，如图 6-3 所示。子宫分为子宫底、子宫颈和子宫体三部分。子宫底位于两侧输卵管的上方，呈圆形凸起状；子宫底下端狭细呈圆管状的部分称为子宫颈；子宫体位于子宫底和子宫颈之间。子宫颈上端与子宫体相接较狭窄处，称为子宫峡。婴幼儿子宫体与子宫颈的比例为 1∶2，成年女性为 2∶1，老年女性为 1∶1。

子宫的内腔狭小，分为上、下两部分。上部位于子宫体内，称为子宫腔。子宫腔呈前后略扁的三角形裂隙，底朝上，两端通输卵管，尖向下。下部位于子宫颈内，称为子宫颈管。子宫颈管的下口称为子宫口，通向阴道，如图 6-4 所示。

（四）阴道

阴道是性交器官，是月经排出和胎儿娩出的通道。阴道上端包绕子宫颈，下端开口于阴道前庭，位于尿道口和肛门之间，如图 6-3 所示。阴道黏膜上皮在雌激素的作用下增生、角化并富含糖原，糖原在阴道乳酸杆菌的作用下可分解为乳酸，乳酸可维持阴道 pH 值在 3.8～4.4，阻挡病原微生物入侵。

婴幼儿在母体雌激素的作用下，阴道黏膜为粉红色，有许多松弛且柔软的皱襞。纵皱襞发育完善，横皱襞发育不完善，通常到 8 岁左右才能发育完善。

二、外生殖器

女性外生殖器又称女外阴，位于两股内侧之间，前面为耻骨联合，后面以会阴为界，如图 6-5 所示。婴幼儿外阴皮肤黏膜娇嫩，外阴前庭区的皮肤黏膜受到感染和异常刺激易发生渗出，久而久之可能会导致两侧小阴唇粘连，因此应每天为婴幼儿清洗外阴。清洗部位包括大阴唇与小阴唇之间，以及阴唇系带部分（连接两侧小阴唇后端的组织）。对于新生儿，可用清水或植物油为其清理外阴部的胎脂，清理后可使用少许医用凡士林以防止两侧小阴唇粘连。

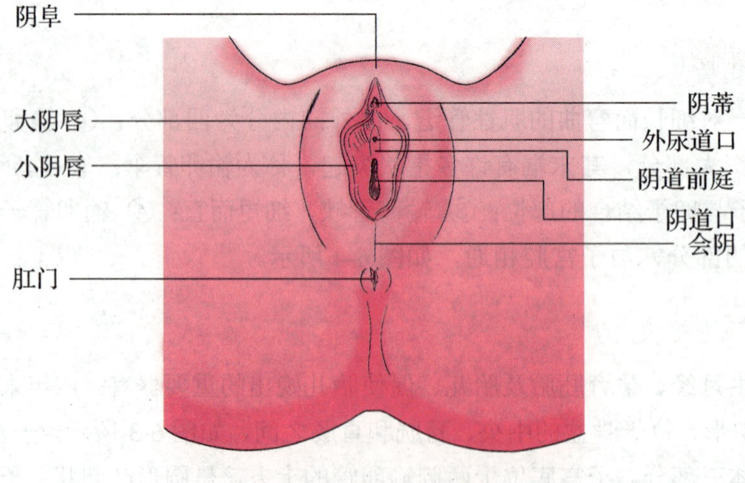

图 6-5　女性外生殖器

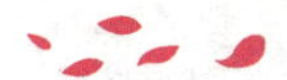

探索三　婴幼儿生殖系统的保健要点

一、保持外生殖器清洁干燥

（1）每天用温水为婴幼儿清洗外生殖器，注意水温不要过高，以免造成烫伤。为男性婴幼儿清洗时，要注意清洗容易隐藏污垢的地方，如阴茎根部和阴囊下；为女性婴幼儿清洗时，应从前往后洗，最后洗肛门处。此外需要注意，不需要特意为1岁以下的男婴儿清洗包皮，过早翻转包皮容易伤害其柔嫩的生殖器官。

外生殖器清洁的注意事项

（2）应及时为婴幼儿更换尿布或尿不湿，为婴幼儿清洗外生殖器后应及时擦干，以避免湿疹和尿布疹的发生。需要注意的是，不可在婴幼儿的外生殖器周围涂抹爽身粉和花露水等。爽身粉容易与汗液结块堵塞毛孔，且容易从女性婴幼儿的阴道口进入阴道深处而引发不适；花露水则会对婴幼儿的皮肤产生刺激。

二、保证衣物宽松、清洁

（1）婴幼儿的衣物应当宽松、清洁，尤其是内裤，宜选择宽松全棉材质并每日换洗。

（2）为婴幼儿使用尿不湿时，不可包裹太紧。对男性婴幼儿，还应轻轻按压其阴茎，使阴茎伏贴在阴囊上，保持自然下垂状态，以免尿液向上弄湿衣服。

三、避免外伤，定期检查

（1）在日常生活中，尤其是进行体育活动时，应提醒婴幼儿注意保护生殖器官，避免剧烈碰撞或跌倒等可能造成的外伤。

（2）密切关注婴幼儿生殖器官的发育情况，特别是男性婴幼儿睾丸和包皮的生长发育情况，并定期带婴幼儿去医院检查。

四、加强教育与指导

随着婴幼儿年龄的增长，应逐步向他们传授有关生殖系统的基本知识和保健要点，以帮助婴幼儿建立健康的生活习惯和自我保护意识。

项目检测

一、单项选择题

1. 男性的性腺是（　　）。

A. 睾丸　　B. 附睾　　C. 前列腺　　D. 精囊

2. 射精管由（　　）组成。

A. 输精管末端和附睾管末端　　B. 输精管末端和生精小管末端

C. 输精管末端和尿道球腺的排泄管　　D. 输精管末端和精囊的排泄管

3. 女性内生殖器不包括（　　）。

A. 子宫　　B. 阴道前庭　　C. 输卵管　　D. 卵巢

4. 下列属于雌激素的生理功能的是（　　）。

A. 促进机体产热　　B. 使宫颈黏液减少、变稠

C. 使子宫内膜增生变厚　　D. 促进受精卵着床

二、填空题

1. 男性附属腺包括_______、_______和_______。
2. 输精管是_______的延续，可分为_______、_______、_______和_______四部分。
3. 睾丸在婴幼儿出生后_______个月仍未降入阴囊，称为隐睾症。
4. 婴幼儿子宫体与子宫颈的比例为_______。
5. 输卵管由外向内分为_______、_______、_______和_______四部分。

三、简答题

1. 简述睾丸的内分泌功能。
2. 简述卵巢的内分泌功能。

项目实践

探索身体奥秘，知“性”健康成长

【活动背景】研究表明，男性婴幼儿通常在6～8月龄时可以发现自己的阴茎，女性婴幼儿通常在10～11月龄时可以发现自己的外阴；0～2岁婴幼儿通过与照护者之间的非语言沟通（如拥抱和亲吻等）可以形成关于性别和性的认识；3岁以上幼儿对自我身体的认知水平逐渐提高，并会提出有关生殖和性别的问题，如“我是从哪儿来的”“为什么男孩

和女孩小便的方式不一样”等。

《中国儿童发展纲要（2021—2030）》提出，将性教育纳入基础教育体系和质量监测体系，增强教育效果。引导父母或其他监护人根据儿童年龄阶段和发展特点开展性教育，加强防范性侵害教育，提高儿童自我保护意识和能力。

【活动要求】请以小组为单位，根据本项目所学知识，以“探索身体奥秘，知‘性’健康成长”为主题，以3岁左右的幼儿为对象，设计一份性教育主题活动方案。具体要求如下：

（1）通过播放动画、展示图片等讲述精子和卵子的形状、来源等，以直观形象的方式展示生命的奥秘，解答幼儿关于“我是从哪儿来的”的疑问，引导幼儿认识到自己是独一无二的个体，激发幼儿对自身的认同感和自豪感。

（2）利用图片、绘本和实物等，引导幼儿观察和了解男性与女性在生理上的差异，帮助幼儿理解并认同自己的性别角色，初步建立正确的性别意识和观念，学会如何保护自己的隐私部位。

（3）组织丰富多彩的活动，如引导幼儿以性别为主题进行创意绘画、鼓励幼儿观察和记录周围人的性别行为等，加深幼儿对性别角色的理解。

（4）教育幼儿不要随意触碰别人的身体，也不要让别人随意触碰自己的身体，尤其是私密部位，引导幼儿尊重自己和他人的隐私、树立自我保护意识。

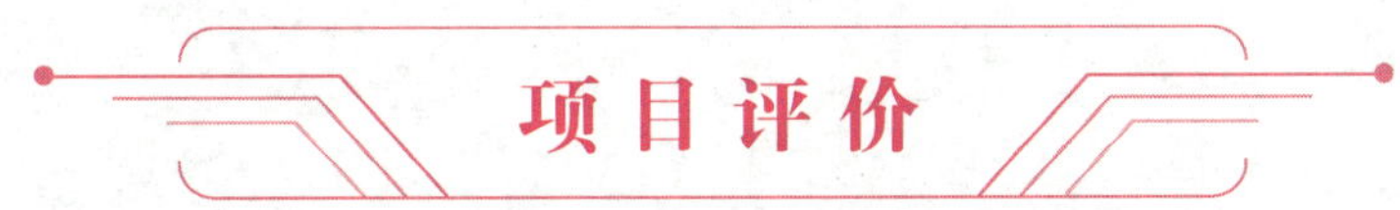

项目评价

请同学们结合课上学习情况、项目检测和项目实践的完成情况，按照表6-1的评价标准自评和互评，并请任课教师给予总体评价。

表6-1 项目评价表

考核内容	评价标准	分值	评价得分		
			自评	互评	师评
能力评价	能够运用所学知识解释婴幼儿两性身体特征和生理机能变化	10			
	能够根据婴幼儿生殖系统的特点开展科学的保育教育活动	10			
	在项目实践中，所设计的活动方案有趣、实用，适合婴幼儿的年龄特点	10			
知识评价	掌握婴幼儿生殖系统的结构和功能	15			
	掌握婴幼儿生殖系统的发育特点	15			
	熟悉婴幼儿生殖系统的保健要点	10			

续表

<table>
<tr><th rowspan="2">考核内容</th><th rowspan="2">评价标准</th><th rowspan="2">分值</th><th colspan="3">评价得分</th></tr>
<tr><th>自评</th><th>互评</th><th>师评</th></tr>
<tr><td rowspan="3">素养评价</td><td>具备较强的逻辑思维和判断能力，以及较好的组织协调能力和团队协作能力</td><td>10</td><td></td><td></td><td></td></tr>
<tr><td>关注婴幼儿身心健康成长，注重婴幼儿性教育，能够积极引导婴幼儿正确认识身体私密部位、培养正确的性别意识、树立自我保护意识</td><td>10</td><td></td><td></td><td></td></tr>
<tr><td>能够围绕婴幼儿生殖系统的生长发育特点和卫生保健要点做好科普宣传，并积极探索婴幼儿生殖卫生保健知识传播新路径</td><td>10</td><td></td><td></td><td></td></tr>
<tr><td>总评</td><td>自评×30%+互评×30%+师评×40%</td><td colspan="4"></td></tr>
<tr><td>教师评价</td><td colspan="5">教师（签名）：</td></tr>
</table>

项目七

婴幼儿的内分泌系统

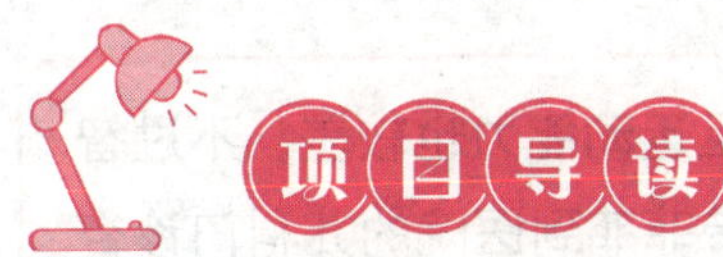

项目导读

在人的生命初期，尤其是婴幼儿时期，内分泌系统起着至关重要的作用，它负责调节生长发育和新陈代谢等多种生理功能，能为婴幼儿的健康成长提供坚实的生理基础。例如，生长激素可直接影响婴幼儿身高的增长幅度和速度；甲状腺激素对婴幼儿的智力发育、基础代谢率等有着至关重要的影响；胰岛素可调节血糖，确保婴幼儿血糖水平的稳定；肾上腺素在婴幼儿受到有害刺激（如恐惧、严寒、剧痛、失血和窒息等）时会急剧增加，调整机体的各种机能处于警觉状态，以应对外界的急剧变化。照护者只有全面掌握婴幼儿内分泌系统的结构和功能，才能为婴幼儿的健康成长提供更科学、有效的指导和支持。

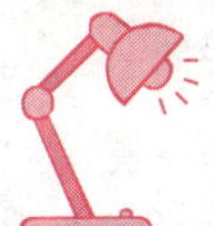

学习目标

知识目标：

- 掌握婴幼儿内分泌系统的结构和功能。
- 掌握婴幼儿内分泌系统的发育特点。
- 熟悉婴幼儿内分泌系统的保健要点。

能力目标：

- 能够运用所学知识解释婴幼儿内分泌系统疾病（如巨人症、侏儒症、呆小病和糖尿病等）的病因。
- 能够根据婴幼儿内分泌系统的结构和功能特点开展科学、有效的保育教育活动。

素质目标：

- 具备为家庭和社区等提供婴幼儿教养咨询服务，以及提出适宜性教养指导建议的能力。
- 能够科学评价婴幼儿的生长发育情况，并在实际工作中切实做到维护和增进婴幼儿的健康。

项目导入

妈妈发现 3 岁的女儿菲菲比同龄的小朋友矮一截，而且运动能力也较差，不过智力发育正常。因为担心菲菲有生长发育方面的问题，妈妈带菲菲到医院的儿科门诊咨询、检查。医生问诊后了解到，菲菲出生时无特殊情况、新生儿筛查未见异常，菲菲每日饮食营养搭配均衡，不挑食、不厌食，菲菲父母的身高也都正常。但父母习惯晚睡，菲菲也总是跟着玩到晚上 12 点以后才睡觉。

请问：影响菲菲身高增长的激素有哪些？什么因素可影响这些激素的分泌？

探索一　婴幼儿内分泌系统的结构

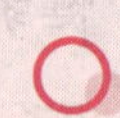

内分泌系统由内分泌腺和内分泌组织构成。内分泌腺包括垂体、甲状腺、甲状旁腺、肾上腺、松果体和胸腺等；内分泌组织以细胞团分散于机体的器官或组织内，如胰内的胰岛、睾丸内的间质细胞、卵巢内的黄体和卵泡等，如图 7-1 所示。

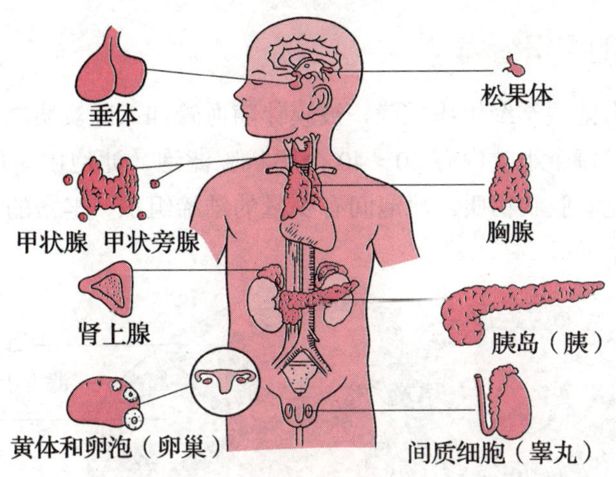

图 7-1 内分泌系统的组成

一、垂体

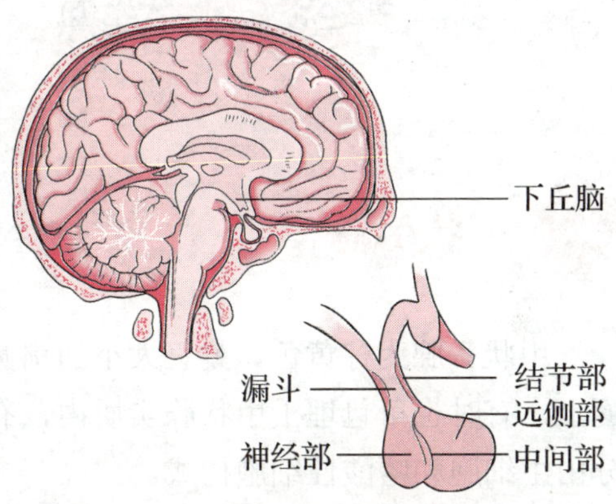

图 7-2 垂体的位置和结构

垂体位于颅底蝶骨体上面的垂体窝内，呈椭圆形，上借漏斗连于下丘脑。根据结构和功能，垂体可分为前方的腺垂体和后方的神经垂体两部分。腺垂体由远侧部、结节部和中间部组成，神经垂体由神经部和漏斗组成，通常将远侧部和结节部合称垂体前叶，中间部和神经部合称垂体后叶，如图 7-2 所示。

二、甲状腺

（一）甲状腺的位置和形态

甲状腺是人体最大的内分泌腺，位于颈前部，呈 H 形，分为左、右两个侧叶，中间以峡部相连。侧叶贴于喉下部和气管上部的两侧；峡部一般位于第 2～4 气管软骨环的前方，常有一个长短不一的锥状叶向上伸出，如图 7-3 所示。

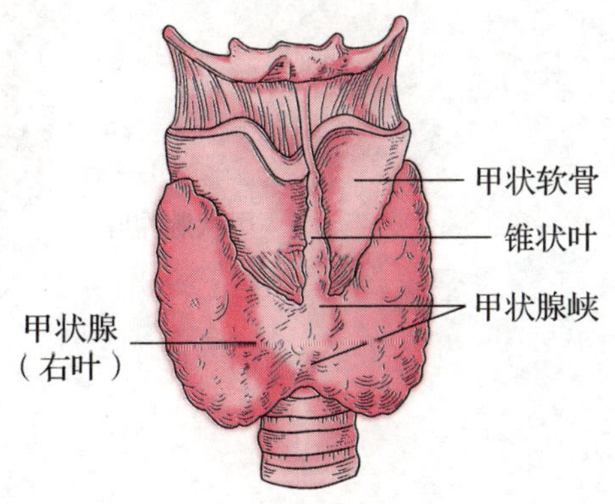

图 7-3 甲状腺

（二）甲状腺的组织结构

甲状腺表面包有薄层结缔组织被膜，被膜伴随血管伸入腺实质内，将甲状腺分成许多界限不明显的小叶。每个小叶内有 20～40 个甲状腺滤泡，滤泡由单层排列的滤泡上皮细胞围成，滤泡腔内充满胶状物质。滤泡间有少量的结缔组织、丰富的毛细血管和少量的滤泡旁细胞，如图 7-4 所示。

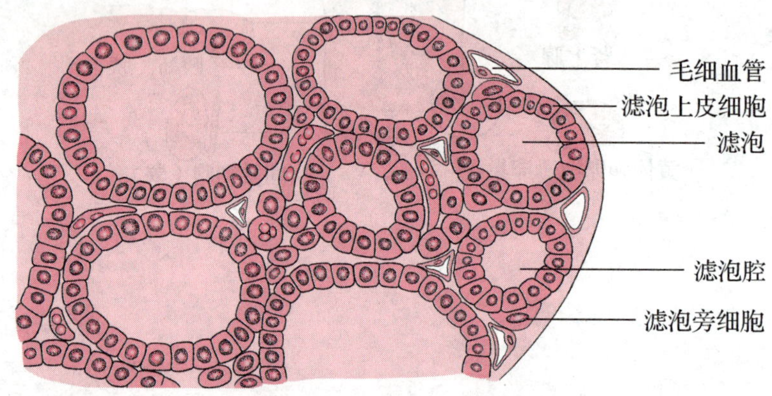

图 7-4　甲状腺的组织结构

三、甲状旁腺

甲状旁腺为棕黄色、黄豆大小的扁圆形腺体，多附着于甲状腺左、右侧叶后面的纤维囊上，有时也可包埋于甲状腺实质内，有上、下两对，如图 7-5 所示。甲状旁腺的实质部分由主细胞和嗜酸性细胞构成。

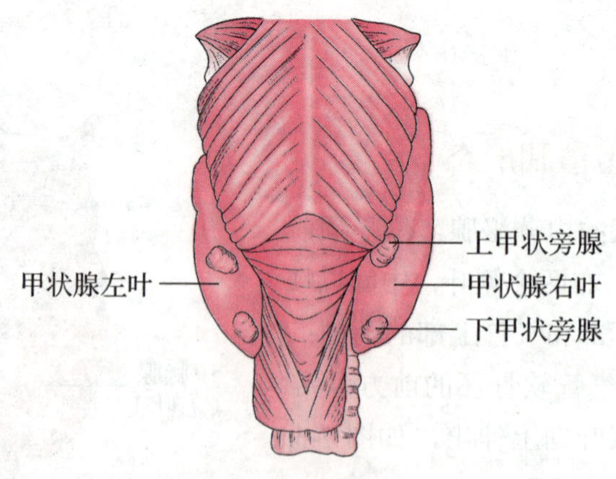

图 7-5　甲状旁腺

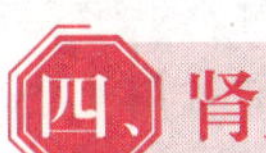

四、肾上腺

肾上腺位于肾的上方，左、右各一。左侧肾上腺呈半月形，右侧肾上腺呈三角形。肾上腺实质由周边的皮质和中央的髓质两部分构成，如图 7-6 所示。皮质较厚，占肾上腺体积的 80%～90%，由外向内可分为球状带、束状带和网状带三层；髓质位于肾上腺的中央，主要由髓质细胞构成。

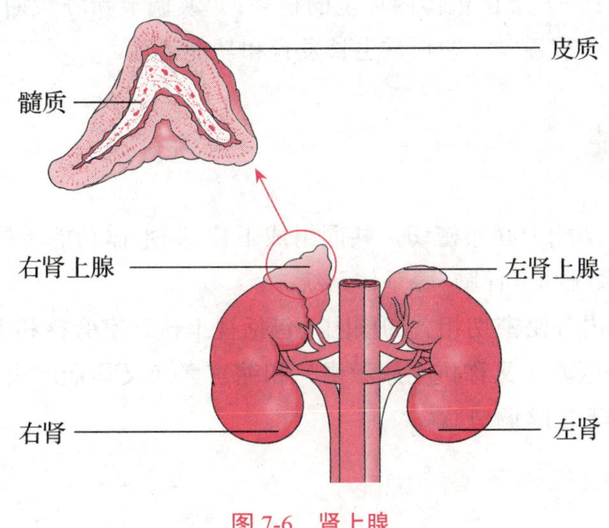

图 7-6 肾上腺

五、胰岛

胰岛是散在分布于胰腺中的细胞团，为胰腺的内分泌部，以胰尾部居多，如图 7-7 所示。人的胰腺中约含有 100 万个胰岛，约占胰腺体积的 1.5%。胰岛由许多大小不等、形状不同的胰岛细胞构成，主要为 A（α）细胞和 B（β）细胞。其中，A 细胞约占胰岛细胞总数的 25%，B 细胞占 60%～70%。

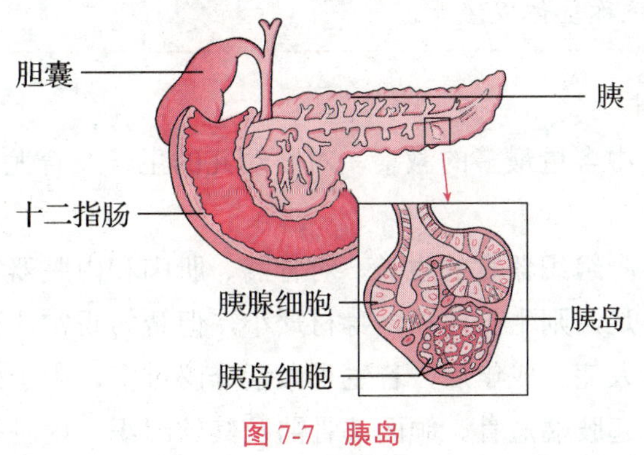

图 7-7 胰岛

探索二 婴幼儿内分泌系统的功能

内分泌系统是人体重要的调节系统，其调节作用是通过激素实现的，激素是由内分泌腺或内分泌细胞分泌，以体液为媒介在细胞之间传递调节信息的高效能生物活性物质。激素主要具有以下作用：① 维持机体内环境的稳态；② 调节新陈代谢；③ 促进组织细胞增殖、分化、成熟，调节各器官的正常生长发育和功能活动。

一、垂体的功能

垂体与下丘脑在功能上联系密切，共同组成下丘脑-垂体功能单位，这一功能单位包括下丘脑-神经垂体系统和下丘脑-腺垂体系统。

下丘脑内部有与内分泌密切相关的核团，包括视上核、室旁核和促垂体区。视上核与室旁核可合成血管升压素（又称抗利尿激素）和缩宫素（又称催产素）；促垂体区可分泌一些肽类物质，统称下丘脑调节肽。

（一）下丘脑-腺垂体系统的功能

腺垂体是独立的腺体，能够分泌生长激素、催乳素、促黑素细胞激素、促甲状腺激素、促肾上腺皮质激素、卵泡刺激素和黄体生成素七种激素（后四种统称垂体促激素），其分泌受下丘脑调节肽的控制。

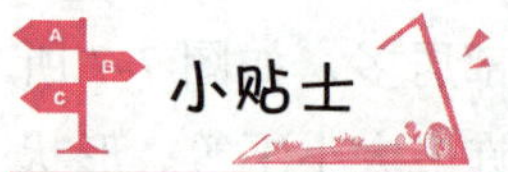

促甲状腺激素、促肾上腺皮质激素、卵泡刺激素和黄体生成素可特异性作用于各自的靶腺（能接受激素刺激的器官、组织或细胞称为该激素的靶器官、靶组织或靶细胞）而发挥调节作用，故统称垂体促激素。

1．生长激素的功能

生长激素是腺垂体中含量最多的激素，对婴幼儿的生长发育尤为重要。

（1）促进生长

生长激素可促进全身组织器官的生长，对骨骼、肌肉和内脏器官的作用尤为显著。婴幼儿若生长激素分泌不足，则生长停滞，身材矮小，但智力正常，称为侏儒症；若生长激素分泌过多，则出现巨人症。成年后，若生长激素分泌过多，由于此时骨骺已闭合，因此长骨不再生长，但可引起肢端短骨、颌面部骨骼及其软组织、内脏等异常增生，以致出现

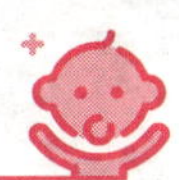

手足粗大、指（趾）末端如杵状、鼻大唇厚、下颌突出和内脏器官增大等现象，称为肢端肥大症。

（2）促进代谢

生长激素能调节蛋白质、脂肪和糖的代谢：① 促进蛋白质的合成，减少蛋白质的分解；② 促进脂肪的分解，使组织特别是肢体的脂肪量减少；③ 抑制外周组织摄取和利用葡萄糖，减少葡萄糖的消耗，升高血糖水平。

婴幼儿的垂体生长发育迅速，功能活跃，但生长激素的分泌呈脉冲式，每 2～3 h 出现 1 个峰值，夜间入睡后分泌量增多，且与睡眠深度有关，在中等深度睡眠期或深度睡眠期（即非快速眼动睡眠时相）达高峰。此外，饥饿和运动等也可促进生长激素的分泌。

2. 催乳素的功能

（1）对乳腺的作用

在女性一生的不同时期，催乳素对乳腺发挥着不同的作用。在青春期，催乳素可促进女性乳腺的发育；在妊娠期，催乳素可使乳腺组织进一步发育、成熟；分娩后，催乳素可促进乳腺泌乳。

（2）对性腺的作用

对于女性，催乳素可促进黄体生成、孕激素和雌激素分泌；对于男性，可促进前列腺和精囊的生长，促进睾酮的合成。

（3）在应激反应中的作用

催乳素是参与应激反应的重要激素之一，应激状态下浓度升高。

（4）其他功能

催乳素还可调节机体的免疫功能，有微弱的促生长作用，可促进胰岛素分泌，还可促进骨髓造血。

催乳素的分泌受下丘脑催乳素释放因子和催乳素释放抑制因子的双重调节，平时以催乳素释放抑制因子的抑制作用为主。此外，婴儿吮吸乳头，可刺激催乳素分泌增加。

3. 促黑素细胞激素的功能

促黑素细胞激素的主要功能是促进黑素细胞中酪氨酸酶的合成与激活，从而促进酪氨酸转化为黑色素，使皮肤与毛发的颜色变深。

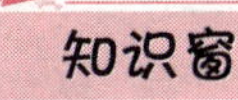

白化病

白化病是一种由酪氨酸分解代谢障碍导致黑色素生成障碍的遗传性氨基酸代谢病。白化病患者表现为视网膜无色素，虹膜和瞳孔呈淡粉色，怕光；皮肤、眉毛、头发及其他体毛都呈白色或黄白色。本病属于家族遗传性疾病，为常染色体隐性遗传，常发生于近亲结婚的家族中。

4．垂体促激素的功能

垂体促激素的主要功能是刺激外周靶腺组织增生、发育，并促进其合成与分泌激素。

（二）下丘脑-神经垂体系统的功能

神经垂体无分泌功能，可储存和释放来自下丘脑的血管升压素和缩宫素。

1．血管升压素的功能

血管升压素在生理状态下能提高肾远曲小管和集合管上皮细胞对水的通透性，有抗利尿作用。但大剂量的血管升压素可引起全身小血管收缩，使血压升高。例如，在机体脱水或大失血等情况下，血管升压素的浓度显著升高，引起全身小动脉收缩，血压升高。

2．缩宫素的功能

缩宫素主要具有以下功能：在分娩时刺激子宫收缩；在哺乳期促进乳腺排乳，并维持乳腺持续泌乳以免萎缩。

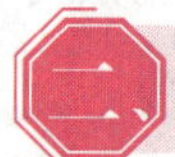

二、甲状腺的功能

甲状腺滤泡上皮细胞可合成甲状腺激素，甲状腺激素以胶状物质的形式储存于滤泡腔内，其主要功能是调节新陈代谢和维持机体的生长发育。滤泡旁细胞可分泌降钙素，其主要功能是与甲状旁腺素共同维持血钙平衡。

（一）甲状腺激素的功能

1．对代谢的作用

（1）对能量代谢的作用

甲状腺激素能使体内绝大多数组织的耗氧量和产热量增多，使机体的基础代谢率增高。因此，甲状腺功能亢进者喜凉怕热、多汗、体温偏高、基础代谢率高，甲状腺功能减退者喜热畏寒、体温偏低、基础代谢率低。

（2）对物质代谢的作用

甲状腺激素可促进糖的吸收、糖原的分解和外周组织对糖的利用；可促进脂肪的合成与分解，促分解作用强于促合成作用；正常情况下，可促进蛋白质的合成。

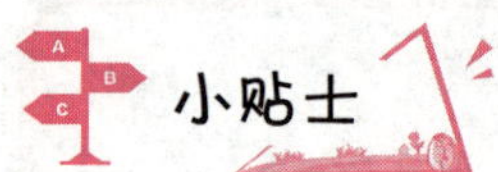

过量的甲状腺激素反而会使蛋白质的分解代谢显著增强，特别是骨骼肌中的蛋白质。因此，甲状腺功能亢进者表现为消瘦和乏力。

2. 对生长发育的作用

甲状腺激素是促进机体生长发育的重要激素，尤其对婴幼儿脑和骨的生长发育影响极大（对 4 月龄以下的婴儿影响最为明显）。婴幼儿若甲状腺激素分泌不足，会发育迟缓、身材矮小、智力低下，这种疾病称为呆小病。

婴幼儿的甲状腺在出生时就已形成，以后持续、稳步发育。碘是合成甲状腺激素的主要成分，缺碘会导致甲状腺激素分泌不足。

3. 对其他系统的作用

（1）对神经系统的作用

甲状腺激素可提高中枢神经系统的兴奋性。因此，甲状腺功能亢进者常出现注意力不易集中、喜怒无常、失眠多梦和肌肉颤动等症状；相反，甲状腺功能减退者常出现记忆力减退、行动迟缓、表情淡漠和嗜睡等症状。

（2）对心血管系统的作用

甲状腺激素可使心率加快、心肌收缩力增强、心输出量增加，同时还可降低外周阻力，使脉压增大。

（3）对消化系统的作用

甲状腺激素可促进消化管的运动和消化腺的分泌，从而增进食欲。

（二）降钙素的功能

降钙素的主要靶器官为骨和肾，其主要功能是降低血钙和血磷。

1. 对骨的作用

降钙素可抑制破骨细胞活动、促进成骨细胞活动，使骨吸收和溶骨过程减弱、成骨过程加强，使钙、磷沉积于骨，促进骨的形成和钙化，从而降低血钙和血磷。

2. 对肾的作用

降钙素能抑制肾小管对钙和磷等离子的重吸收，促进这些离子随尿排出，从而使血钙和血磷降低。

三、甲状旁腺的功能

甲状旁腺的主细胞可分泌甲状旁腺激素。甲状旁腺激素的主要功能是升高血钙、降低血磷，其中，血钙是维持神经和肌肉正常兴奋性的重要物质。甲状旁腺激素的功能具体表现在以下几个方面：① 刺激破骨细胞，加速骨基质的溶解，动员骨钙进入血液，升高血钙；② 促进远曲小管和集合管对钙的重吸收，减少尿钙的排出，升高血钙，同时还可抑制近端小管和远端小管对磷的重吸收，增加尿磷的排出，降低血磷；③ 促进小肠上皮细胞对钙的吸收，升高血钙。

体液因素是调节血钙和血磷水平最重要的因素，其中以甲状旁腺激素、降钙素和维生素 D_3 的调节作用最为重要。

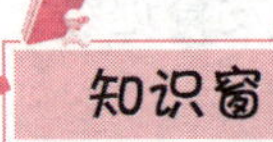

知识窗

维生素 D_3 对血钙和血磷的调节作用

维生素 D_3 可从食物中摄取，也可在紫外线照射下由皮肤中的 7-脱氢胆固醇转化而来。维生素 D_3 对血钙和血磷的调节作用主要通过以下几种形式实现：

（1）对小肠的作用：维生素 D_3 能促进小肠黏膜上皮细胞对钙和磷的吸收，从而升高血钙和血磷。

（2）对骨的作用：维生素 D_3 可动员骨钙和骨磷入血，使血钙和血磷浓度升高。维生素 D_3 缺乏对骨代谢可产生显著影响，婴幼儿缺乏维生素 D_3 可引起佝偻病，成人缺乏维生素 D_3 可引起骨软化症。

（3）对肾的作用：维生素 D_3 能与甲状旁腺激素协同促进肾小管对钙和磷的重吸收，使尿钙和尿磷排出减少，血钙和血磷升高。

四、肾上腺的功能

肾上腺皮质可分泌肾上腺皮质激素，髓质可分泌肾上腺髓质激素。

（一）肾上腺皮质激素的功能

肾上腺皮质球状带主要分泌盐皮质激素，如醛固酮；束状带主要分泌糖皮质激素，如皮质醇；网状带主要分泌性激素，如雄激素和少量雌二醇等。本部分内容主要介绍糖皮质激素的功能。

1. 对物质代谢的作用

- 对糖代谢的作用：糖皮质激素是调节机体糖代谢的重要激素之一，既能促进糖异生（非糖物质转变为葡萄糖的过程），又能减少外周组织对葡萄糖的摄取和利用，从而使血糖升高。当糖皮质激素分泌过多时，血糖可明显升高，甚至出现糖尿。
- 对脂肪代谢的作用：糖皮质激素可促进脂肪分解，但不同位置的脂肪组织对糖皮质激素的敏感性不同，四肢的敏感性较高，面部、肩、颈和躯干部的敏感性较低。肾上腺皮质功能亢进或长期大剂量使用糖皮质激素者，会出现面圆、背厚、躯干部脂肪堆积而四肢消瘦的特殊体形，称为向心性肥胖。
- 对蛋白质代谢的作用：糖皮质激素可促进蛋白质的分解，抑制蛋白质的合成。当糖皮质激素分泌过多时，机体可出现肌肉萎缩、骨质疏松和皮肤变薄等。

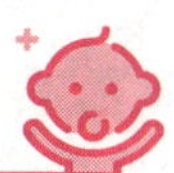

2．对水盐代谢的作用

糖皮质激素有较弱的保钠排钾作用及促进肾排水作用。

3．参与应激反应

当机体受到各种有害刺激（如中毒、感染、缺氧、饥饿、创伤、手术、疼痛、寒冷或精神紧张等）时，促肾上腺皮质激素分泌增加，使糖皮质激素快速大量分泌，引起机体产生一系列非特异性全身反应，以增强机体对这些有害刺激的耐受力和抵抗力。这种适应性反应称为应激反应。

4．对其他组织器官的作用

- ✧ 对血细胞的作用：糖皮质激素可使血液中红细胞、血小板和中性粒细胞的数量增多，淋巴细胞和嗜酸性粒细胞的数量减少。
- ✧ 对循环系统的作用：糖皮质激素能促进血管平滑肌对儿茶酚胺的敏感性，使血管紧张度增加，还可使心肌收缩力增强，因此有利于维持血压。

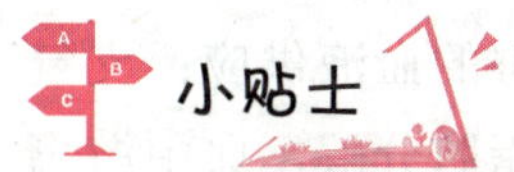

小贴士

儿茶酚胺包括多巴胺、去甲肾上腺素和肾上腺素，其主要作用是兴奋血管和心肌。

- ✧ 对消化系统的作用：糖皮质激素能增加胃酸分泌和胃蛋白酶原的生成。因此，大剂量使用糖皮质激素可诱发或加剧胃溃疡。
- ✧ 对神经系统的作用：糖皮质激素可提高中枢神经系统的兴奋性。肾上腺皮质功能亢进或大量使用糖皮质激素者可出现烦躁不安、失眠和注意力不集中等现象。

（二）肾上腺髓质激素的功能

肾上腺髓质的嗜铬细胞可分泌肾上腺素和去甲肾上腺素，两者的功能相似，主要表现在以下两个方面。

1．对代谢和组织器官的作用

肾上腺素和去甲肾上腺素对代谢和组织器官的作用如表 7-1 所示。

表 7-1　肾上腺素和去甲肾上腺素对代谢和组织器官的作用

代谢/组织器官	肾上腺素	去甲肾上腺素
心	心率加快，心肌收缩力明显增强，心输出量增加	心率减慢
血管	皮肤、胃肠和肾的血管收缩，冠状血管和骨骼肌血管舒张，外周阻力变化不明显	冠状血管舒张，其他血管均收缩，外周阻力明显升高
血压	升高	显著升高
支气管平滑肌	舒张	稍舒张

续表

代谢/组织器官	肾上腺素	去甲肾上腺素
括约肌	收缩	收缩
瞳孔	扩大（作用强）	扩大（作用弱）
内脏平滑肌	舒张（作用强）	舒张（作用弱）
血糖	升高（糖异生增强，糖原分解，作用强）	升高（作用机制同肾上腺素，但作用弱）
脂肪酸	升高（脂肪分解增加）	升高（作用机制同肾上腺素，且作用强）

2．在应急反应中的作用

当机体遭遇紧急情况或受到有害刺激（如剧烈运动、焦虑、恐惧、严寒、剧痛、失血和窒息等）时，肾上腺素和去甲肾上腺素的分泌会急剧增加，以随时调整机体的各种机能适应环境的急剧变化。这种适应性反应称为应急反应，具体表现如下：机体处于警觉状态，反应灵敏；心率加快，心肌收缩力增强，心输出量增加，血压升高；内脏血管收缩，骨骼肌血管舒张，血液重新分配，以保证心、脑和骨骼肌等重要器官的血液供应；支气管扩张，呼吸加深加快，肺通气量增加；肝糖原分解，血糖升高；脂肪分解，血中游离脂肪酸增多。

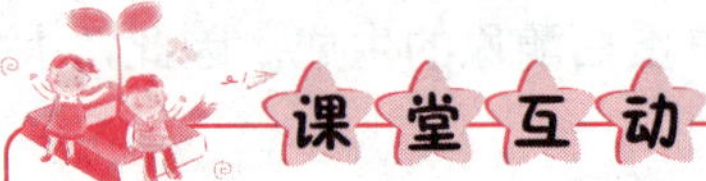

应急反应与应激反应有何区别与联系？

应急反应与应激反应的区别

五、胰岛的功能

胰岛 A 细胞可分泌胰高血糖素，B 细胞可分泌胰岛素。胰岛中有丰富的毛细血管网，胰岛细胞分泌的激素可直接进入血液。

（一）胰岛素的功能

胰岛素对机体能源物质的储存和人体生长发育具有重要作用，是促进物质代谢、维持血糖浓度稳定的关键激素。

1．对糖代谢的作用

胰岛素是调节血糖浓度最为重要的激素，是人体内唯一具有降血糖作用的激素，可促进全身组织对葡萄糖的摄取和利用，促进糖原的合成，促进葡萄糖进入脂肪细胞转化为脂肪，同时可抑制糖原分解和糖异生。胰岛素分泌不足会引起血糖升高，当血糖超过肾的重吸收能力时，出现糖尿。

2. 对脂肪代谢的作用

胰岛素可促进脂肪的合成与储存，并可抑制脂肪的分解与利用。

婴幼儿内分泌系统的特点

3. 对蛋白质代谢的作用

胰岛素可促进蛋白质的合成，抑制蛋白质的分解，有利于机体的生长发育和组织的损伤修复。

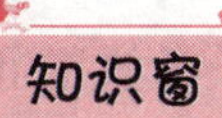
知识窗

糖尿病

糖尿病是一组由胰岛素分泌和（或）利用缺陷引起，以慢性高血糖和长期碳水化合物、脂肪、蛋白质代谢紊乱为特征的代谢性疾病，分为 1 型糖尿病和 2 型糖尿病两种类型。其发病机制尚未完全阐明，目前认为是由遗传因素和环境因素相互作用引起的。

1 型糖尿病又称胰岛素依赖型糖尿病，是指因胰岛 B 细胞遭到破坏导致胰岛素分泌绝对不足，患者需要使用胰岛素来维持血糖水平的糖尿病类型。

2 型糖尿病又称非胰岛素依赖型糖尿病，是糖尿病中最常见的类型。此类型患者产生胰岛素的能力并未完全丧失，但对胰岛素的作用产生抵抗，因此患者体内的胰岛素处于一种相对缺乏的状态。

在儿童糖尿病患者中，1 型糖尿病最常见，约占 90%。但 2 型糖尿病与生活方式密切相关，近年来随着肥胖儿的增加，2 型糖尿病的发病率也在急剧上升。

（二）胰高血糖素的功能

胰高血糖素的作用与胰岛素相反，是促进物质分解代谢的激素。胰高血糖素最重要的作用是升高血糖，此外还可促进脂肪和蛋白质的分解。

探索三　婴幼儿内分泌系统的保健要点

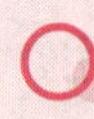

一、保证睡眠充足

充足的睡眠有利于婴幼儿的内分泌系统发挥正常的生理功能，尤其是生长激素的正常分泌，从而促进婴幼儿的生长发育。

二、合理安排膳食

照护者要合理安排婴幼儿的膳食，为其提供富含各类维生素和微量元素的食物，以保证其内分泌系统的正常生理功能，保证各类激素的合成与分泌，从而保证婴幼儿正常生长发育。例如，照护者应适当为婴幼儿补碘，为其提供适量的加碘盐和含碘食物等，以免其甲状腺激素分泌不足。同时，要避免婴幼儿暴饮暴食，以免超重或肥胖，引起内分泌失调。

三、定期安排体检

定期体检可以及早发现婴幼儿内分泌系统的问题，如生长激素分泌不足、甲状腺激素分泌不足和糖尿病等，以便于及时采取相应的治疗措施。

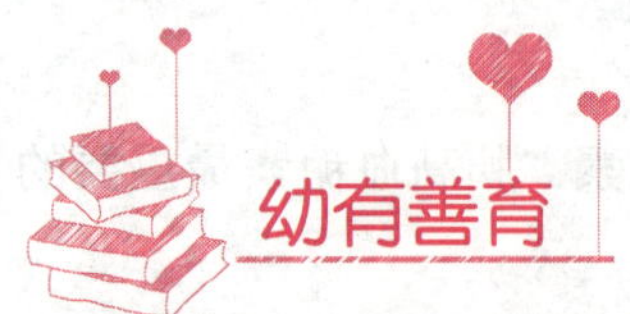

幼有善育

关注糖尿病慈善救助，助“小糖人”勇敢面对生活

当今，儿童 1 型糖尿病的发病率在不断上升。中国出生缺陷干预救助基金会糖尿病干预救助专项基金（以下简称“专项基金”）发起人殷浩教授表示，这类患儿的自身免疫功能紊乱，导致胰岛细胞受到攻击从而永久丧失功能，需要终生每天注射 3～4 次胰岛素来维持生命，并且血糖波动大、难以控制，极易造成失明、截肢和肾衰竭，甚至危及生命。

殷浩教授表示，更严重的是，对疾病的科普教育不足，使得患儿家庭长期难以接受，患儿也很难融入正常的社会生活中，导致了一系列的社会、教育和医疗问题。“提高全社会对 1 型糖尿病的认知，履行公益职责，汇聚社会资源，向糖尿病患儿及其家庭提供救助和关怀；资助贫困家庭，保障患儿接受基本的治疗，是我们共同的目标，也是成立儿童糖尿病干预救助专项基金的目的所在。”作为专项基金发起人，殷浩希望更多的社会力量和爱心人士加入糖尿病慈善救助事业中，给予“糖宝”家庭信心与关爱，让他们能够勇敢面对生活。

据了解，自 2018 年 12 月启动以来，专项基金积极开展儿童糖尿病防治，为贫困家庭提供救助和关怀，积极开展科普知识宣教等公益活动。几年来，专项基金开展了数十场社会活动；拍摄了国内关于糖尿病患儿的公益宣传片《我要找到你》，通过真实的“糖宝”家庭向社会展现了糖尿病患儿的真实心声与期望；制作了系列科普视频。这些视频在多个视频网站上点击率超过数百万次，让糖尿病患儿家庭可以在确诊初期获得专家的专业建议与指导。

除了救助和关怀，专项基金还面向社会为儿童糖尿病公益事业募集善款，共收到爱心善款 400 多万元及价值 600 多万元的爱心物资；为新确诊“糖宝”的家庭设计专属救助小包——希望小包，发放救助物资 40 多万元，救助新确诊“糖宝”家庭 2 000 多个；为 1 型糖尿病患儿申请困难救助金 40 多万元，救助困难“糖宝”家庭 50 多个，帮助患儿家长更好地管理患儿的血糖。同时，志愿者队伍也从 6 人扩大到十几人。

据悉，未来，专项基金将加强社会各界爱心团体和爱心力量的联合，举办“公益跑”活动、设立“糖宝奖学金”等，为糖尿病患儿营造一个宽容友好的成长环境，鼓励糖尿病患儿勇敢面对疾病。

资料来源：刘欢，《专家呼吁社会更多关注糖尿病慈善救助助“小糖人”勇敢面对生活》，中国新闻网，2022 年 11 月 5 日，有改动

项目检测

一、单项选择题

1. 内分泌腺不包括（　　）。

A. 垂体　　B. 甲状腺　　C. 肾上腺　　D. 胰岛

2. 下列关于肾上腺的说法，错误的是（　　）。

A. 右侧肾上腺呈三角形

B. 实质由皮质和髓质两部分构成

C. 皮质由内向外分为球状带、束状带和网状带三层

D. 髓质位于中央

3. 血管升压素合成的部位是（　　）。

A. 腺垂体　　B. 下丘脑促垂体区

C. 下丘脑视上核和室旁核　　D. 神经垂体

4. 下列属于生长激素的作用的是（　　）。

A. 促进蛋白质的合成　　B. 促进脑细胞的生长发育

C. 促进脂肪的合成　　D. 降低血糖

5. 甲状腺激素在代谢方面的作用不包括（　　）。

A. 使基础代谢率增高　　B. 增加机体的产热量和耗氧量

C. 抑制糖原的合成　　D. 抑制糖的吸收

6. 糖皮质激素的作用不包括（　　）。

A. 抑制葡萄糖的利用　　B. 促进肾排水

C. 参与应激反应　　D. 抑制蛋白质的分解

7. 某婴儿出生时与正常新生儿无明显差异，但几个月后生长停滞、智力明显低于同龄婴儿，其病因可能是（　　）。

A. 生长激素分泌不足　　B. 维生素 D_3 摄入不足

C. 先天性大脑发育不全　　D. 甲状腺激素分泌不足

8. 机体处于应急状态时，血液中（　　）的浓度会升高。

A. 生长激素　　B. 去甲肾上腺素

C. 糖皮质激素　　D. 甲状腺激素

二、填空题

1. 神经垂体由__________和__________组成，其主要功能是储存和释放__________和__________。

2. __________是人体最大的内分泌腺。

3. __________表现为身材矮小但智力正常，该病由__________分泌不足导致。

4. 甲状腺滤泡上皮细胞可合成__________，后者储存于__________内，其主要作用是__________和__________。

5. 人体内唯一具有降血糖作用的激素是__________。

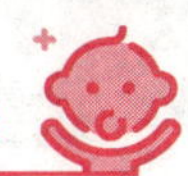

三、简答题

1．简述甲状腺激素的功能。

2．请简要说明肾上腺素和去甲肾上腺素的异同点。

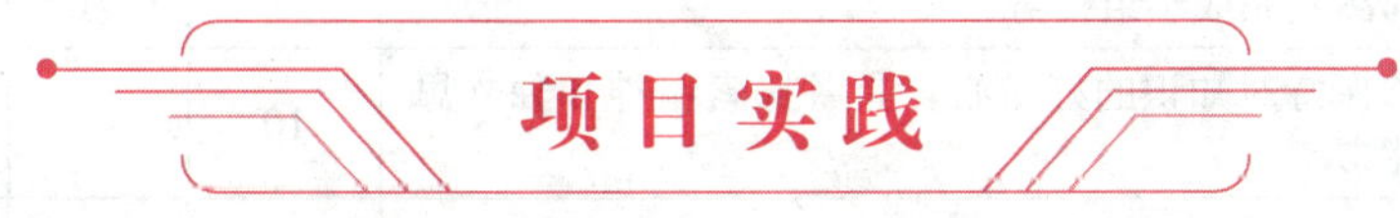

项目实践

婴幼儿常见内分泌系统疾病合集制作

【活动背景】内分泌腺和内分泌细胞分泌的激素是人体内的重要物质，对调节新陈代谢、促进生长发育具有重要作用，如果激素的分泌和作用途径发生异常，极易导致疾病的发生。

【活动要求】请以小组为单位，根据本项目所学知识，查阅相关资料整理出一种婴幼儿常见内分泌系统疾病的发病原因、临床表现和预防措施等，以进一步认识激素的重要作用。最后由各小组组长一起将全部资料汇总，制作婴幼儿常见内分泌系统疾病合集，并在班内传阅。

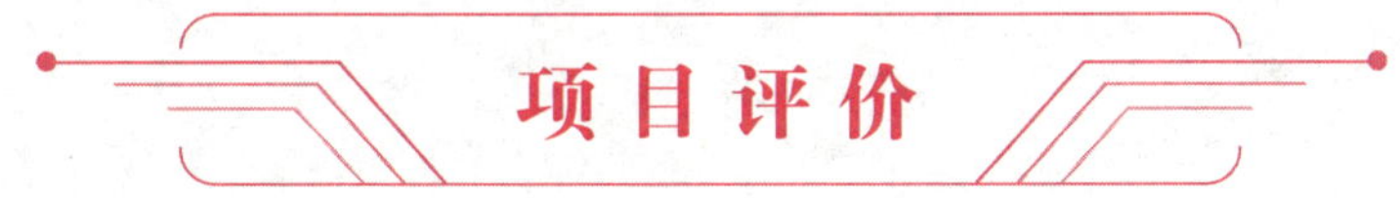

项目评价

请同学们结合课上学习情况、项目检测和项目实践的完成情况，按照表 7-2 的评价标准自评和互评，并请任课教师给予总体评价。

表 7-2　项目评价表

考核内容	评价标准	分值	评价得分		
			自评	互评	师评
能力评价	能够运用所学知识解释婴幼儿内分泌系统疾病（如巨人症、侏儒症、呆小病和糖尿病等）的病因	15			
	能够根据婴幼儿内分泌系统的特点开展有效的保育教育活动	10			
	在项目实践中，所收集、整理的资料准确、全面、实用	10			
知识评价	掌握婴幼儿内分泌系统的结构和功能	15			
	掌握婴幼儿内分泌系统的发育特点	15			
	熟悉婴幼儿内分泌系统的保健要点	5			

续表

考核内容	评价标准	分值	评价得分		
			自评	互评	师评
素养评价	具备良好的团队协作精神，能与小组成员密切配合，共同高效完成小组任务	10			
	能够保持对知识的好奇心，具备探索精神和独立思考能力	10			
	能够科学评价婴幼儿的生长发育情况，并能够积极为家庭和社区提供婴幼儿教养咨询服务	10			
总评	自评×30%+互评×30%+师评×40%				
教师评价	教师（签名）：				

项目八

婴幼儿的神经系统

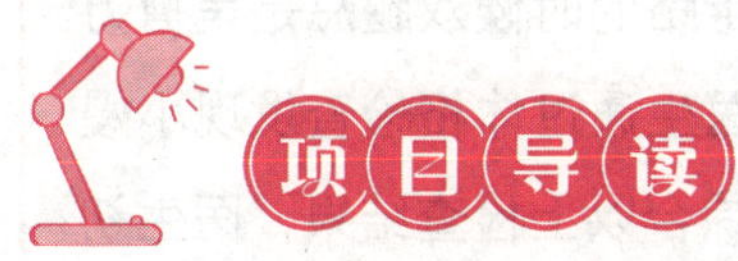

项目导读

神经系统是婴幼儿身体的重要组成部分，它主导着婴幼儿的感知、运动、语言和认知等的发育。本项目将详细介绍婴幼儿神经系统的结构，以及各结构是如何对人体各器官、系统的功能进行调节控制的。

通过学习本项目，你将能够了解婴幼儿神经系统的基本知识，掌握评估婴幼儿神经系统发育情况和促进婴幼儿神经系统发育的方法。这将有助于你在未来的学习和实践中，更好地认识到婴幼儿成长和发展的特点，从而为他们提供更加科学、有效的照护和指导。

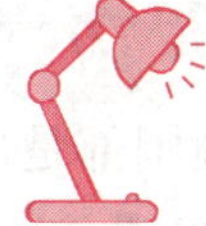

学习目标

知识目标：

- 掌握婴幼儿神经系统的结构和功能。
- 掌握婴幼儿神经系统的高级活动。
- 掌握婴幼儿神经系统的发育特点。

- 熟悉婴幼儿神经系统的保健要点。

能力目标：

- 能够运用所学知识正确评估婴幼儿神经系统的发育水平。
- 能够根据婴幼儿神经系统的发育特点开展科学、合理的保育教育活动。

素质目标：

- 尊重婴幼儿神经系统的发展规律和发育需求，科学照护和教育婴幼儿，致力于婴幼儿的全面发展与可持续发展。

项目导入

2 岁的小嫚是一个早产儿，且有产后窒息史。近半年来，小嫚的妈妈发现周围的同龄小朋友慢慢都会跑跳了，但小嫚还不会正常走路，她走路的时候双腿总是呈剪刀状，并且容易摔倒，妈妈决定带小嫚去医院做一下检查。医生通过体格检查发现小嫚双手精细动作稍差、双下肢肌张力高、脑白质发育不良。综合以上检查结果，医生初步诊断小嫚患有脑瘫。

请问：小嫚的这一状况可能与脑的哪部分受损有关？其脑受损可能是如何引起的?

探索一　婴幼儿神经系统的结构

神经系统分为中枢部和周围部。中枢部包括脑和脊髓，又称中枢神经系统。周围部是指遍布全身各处与脑相连的 12 对脑神经和与脊髓相连的 31 对脊神经，又称周围神经系统，如图 8-1 所示。

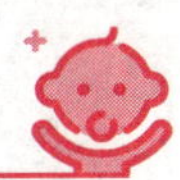

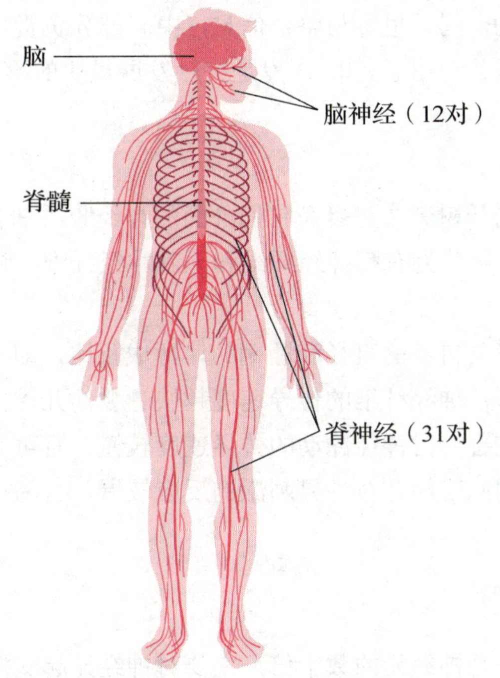

图 8-1　神经系统的结构

一、神经系统的基本结构

神经系统主要由神经组织构成，神经组织中有神经元和神经胶质细胞两种主要的细胞成分。

（一）神经元

神经元又称神经细胞，是神经系统的基本结构和功能单位，承担神经系统的主要功能活动，主要负责接收、整合、传导和传递信息。

1．神经元的一般结构

神经元分为胞体和突起两部分，突起又分为轴突和树突。一个神经元有多个树突，但通常只有一个轴突。轴突的起始段没有髓鞘包裹，称为始段；末段有许多分支，每个分支末端的膨大部分称为突触小体，突触小体可与另一个神经元相接触形成突触，如图 8-2 所示。其中，胞体和树突的膜上有受体，负责接收和整合信息；轴突的始

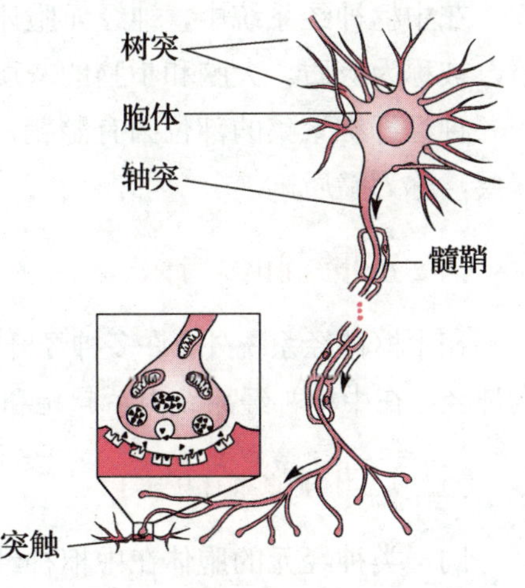

图 8-2　神经元的一般结构

段主要负责产生神经冲动，同时也参与整合信息，中间部分负责传导神经冲动，末端的突触小体负责向其他神经元传递信息。0～3 岁是突触发展最快的阶段，此后发展速度减慢，到 14 岁时趋于稳定。

2. 神经纤维

轴突或某些神经元的长树突与包裹在它们外面的神经胶质细胞共同构成神经纤维。根据有无髓鞘包裹，神经纤维分为有髓神经纤维和无髓神经纤维。脑和脊髓的神经纤维多为有髓神经纤维。

神经纤维的传导速度与自身的直径和髓鞘的厚薄成正比，即神经纤维越粗、髓鞘越厚，神经纤维的传导速度越快。婴幼儿神经纤维的髓鞘尚未发育完善，对神经冲动的传导速度较慢，且可传入邻近的神经纤维，因此婴幼儿对外界刺激的反应较慢，且易出现全身泛化反应。

神经纤维传导兴奋的特征

（二）神经胶质细胞

神经胶质细胞的数量是神经元的数十倍，主要对神经元起支持、营养、保护、修复和绝缘等作用。

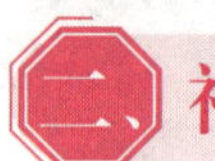二、神经系统常用术语

在中枢神经系统和周围神经系统中，神经元胞体和突起在不同部位有不同的组合编排方式，分别用不同的术语表示。

（一）灰质和白质

在中枢神经系统中，神经元胞体和树突聚集的部位因富含血管，在新鲜标本中色泽灰暗，被称为灰质。大脑和小脑的灰质集中于表层，称为皮质。

神经纤维聚集的部位因有髓鞘，色泽亮白，被称为白质。大脑和小脑的白质位于皮质深层，称为髓质。

（二）神经和传导束

在中枢神经系统外，许多神经纤维由结缔组织包绕，构成的一条条肉眼可见的结构，称为神经；在中枢神经系统内，起止和功能相同的神经纤维集中成的束状结构，称为传导束。

（三）神经核和神经节

同一类神经元的胞体在中枢神经系统内集中在一处形成的团块状结构，称为神经核。同一类神经元的胞体在周围神经系统内集中在一处形成的结节状结构，称为神经节。

三、中枢神经系统的结构

（一）脊髓

脊髓是中枢神经的低级部位。正常状态下，脊髓的活动是在脑的控制下进行的。

1. 脊髓的位置

脊髓位于椎管内，上端与延髓相连，下端在成人约平第 1 腰椎下缘，在新生儿可达第 3 腰椎下缘。

2. 脊髓的重量

婴幼儿刚出生时脊髓的重量为 2.8～3.45 g，6 个月时约为出生时的 2 倍，3 岁半时约为出生时的 4 倍，6 岁时约为 19 g，20 岁时为 27～28 g，此后不再变化。

3. 脊髓的长度

婴幼儿刚出生时脊髓的长度为 136～148 mm，约为身长的 29%，1 岁时约为 27%，6 岁半时约为 22%。成人脊髓的长度为 420～450 mm。

4. 脊髓的外部形态

脊髓呈前后稍扁的圆柱形，外包被膜，全长粗细不一，有两个膨大，上方的膨大称为颈膨大，下方的称为腰骶膨大。腰骶膨大下端逐渐变细，形成圆锥状的脊髓圆锥；脊髓圆锥向下延续为终丝，如图 8-3 所示。

脊髓在外形上没有形成明显的节段，但因与脊神经相连，而脊神经有 31 对，因此脊髓也被分成 31 个节段，包括颈髓 8 个节段、胸髓 12 个节段、腰髓 5 个节段、骶髓 5 个节段和尾髓 1 个节段。

图 8-3 脊髓的外部形态

5. 脊髓的内部结构

脊髓的中央为中央管，中央管周围是灰质，灰质周围是白质，如图 8-4 所示。

（1）中央管

中央管纵贯脊髓全长，内含脑脊液，向上通第四脑室，向下至脊髓圆锥内梭形扩张，形成终室。

（2）灰质

在脊髓横切面上，灰质呈蝴蝶形。灰质前端膨大，称为前角；后端较细，称为后角。前角是运动神经元胞体所在部位，可支配骨骼肌的运动。后角聚集有与传导感觉有关的神经元胞体，可接收脊神经传入的感觉冲动。

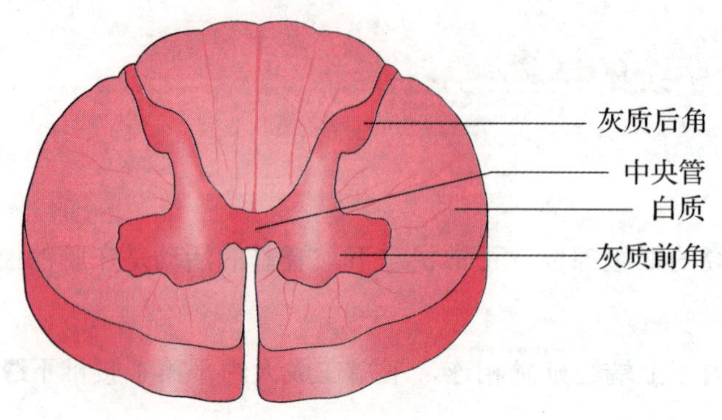

图 8-4 脊髓的内部结构（横切面）

知识窗

脊髓灰质炎

脊髓灰质炎俗称“小儿麻痹症”，由脊髓灰质炎病毒引起，具有很强的传染性，主要通过粪-口途径传播，患者多为 5 岁以下的婴幼儿。其中，90%～95%的患者为隐性感染，没有任何症状；部分患者有发热、咽痛及全身不适等症状。此外，由于脊髓灰质炎病毒可侵犯脊髓的前角运动神经元，因此严重者可发生弛缓性瘫痪。

该病目前仍缺乏有效的治疗方法，因此接种疫苗、预防感染十分关键。自我国普及口服脊髓灰质炎减毒活疫苗之后，该病在我国的发病率显著下降，至 2000 年，我国已经实现消灭脊髓灰质炎的目标。

目前，我国实施 2 剂次脊髓灰质炎灭活疫苗和 2 剂次脊髓灰质炎减毒活疫苗的免疫程序。具体来说，适龄婴幼儿将在 2 月龄和 3 月龄各接种 1 剂次脊髓灰质炎灭活疫苗，4 月龄和 4 周岁各接种 1 剂次 2 价脊髓灰质炎减毒活疫苗。

（3）白质

白质主要由上行（感觉）传导束和下行（运动）传导束构成。

（二）脑

脑位于颅腔内，是中枢神经系统的最高级部位。成人脑的平均重量约为 1 500 g。婴幼儿刚出生时脑的重量约为 370 g，6 个月时约为 700 g，1 岁时约为 900 g，4～6 岁时约为 1 200 g，7～8 岁时约为 1 300 g，12 岁时已接近成人。

脑分为延髓、脑桥、中脑、小脑、间脑和端脑六部分，其中延髓、脑桥和中脑合称脑干，如图 8-5 所示。

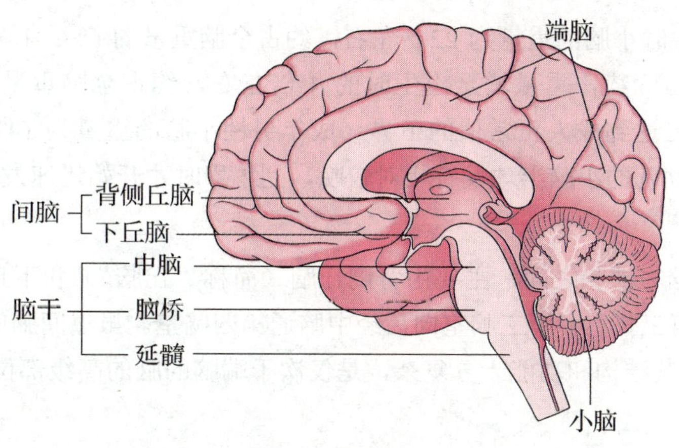

图 8-5　脑的结构

1. 脑干

脑干上接间脑，下续脊髓。延髓和脑桥的背面与小脑相连，三者共同构成第四脑室。

脑干的内部结构比脊髓复杂，由灰质、白质和网状结构组成。白质主要由上行传导束和下行传导束组成。灰质分散在白质中，其中有上、下行传导束的中继核，以及与 10 对脑神经相连的脑神经核。在神经核和传导束之间尚有神经纤维交织成网，并有神经细胞分散其中，这一结构称为网状结构。

2. 小脑

小脑连于脑干的背面，两侧的膨大部称为小脑半球，中间的狭窄部称为小脑蚓。小脑半球下面的前内侧各有一突出部，称为小脑扁桃体，如图 8-6 所示。

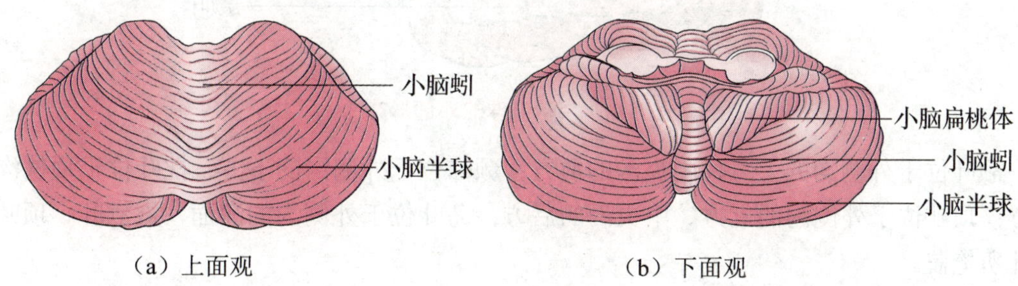

图 8-6　小脑的外形

小贴士

小脑扁桃体紧邻延髓和枕骨大孔的两侧，当颅内压增高时，小脑扁桃体可被挤入枕骨大孔，形成枕骨大孔疝（又称小脑扁桃体疝），压迫延髓内的呼吸中枢和心血管运动中枢，从而危及生命。

婴幼儿刚出生时小脑的重量为 22 g 左右，约占全脑重量的 6%；1 岁时，小脑的发育较脑的其他部位占优势，重量增至出生时的 4 倍左右，约占全脑重量的 10%；到 6 岁时，小脑的重量已达到成人正常值的下界（成年男性小脑的重量为 142～150 g，女性为 125～135 g）。婴幼儿的小脑半球发育相对较晚，到 1 岁时才开始迅速发育。

3. 间脑

间脑位于中脑与端脑之间，主要由背侧丘脑（简称“丘脑”）和下丘脑组成。间脑中央有一窄腔，为第三脑室，第三脑室向后经中脑通第四脑室。虽然间脑的体积不到中枢神经系统的 2%，但其结构和功能十分复杂，是仅次于端脑的脑的高级部位。

4. 端脑

端脑是脑的最高级部位，由左、右大脑半球借胼胝体连接而成。

（1）大脑半球的外部形态

大脑半球表面凹凸不平，有许多凹陷的沟和凸出的回。婴幼儿出生时已具备所有的沟和回，但比成人浅。每侧大脑半球借中央沟、外侧沟和顶枕沟分为额叶、顶叶、颞叶、枕叶和岛叶 5 叶，如图 8-7 所示。

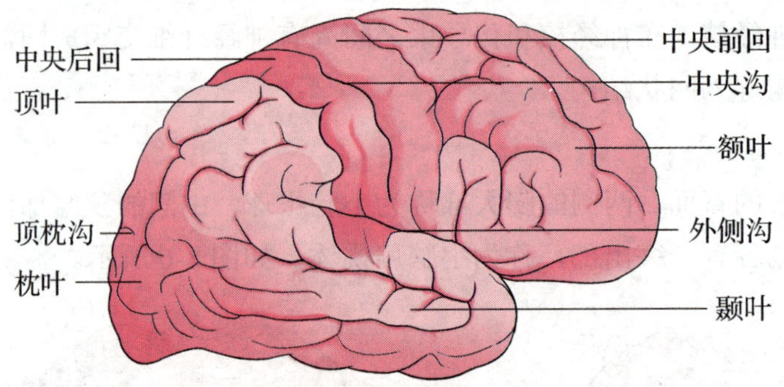

图 8-7　大脑半球的外部形态

额叶位于外侧沟的上方、中央沟的前方；颞叶位于外侧沟的下方；枕叶位于顶枕沟的后方；顶叶位于外侧沟的上方、中央沟的后方；岛叶位于外侧沟的深面，被额叶、顶叶和颞叶所掩盖。

（2）大脑半球的内部结构

大脑半球表层的灰质称为大脑皮质，皮质下的白质称为髓质，埋在髓质深部的灰质核团称为基底核，大脑半球内的腔隙称为侧脑室。

✧ **大脑皮质：**主要由神经元胞体构成，是高级神经活动的物质基础。机体各种功能的最高级中枢在大脑皮质上都有特定的功能区。婴幼儿刚出生时，大脑皮质神经元的数目就已固定，之后的变化主要是神经元体积的增大、树突的增多和髓鞘的形成等。婴幼儿大脑皮质的发育极为迅速，到 8 岁左右接近成人。

✧ **髓质：**由大量的神经纤维构成。这些神经纤维分为连合纤维、联络纤维和投射纤维三类。其中，连合纤维是连接左、右大脑半球皮质的纤维，联络纤维是连接同侧大脑半球内部各部分皮质的纤维，投射纤维由大脑皮质与皮质下各中枢之间的上行纤维和下行纤维组成。投射纤维绝大部分要经过基底核与丘脑之间的一个狭长地带，即内囊，可见内囊是大脑皮质与下级中枢联系的“交通要道”。新生儿的髓质发育比较落后，神经纤维的髓鞘较为贫乏。

✧ 基底核：靠近脑底，由尾状核、豆状核、屏状核和杏仁体构成。

✧ 侧脑室：左、右各一，内含脑脊液。两侧脑室经左、右室间孔与第三脑室相通。

四、周围神经系统的结构

周围神经系统是指除中枢神经系统以外，分布于全身各处的神经结构和神经组织，通常可分为脊神经、脑神经和内脏神经三部分。

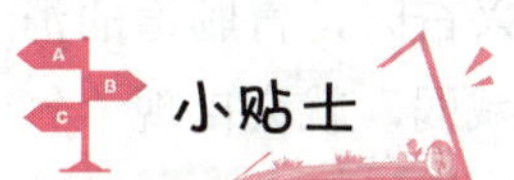

根据所连接的中枢神经系统，周围神经系统可分为脊神经（与脊髓相连的周围神经部分）和脑神经（与脑相连的周围神经部分）两大部分；根据所分布的身体部位，周围神经系统可分为躯体神经（分布于皮肤和骨骼肌的周围神经部分）和内脏神经（分布于体腔内脏器、全身心血管和腺体组织的周围神经部分）两大部分。

上述四个部分并不是绝对独立的，实际上，无论是脊神经还是脑神经，都含有躯体神经纤维和内脏神经纤维。为了叙述方便，往往将周围神经系统分为脊神经、脑神经和内脏神经三大部分来描述。其中，内脏神经部分是将存在于脊神经和脑神经中的内脏神经周围部分抽提出来，将与之相关联的中枢部分组成一个完整的体系来进行描述的。

（一）脊神经

脊神经是指与脊髓相连的周围神经部分，共31对，包括8对颈神经、12对胸神经、5对腰神经、5对骶神经和1对尾神经。每对脊神经连于一个脊髓节段，由前根和后根组成。前根由运动性神经根丝（神经纤维小束）构成，后根由感觉性神经根丝构成，前根和后根在椎间孔处合为一条脊神经，因此脊神经是既含感觉神经纤维又含运动神经纤维的混合神经。

（二）脑神经

脑神经是指与脑相连的周围神经部分，共12对。用罗马数字作为序号，根据与脑相连的顺序，脑神经依次分为Ⅰ嗅神经、Ⅱ视神经、Ⅲ动眼神经、Ⅳ滑车神经、Ⅴ三叉神经、Ⅵ展神经、Ⅶ面神经、Ⅷ前庭蜗神经、Ⅸ舌咽神经、Ⅹ迷走神经、Ⅺ副神经和Ⅻ舌下神经。

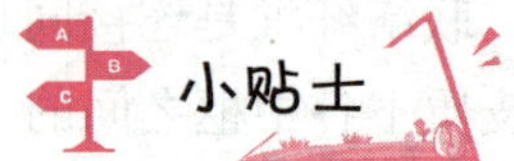

记忆口诀：一嗅二视三动眼，四滑五叉六外展，七面八庭九舌咽，迷副舌下十二全。

（三）内脏神经

根据神经纤维的性质，内脏神经分为内脏感觉神经和内脏运动神经两种。其中，内脏运动神经调节内脏、心血管的运动和腺体的分泌，通常不受人的意志控制，是不随意的，又称自主神经。根据形态和功能，内脏运动神经又可分为交感神经和副交感神经。

绝大多数内脏器官既受交感神经的支配，也受副交感神经的支配，且交感神经和副交感神经的作用往往是拮抗的。当交感神经活动可使某一内脏器官的活动增强时，副交感神经的作用则是使其活动减弱，反之亦然。一般来说，交感神经兴奋，有利于机体进行紧张性活动；副交感神经兴奋，有利于机体储备能量。例如，副交感神经兴奋时，胃肠道的消化吸收能力增强；而生气时，交感神经兴奋，胃肠道的消化吸收能力减弱，就会出现“气饱了”的现象。

婴幼儿交感神经的兴奋性较强，副交感神经的兴奋性较弱，因此婴幼儿的心率和呼吸频率较快但节律性不稳定，胃肠消化能力和食欲易受情绪影响。

五、脑和脊髓的被膜及脑脊液

（一）脑和脊髓的被膜

脑和脊髓的表面均包有三层被膜：外层是硬膜，中层是蛛网膜，内层是软膜，如图 8-8 所示。这三层被膜具有保护脑和脊髓的作用。

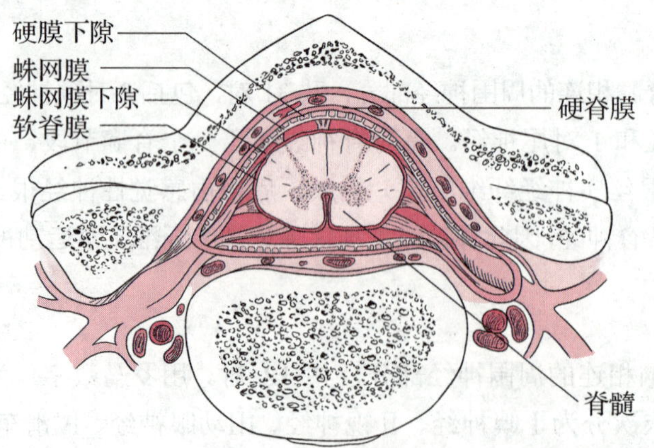

图 8-8　脊髓的被膜

1．硬膜

硬膜厚而坚韧，包裹脊髓的称为硬脊膜，包裹脑的称为硬脑膜。其中，硬脑膜为双层膜，外层膜与颅骨连接疏松，易于分离，因此当硬脑膜血管损伤时，硬脑膜与颅骨之间可形成硬膜外血肿。

2．蛛网膜

蛛网膜为一层无血管的半透明膜。蛛网膜与硬膜之间有潜在的硬膜下隙；与软膜之间有蛛网膜下隙，其中充满无色透明的脑脊液。蛛网膜在颅顶部形成颗粒状突起并深入硬脑膜静脉窦内，这些突起称为蛛网膜粒。脑脊液可通过蛛网膜粒的作用渗入静脉窦内的静脉血中。

3．软膜

软膜很薄，富含血管，紧贴于脑和脊髓的表面，不易分离。伸入脑室的软膜可与毛细血管和脑室膜结合，形成脉络丛，产生脑脊液。脑膜炎多发生于软脑膜。

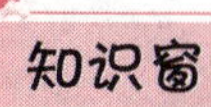

知识窗

化脓性脑膜炎

细菌感染累及软脑膜而导致的弥漫性炎性病变，称为细菌性脑膜炎。细菌性脑膜炎包括化脓性与非化脓性两类，其中化脓性脑膜炎是婴幼儿常见的中枢神经系统感染性疾病。化脓性脑膜炎患儿中，90%左右为5岁以下的婴幼儿，2岁以内发病者可达75%左右。该病以发热、惊厥、意识障碍、颅内压增高（表现为头痛、呕吐及婴幼儿前囟饱满等）和脑膜刺激征（以颈项强直常见）为特征。

很多化脓性细菌均可引起本病，但2/3以上的患儿由脑膜炎球菌、流感嗜血杆菌和肺炎链球菌三种细菌引起。致病菌大多由上呼吸道侵入血液，通过血-脑屏障到达脑膜。新生儿则常由皮肤、胃肠道或脐部感染引起。

随着脑膜炎球菌和流感嗜血杆菌疫苗的接种、诊断和治疗水平的不断提高，该病在我国的发病率和病死率已明显下降。不过，在经济落后的发展中国家，该病的病死率仍可高达50%左右。

（二）脑脊液

脑脊液由侧脑室、第三脑室和第四脑室的脉络丛分泌，以侧脑室为多，充满于蛛网膜下隙、脑室和脊髓中央管内，相当于脑和脊髓的组织液与淋巴，具有保护、营养脑和脊髓的功能，在维持颅内压稳定方面也具有重要的作用。

1．脑脊液的循环途径

脑脊液从侧脑室经室间孔流至第三脑室，再通过中脑导水管流入第四脑室，从第四脑室流出后进入蛛网膜下隙（小部分流入脊髓蛛网膜下隙，大部分流入脑蛛网膜下隙），最后经蛛网膜粒渗入硬脑膜静脉窦内的静脉血中，如图 8-9 所示。

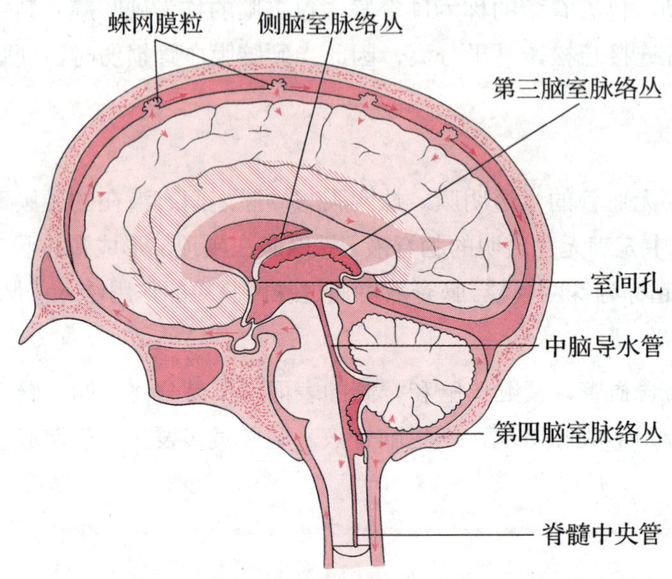

图 8-9 脑脊液的循环途径

2. 脑脊液的性质

（1）脑脊液的颜色

正常的脑脊液是无色透明的，新生儿的脑脊液大多呈黄色或红色，这是由产伤或新生儿黄疸引起的，尤其是早产儿。

（2）脑脊液的量

婴儿脑脊液的量为 30～40 mL，1 岁以上的幼儿为 40～60 mL，成人为 60～200 mL。

（3）脑脊液中的细胞数

6 月龄以下婴儿脑脊液中的细胞很少或没有；6 月龄以上的婴幼儿，多数为每毫升 5 个，少数为每毫升 5～10 个；成人为每毫升 5～10 个。

探索二 婴幼儿神经系统的功能

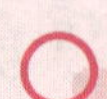

一、神经系统的活动方式

神经系统的基本活动方式是反射，反射是指神经系统在调节机体的活动中，对内、外环境的各种刺激做出的适宜反应。反射的结构基础是反射弧，反射弧由感受器、传入神经、中间神经元（中枢）、传出神经和效应器构成。反射弧的任一结构受损，反射活动都将减弱或消失。反射可分为非条件反射和条件反射。

（一）非条件反射

非条件反射是指出生时即有、终生存在的反射，如角膜反射、吞咽反射和瞳孔对光反射等，由大脑皮质以下的神经中枢（如脑干和脊髓）控制。

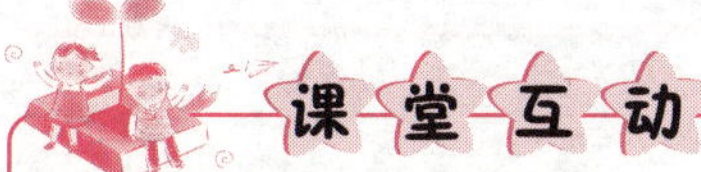

在人的日常行为中，还有哪些属于非条件反射？

正常婴幼儿出生时具有一些特殊的非条件反射，称为原始反射。原始反射不受意识控制，具有暂时性，一般在婴幼儿出生后2～6个月开始逐渐消失，如表8-1所示。婴幼儿未出现原始反射，或原始反射在正常应消失的年龄仍存在，提示婴幼儿的神经系统发育异常。

表8-1 常见的原始反射及其消失年龄

名称	消失年龄/月龄
拥抱反射	3～6
吸吮反射	4～7
觅食反射	4～7
握持反射	3～4
颈肢反射	6
迈步反射	2
颈拨正反射	6

资料来源：黄国英、孙锟、罗小平，《儿科学》（第10版），人民卫生出版社，2024年。

知识窗

常见的原始反射

（1）拥抱反射：当母亲或其他照护者突然靠近婴幼儿身旁或发出响声时，婴幼儿两臂外展伸直，继而屈曲内收到胸前呈拥抱状。

（2）吸吮反射：用乳头和手指等触碰婴幼儿的口唇时，婴幼儿出现口唇及舌的吸吮动作。

（3）觅食反射：在被触摸腮部时，婴幼儿向刺激源做出转头张嘴吮吸的动作。

（4）握持反射：将物品或手指置入婴幼儿手心时，婴幼儿能将其握紧。

（5）颈肢反射：向一侧旋转婴幼儿的头部，婴幼儿面部所向一侧的上下肢强直性伸展，而对侧上下肢屈曲。

（6）迈步反射：婴幼儿被竖着抱起，且脚部受到刺激（如放在平面上）时，会做出髋与膝关节弯曲，并尝试迈出步伐的动作。

（7）颈拨正反射：婴幼儿仰卧时，将其头转向一侧，其整个身体也向该侧翻转。

（二）条件反射

条件反射是指通过后天学习和训练形成的反射，是大脑皮质参与的高级神经活动，具有短暂性，是在非条件反射的基础上形成的（详见本项目任务三）。

二、脊髓的功能

（一）传导功能

除头面部外，来自躯干和四肢各种感受器的传入信号，都是经过脊髓内的上行传导束传至脑的。脑对躯干、四肢及部分内脏器官的管理，是通过脊髓内的下行传导束传至相应效应器的。因此，脊髓是脑与周围神经系统联系的重要通路。

（二）反射功能

脊髓灰质内有多个反射中枢，正常情况下，脊髓的反射活动是在脑的控制下进行的。脊髓可完成的反射活动有多种类型，如腹壁反射和提睾反射等浅反射，肱二头肌反射、肱三头肌反射和膝跳反射等深反射，以及排尿反射、排便反射和排汗反射等内脏反射。

三、脑的功能

（一）脑干的功能

脑干中有许多重要的内脏活动中枢。许多基本生命现象（如心血管活动和呼吸等）的反射调节在延髓初步完成，延髓一旦受到损伤，心跳和呼吸会立即停止，故延髓有“生命中枢”之称。同时，延髓也是咳嗽、打喷嚏、吞咽和呕吐等反射的整合中枢。此外，脑桥为呼吸调整中枢和角膜反射中枢，中脑为瞳孔对光反射中枢。

（二）小脑的功能

小脑是重要的运动调节中枢，其功能主要是维持身体平衡、调节肌张力、调控骨骼肌的随意运动和精细运动。婴幼儿小脑的发育相对较晚，至 1 岁左右才开始迅速发育，5 岁左右发育成熟。因此，婴幼儿 1 岁以前肢体动作不协调，1 岁以后身体的平衡能力和动作的准确性会明显提高。

（三）间脑的功能

1．丘脑的功能

丘脑是除嗅觉以外各种感觉传入通路的换元（更换神经元）站，同时也能对感觉传入信息进行初步的分析与整合。丘脑各部分向大脑皮质的投射称为感觉投射系统，感觉投射系统可分为特异性投射系统和非特异性投射系统。

（1）特异性投射系统

特异性投射系统对每一种感觉的投射都具有专一性，与大脑皮质具有点对点的投射关系。特异性投射系统的功能是引起各种特定的感觉，并激发大脑皮质发出神经冲动。

（2）非特异性投射系统

非特异性投射系统在投射途中多次换元，且弥散性投射到大脑皮质的广泛区域，因此与大脑皮质不具有点对点的投射关系，不产生特定的感觉，其主要功能是维持和改变大脑皮质的兴奋状态。

正常情况下，特异性投射系统和非特异性投射系统在功能上相互协调、相互配合，才能使人既能处于觉醒状态，又能产生各种特定的感觉。

2．下丘脑的功能

下丘脑是自主神经的高级中枢，控制交感神经和副交感神经的活动。

（四）端脑的功能

大脑皮质是神经系统的最高级中枢。它接收皮质下各部位传来的各种传入冲动，产生感觉和思维等活动；同时又通过下行传导通路管理躯体运动、调节各器官和系统的活动。大脑皮质的某些区域通常比较集中地执行一定的功能，这种现象称为大脑皮质的功能定位，如图 8-10 所示。

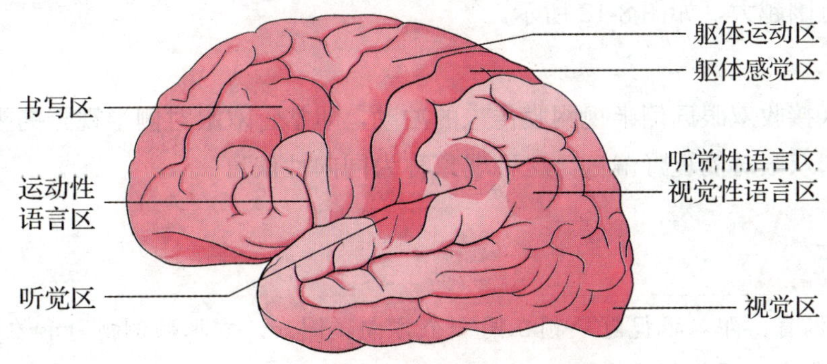

图 8-10　大脑皮质的功能定位

1. 躯体运动区

躯体运动区对骨骼肌运动具有支配作用。身体各部在此区的投射特点如下：① 上下颠倒，即下肢代表区在皮质顶部，上肢和躯干部代表区在皮质中间，头面部代表区在皮质底部，但头面部代表区内部的安排仍为正立；② 左右交叉，即一侧运动区支配对侧肢体的运动，但在头面部，除面肌和舌肌外，其余肌肉多为双侧支配；③ 身体各部代表区投射范围的大小与运动的精细程度和复杂程度有关，运动越精细、越复杂的部位，其代表区的投射范围越大，如图 8-11 所示。

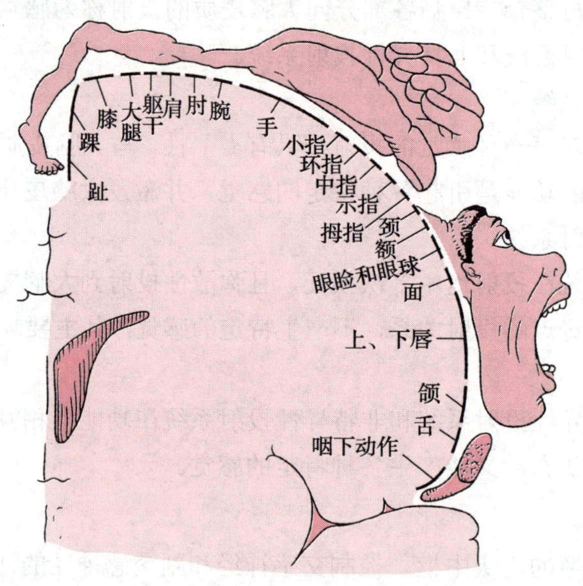

图 8-11　身体各部在躯体运动区的投射

2. 躯体感觉区

躯体感觉区接收对侧躯体的痛觉、温觉、触觉、压觉、位置觉和运动觉。身体各部在此区的投射特点与躯体运动区相似，具体如下：① 上下颠倒，但头部正立；② 左右交叉；③ 身体各部代表区投射范围的大小取决于该部感觉的敏感程度，感觉越敏感的部位，其代表区的投射范围越大，如图 8-12 所示。

3. 视觉区

一侧视区接收双眼同侧半视网膜传来的冲动，即掌管双眼对侧半视野的视觉。一侧视区受损可引起双眼对侧视野偏盲，这种现象称为同向性偏盲。

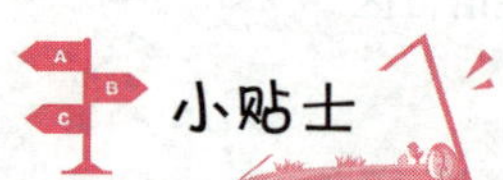
小贴士

同向性偏盲，即双眼视野缺损在同一个方向。例如，右眼颞侧视野和左眼鼻侧视野同时缺损，称为双眼右侧偏盲。

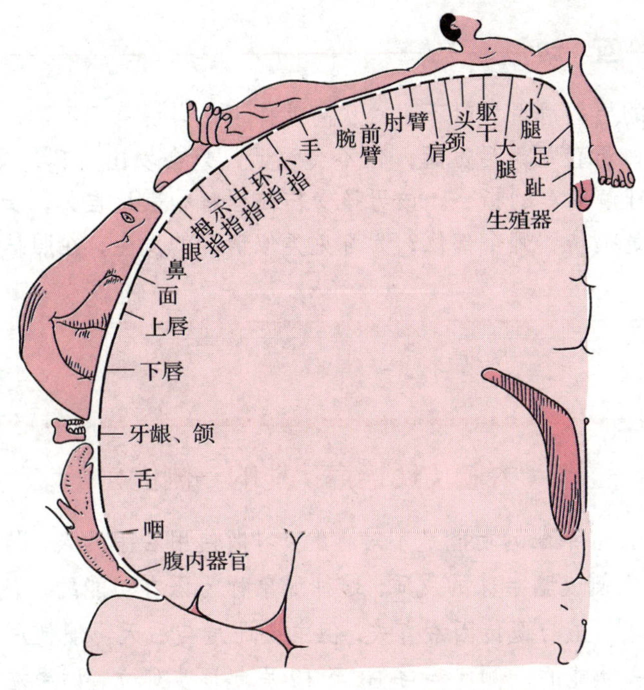

图 8-12　身体各部在躯体感觉区的投射

4．听觉区

每侧听区均接收来自两耳的听觉冲动，因此，一侧听区受损，不至引起全聋。

5．语言区

语言区包括书写区、运动性语言区（又称说话区）、听觉性语言区（又称听话区）和视觉性语言区（又称阅读区）。

（1）书写区

书写区受损的人能听懂别人说话，自己也会说话，能看懂文字，手的其他功能也正常，但丧失书写和绘图等能力，这种症状称为失写症。

（2）运动性语言区

运动性语言区受损的人能书写和看懂文字，能听懂别人说话，虽然发音正常，但不能说出有意义的语言，这种症状称为运动性失语症。

（3）听觉性语言区

听觉性语言区受损的人能说话、书写和阅读文字，虽能听到别人说话，但不能理解说话人的意思，也不能正确回答问题，这种症状称为感觉性失语症。

（4）视觉性语言区

视觉性语言区受损的人虽视觉和其他语言功能正常，但看不懂原来已认识的字，也不能理解文字符号的意义，这种症状称为失读症。

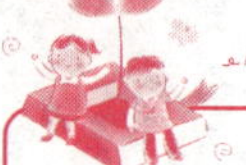

课堂互动

一个2岁半的男孩滑滑梯时不小心从高处摔下，当场意识不清，被紧急送往医院急诊。经抢救，该男孩几天后苏醒，但不会说话，只会发出“嗯，嗯”“啊，啊”等无意义音节，能理解简单的指令。该男孩受伤前理解和表达自如，尚未学习文字。

该男孩可能是损伤了哪个部位？为避免类似情况的发生，在照护婴幼儿时应注意哪些事项？

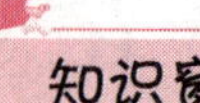

知识窗

大脑皮质语言功能的一侧优势

人类两侧大脑半球的功能是不对称的，习惯使用右手的人，其与语言有关的中枢主要集中在左侧大脑半球的皮质，这种现象称为语言功能的一侧优势。该优势现象为人类所特有，虽与遗传因素有关，但主要还是与后天习惯使用右手劳动有密切关系。人类语言功能的一侧优势自10至12岁起逐步建立，如果左侧大脑半球在此之前受损，尚可能在右侧大脑半球重新建立语言中枢。但成年后，语言功能的一侧优势已经形成，此时再发生左侧大脑半球损伤，则很难在右侧大脑半球重建语言中枢。

右侧大脑半球在非语言性的认知功能上占优势，如空间辨认、深度知觉、触-压觉认知和音乐欣赏等。不过，一侧优势现象是相对的，习惯使用右手的人，其左侧大脑半球也有一定的非语言性认知功能，右侧大脑半球也具有一定的简单的语言活动功能。

探索三　婴幼儿神经系统的高级活动

神经系统的高级活动主要指大脑皮质的高级生理功能，如条件反射、学习、记忆、语言、觉醒与睡眠等。

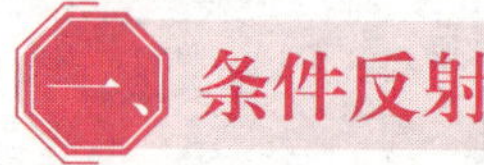

一、条件反射

（一）条件反射的建立与消退

条件反射建立的基本条件是无关刺激与非条件刺激在时间上的结合，这个结合过程称

为强化。经过多次强化，当无关刺激转变为条件刺激时，就建立了条件反射。任何无关刺激与非条件刺激结合应用，都可以形成条件反射。条件反射建立后，如果反复给予条件刺激，而不用非条件刺激强化，条件反射就会减弱，最后完全消失，这个过程称为条件反射的消退。条件反射的消退不是条件反射的简单丧失，而是中枢将原来的兴奋性刺激转为抑制性刺激的结果。

（二）人类条件反射的特征

引起条件反射的刺激信号可分为两类。一类是现实具体的信号，如灯光、铃声、食物的形状和气味等，称为第一信号；另一类是对现实具体事物进行抽象概括的信号，如语言和文字，称为第二信号。能对第一信号发生反应的大脑皮质功能系统，称为第一信号系统，是人类和动物所共有的；能对第二信号发生反应的大脑皮质功能系统，称为第二信号系统，是人类所特有的，这也是人类区别于动物的主要特征。婴幼儿建立条件反射很容易，特别是建立第一信号系统的条件反射，但其条件反射保持的时间短，需要经常强化，否则容易消退。

婴幼儿在出生后 2 周左右形成第一个条件反射，即抱起喂奶时出现吸吮动作；2 个月时，可形成与视觉、听觉、味觉、嗅觉和触觉等相关的条件反射；3～4 个月时，出现兴奋性和抑制性条件反射，如一听到音乐就手舞足蹈；2 岁以后可以利用第二信号系统，即以词语作为条件刺激建立条件反射。条件反射可帮助婴幼儿建立较好的生活习惯，如进食、睡眠及如厕训练等。随着条件反射的建立和积累，婴幼儿的智力发展也逐渐趋于完善。

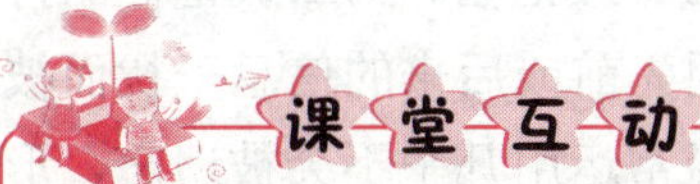

出生后 2 周左右，婴幼儿被抱起喂奶时就会出现吸吮动作，请尝试分析婴幼儿的这一条件反射是如何形成的。

二、学习和记忆

学习和记忆是与条件反射密切相关的神经活动过程。学习是条件反射的建立，是指人从外环境获取新信息的过程。记忆是条件反射的巩固，是指脑将获取的信息进行编码、储存和提取的过程。

（一）学习

学习主要有非联合型学习和联合型学习两种形式。

1. 非联合型学习

非联合型学习是一种不需要在刺激和反应之间形成某种明确联系的学习形式，只要受到单一重复刺激就可产生。习惯化和敏感化就属于这种类型的学习。例如，人们对有规律出现的强噪声会逐渐减弱反应，即出现习惯化；在受到强的伤害性刺激之后，对弱刺激的反应会加强，即出现敏感化。

2. 联合型学习

联合型学习是指两件事情在时间上很靠近地重复发生，最后在脑内逐渐形成相互联系的过程。条件反射的建立和消退就属于联合型学习。

婴幼儿的神经系统正处于发育阶段，大脑皮质的兴奋与抑制过程不平衡，往往兴奋占优势，加之神经髓鞘化不完善，兴奋很容易扩散。因此，婴幼儿学习时，兴奋性在开始的时候最高，但保持的时间不够长，大脑皮质的兴奋与抑制转化很快，学习兴趣在很短的时间内就会发生转移。

（二）记忆

记忆过程可分为四个连续的阶段，即感觉性记忆、第一级记忆、第二级记忆和第三级记忆。

感觉性记忆是指信息在脑内感觉区短暂储存的阶段，一般不超过 1 s。这些信息如果未经注意和处理，很快就会被遗忘，若经过加工、处理和整合，则形成第一级记忆。第一级记忆的持续时间也很短，一般几秒钟至几分钟。第一级记忆中储存的信息经反复运用和强化，在第一级记忆中的停留时间延长，这样信息就容易转入第二级记忆。第二级记忆的持续时间可为数分钟至数年。在第二级记忆中，储存的信息可因先前或后来的信息干扰而被遗忘。有些信息，如自己的名字或每天都进行的操作，由于经常运用几乎不会被遗忘，形成永久记忆，即第三级记忆。

婴幼儿在出生后 2 个月左右就有姿势记忆和运动记忆，如横抱怀中即知道吃奶；5～6 个月时可认识并记住妈妈；7～9 个月时能想起不在眼前的事物；1 岁时能记住常用物品的名称；2 岁时能记住简单的儿歌。

婴幼儿记忆持续的时间，出生后 3 个月时为数分钟，1 岁时为 2 个星期左右，2 岁时为数个月，3 岁时可持续 1 年，4 岁起可持久不退。

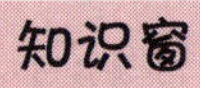
知识窗

遗　忘

遗忘是伴随学习和记忆的一种正常的生理现象，是指部分或全部记忆的丧失。遗忘并不意味着记忆的消失，例如，复习已经遗忘的内容要比学习新内容容易得多。正常的生理性遗忘具有适应性保护作用，有利于脑内储存更有用的信息。

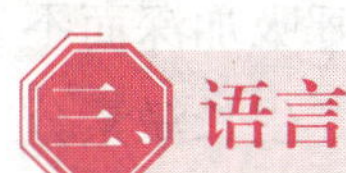

三、语言

语言功能是脑的高级功能，包括与语言和文字有关的全部智力活动，如听、说、读和写等，是人类区别于其他动物的典型特征。

婴幼儿语言方面的教养任务

1 岁以前，由于大脑皮质发育不完善，婴幼儿无法协调支配喉、舌、牙和唇等，语言表达能力很差，主要是倾听和理解，处于语言发展的准备期。6 个月之前，婴幼儿学习的重点是辨别语音；8 个月时能听懂自己的名字，能模仿日常听到的声音，但只能模仿，不了解意义；10 个月时开始了解声音的意义，如开始理解“妈妈”和“爸爸”的意义；到 2 岁末时，能说出 2～3 个字的词语和句子；3 岁时能复述 2 个数字；4 岁时能复述 3 个数字；5 岁时能复述 10 个字的句子；6～7 岁时能读书和写字。

不过，语言发育有很大的个体差异，有的婴幼儿 2～3 岁时才开始发育。对于发育较慢的婴幼儿，应带其到专业机构评估语言发育情况。

四、觉醒与睡眠

觉醒与睡眠具有明显的昼夜节律性，是人体所处的两种不同的功能状态。

（一）觉醒

觉醒时，大脑皮质处于兴奋状态。人只有在觉醒状态下才能进行各种体力和脑力活动。

（二）睡眠

睡眠是大脑皮质的抑制过程，表现为机体对外界刺激的反应性降低和意识暂时中断。睡眠能使人的精力和体力得到恢复，能促进生长发育、提高学习和记忆能力。睡眠过程可分为非快速眼动睡眠和快速眼动睡眠两个时相。

1. 非快速眼动睡眠

在这一时相，人的视觉、听觉、嗅觉和触觉等感觉功能，以及骨骼肌反射活动、循环功能和呼吸功能等均减弱，但生长激素的分泌明显增多，因此非快速眼动睡眠有利于体力恢复和生长发育。

2. 快速眼动睡眠

在这一时相，人的感觉功能进一步减弱，较难唤醒；骨骼肌反射活动进一步减弱，肌肉几乎完全松弛。此外，还可出现阵发性肢体抽动、血压升高、心率加快、呼吸加深而不规则等表现。在这一时相，脑内蛋白质合成加快，脑的耗氧量和血流量增多，生长激素分泌减少，因此快速眼动睡眠与婴幼儿神经系统的发育和建立新的突触联系密切相关，有利于提高学习和记忆能力。

在完整的睡眠过程中，以上两种不同时相交替出现。通常，成人睡眠开始于非快速眼动睡眠，持续 80～120 min 后转入快速眼动睡眠，20～30 min 后又转入非快速眼动睡眠，如此交替反复 4～5 次完成睡眠过程。婴幼儿的快速眼动睡眠比例相对较大，随着年龄的增长，脑发育速度逐步减慢，快速眼动睡眠也随之减少。

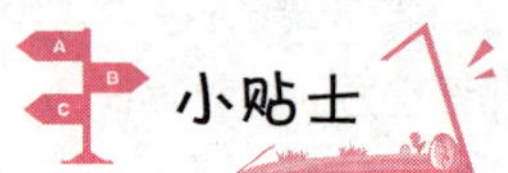

小贴士

两种时相的睡眠均可直接转为觉醒状态。

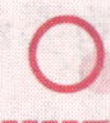

探索四　婴幼儿神经系统的保健要点

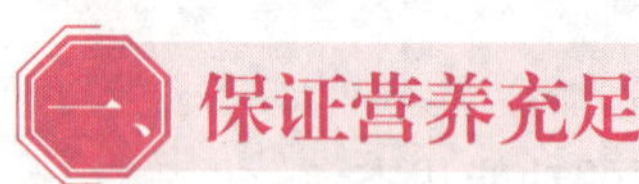

一、保证营养充足

婴幼儿正处于神经系统快速发育的时期，需要足够的营养物质作为支撑。神经系统生理活动所需的能量主要由葡萄糖提供，且婴幼儿脑组织富含蛋白质，因此，应为婴幼儿提供充足的糖和蛋白质，以保证婴幼儿有充足的能量来源，同时避免消耗过多的蛋白质满足能量需求。此外，血钙能维持神经-肌肉正常的兴奋性，当血钙过低时，神经-肌肉兴奋性增高，可导致抽搐，因此还应为婴幼儿提供适当的高钙食物。

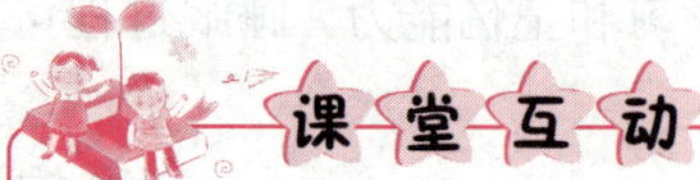

课堂互动

日常饮食中，哪些食物可作为婴幼儿的补脑食物？

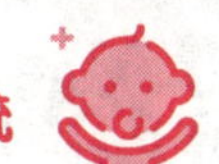

幼有善育

生命早期营养状况将极大影响婴幼儿大脑发育水平

根据世界卫生组织的定义，生命早期1 000天是指孕期（约280天）至婴幼儿2岁这一时间段。这一时期是个体成长和智力发育的“机遇窗口期”。随着人们对营养认知水平的不断提高，“生命早期1 000天”概念的不断普及，生命早期营养的重要性日渐凸显。

有观点认为，生命早期1 000天的生命质量决定人生30 000天的生命质量，值得全社会重视，这一观点在国家近年来不断推出的相关政策中得到了印证。早在2017年，国务院办公厅就印发《国民营养计划（2017—2030年）》，建议启动生命早期1 000天营养健康行动；2019年，国家卫生健康委建议特别关注生命早期1 000天的营养支持和干预。

为积极响应国家号召，倡导并推动生命早期脑发育与营养研究，更好地指导食品行业创新实践，2023年，中国食品科学技术学会发布《生命早期1 000天大脑发育与营养科学证据》（以下简称《科学证据》），进一步揭秘了生命早期营养状况对婴幼儿大脑发育的关键性影响，明确了宏量营养素和微量营养素等对于保障胎儿和婴幼儿大脑的结构、功能与可塑性的重要意义。

《科学证据》指出，生命早期营养缺乏、失衡乃至不良饮食因素暴露（如孕产妇高脂肪饮食、营养不良或感染食源性致病因子等），都可能增加婴幼儿发生孤独症、多动症及成年后罹患精神类疾病的风险，并且难以通过后续生命进程中的营养补充逆转。

《科学证据》提到，在生命早期1 000天，宏量营养素和微量营养素为大脑和神经认知功能的发育提供基本的物质基础。宏量营养素中，以多不饱和脂肪酸为例，其对胎儿的神经发育至关重要，摄入不足可能导致智力发育低下、认知和语言发育异常。实际研究发现，生命早期更常见微量营养素缺乏。孕早期胎儿铁缺乏将增加孤独症的风险，孕中晚期铁缺乏分别可增加精神分裂症和神经认知功能缺陷的风险；生命早期锌缺乏可导致发育缺陷，如学习和记忆能力低下；孕期维生素A缺乏易引起胎儿中枢神经系统发育畸形，严重时可引起眼干燥症、角膜溃疡和失明；产前维生素D缺乏可增加婴幼儿智力和语言发育低下的风险等。

值得注意的是，无论是宏量营养素还是微量营养素，并不都是多多益善，很多营养素补充过多反而会起到相反的作用。《科学证据》反复强调，在补充某些营养素之前，应先通过一些检查对身体的缺乏状况进行严谨的评估。

资料来源：张欣烁，《最新研究成果显示：生命早期营养状况将极大影响婴幼儿大脑发育水平》，新华网，2023 年 10 月 31 日，有改动

二、确保睡眠充足

婴幼儿的神经系统尚未发育完善，需要较长的睡眠时间进行休整。婴幼儿刚出生时，除了吃奶，几乎全部时间都处于睡眠状态；1～6 个月时，婴幼儿每日睡眠时间为 16～18 h；7～12 个月时为 14～15 h；1～2 岁时为 13～14 h；2～3 岁时为 12～13 h。此外，还要注重提高婴幼儿的睡眠质量。例如，营造良好的睡眠环境以延长婴幼儿快速眼动睡眠的时间。

如何为婴幼儿营造良好的睡眠环境

三、保持空气新鲜

婴幼儿的脑对氧的需求量较大，其脑组织对缺氧十分敏感，对于缺氧的耐受力远不如成人。因此，婴幼儿的休息室和活动室应定时通风换气，保持空气新鲜；同时应多组织婴幼儿在户外活动，以让其呼吸更多新鲜空气。

小贴士

安静状态下，婴幼儿脑的耗氧量约占全身总耗氧量的 50%，而成人仅为 20%左右。

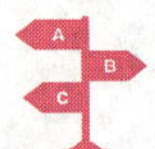

四、做好安全防护

活泼好动是婴幼儿的天性，但一次不起眼的磕碰就可能损伤婴幼儿的脑和脊髓，对婴幼儿的神经系统造成不可逆转的影响。因此，做好婴幼儿的安全防护工作是重中之重。婴幼儿发生头部碰伤时，若有开放性伤口，照护者应用清洁手帕或纸巾为其按压止血，并及时将其送往医院处理；若出现头痛、头晕和呕吐等表现，说明可能存在颅内损伤，照护者须立即将婴幼儿送往医院处理。

项目检测

一、单项选择题

1. 下列关于神经元基本结构的说法，错误的是（　　）。
   A. 神经元由胞体和突起两部分组成
   B. 一个神经元可以有多个树突
   C. 一个神经元通常只有一个轴突
   D. 轴突就是神经纤维
2. 下列关于脊髓内部结构的说法，错误的是（　　）。
   A. 主要包括灰质和白质　　B. 灰质在中央，白质在周围
   C. 中央管内有脑脊液　　D. 灰质的纵切面呈蝴蝶形
3. 下列关于脑干的说法述，错误的是（　　）。
   A. 由延髓、脑桥和中脑组成　　B. 与间脑相邻
   C. 内部结构与脊髓相似　　D. 背面与小脑相连
4. 下列关于端脑的说法，错误的是（　　）。
   A. 胼胝体连接左、右大脑半球
   B. 婴幼儿出生时尚不具备所有的沟和回
   C. 大脑皮质主要由神经元胞体构成
   D. 每侧大脑半球分为额叶、顶叶、颞叶、枕叶和岛叶 5 叶
5. 婴幼儿常见的原始反射不包括（　　）。
   A. 拥抱反射　　B. 觅食反射
   C. 膝跳反射　　D. 握持反射
6. 丘脑特异性投射系统的主要作用是（　　）。
   A. 引起特定的感觉
   B. 调节随意运动
   C. 维持和改变大脑皮质的兴奋状态
   D. 控制交感神经和副交感神经的活动
7. 下列关于端脑躯体感觉区的说法，正确的是（　　）。
   A. 接收同侧躯体的感觉
   B. 切除该区可产生明显的感觉障碍
   C. 头部投射上下颠倒
   D. 投射成正立分布

8．下列关于条件反射的说法，错误的是（　　）。

A．婴幼儿较难建立

B．是大脑皮质参与的高级神经活动

C．婴幼儿对条件反射保持的时间较短

D．可帮助婴幼儿建立较好的生活习惯

9．感觉性失语症的表现不包括（　　）。

A．可以讲话　　B．可以书写

C．可看懂文字　　D．能理解讲话人的意思

二、填空题

1．神经系统分为__________和__________。前者包括__________和__________，后者包括__________和__________。

2．神经系统的基本结构和功能单位是__________。

3．神经纤维分为__________和__________。脑和脊髓的神经纤维多为__________。

4．脊髓的 31 个节段包括__________、__________、__________、__________和__________。

5．神经系统的基本活动方式是__________，其结构基础是__________。

6．大脑皮质的语言区包括__________、__________、__________和__________。

7．婴幼儿大脑皮质的兴奋与抑制过程不平衡，往往__________占优势。

8．睡眠过程可分为__________和__________两个时相。其中，__________与婴幼儿神经系统的发育和建立新的突触联系密切相关。

三、简答题

1．婴幼儿神经系统的结构与成人相比，有哪些不同点？

2．简述脊髓的功能。

3．简述婴幼儿语言发展的特点。

项目实践

婴幼儿神经系统知识竞赛

以班级为单位举办婴幼儿神经系统知识竞赛。具体要求如下：

（1）3～5 人组成一竞赛小组，并选出一名组长统筹组内工作。

（2）由任课教师根据本项目所学知识编写 15 道单项选择题、15 道判断题和 15 道填空题（根据竞赛小组数量适当调整题目数量）。单项选择题和判断题作为淘汰赛题目，填

空题作为循环赛题目。

（3）竞赛分为淘汰赛和循环赛。淘汰赛采取抢答形式，累计得分最高的 4 组进入循环赛。循环赛采取两两抢答的形式，先得 3 分者胜利。具体流程如下：淘汰赛第 4 名的小组挑战第 3 名，胜利者挑战第 2 名，再胜者挑战第 1 名，最后胜利者为本次知识竞赛的冠军。

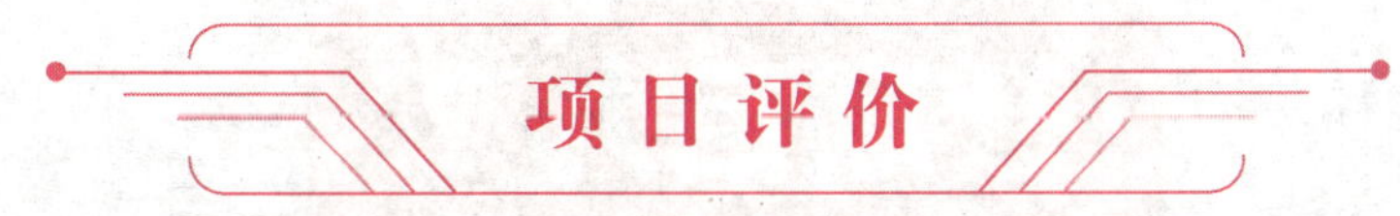

项目评价

请同学们结合课上学习情况、项目检测和项目实践的完成情况，按照表 8-2 的评价标准自评和互评，并请任课教师给予总体评价。

表 8-2　项目评价表

<table>
<tr><th rowspan="2">考核内容</th><th rowspan="2">评价标准</th><th rowspan="2">分值</th><th colspan="3">评价得分</th></tr>
<tr><th>自评</th><th>互评</th><th>师评</th></tr>
<tr><td rowspan="2">能力评价</td><td>能够运用所学知识正确评估婴幼儿神经系统的发育水平</td><td>10</td><td></td><td></td><td></td></tr>
<tr><td>能够根据婴幼儿神经系统的发育特点开展科学、合理的保育教育活动</td><td>15</td><td></td><td></td><td></td></tr>
<tr><td rowspan="4">知识评价</td><td>掌握婴幼儿神经系统的结构和功能</td><td>15</td><td></td><td></td><td></td></tr>
<tr><td>掌握婴幼儿神经系统的高级活动</td><td>15</td><td></td><td></td><td></td></tr>
<tr><td>掌握婴幼儿神经系统的发育特点</td><td>15</td><td></td><td></td><td></td></tr>
<tr><td>熟悉婴幼儿神经系统的保健要点</td><td>10</td><td></td><td></td><td></td></tr>
<tr><td rowspan="2">素养评价</td><td>具备良好的团队协作精神，能在项目实践活动中与小组成员密切配合，为小组取得较好的成绩</td><td>10</td><td></td><td></td><td></td></tr>
<tr><td>尊重婴幼儿神经系统的发展规律和发育需求，科学照护和教育婴幼儿，致力于婴幼儿的全面发展与可持续发展</td><td>10</td><td></td><td></td><td></td></tr>
<tr><td>总评</td><td>自评×30%+互评×30%+师评×40%</td><td colspan="4"></td></tr>
<tr><td>教师评价</td><td colspan="5">教师（签名）：</td></tr>
</table>

项目九

婴幼儿的感觉器官

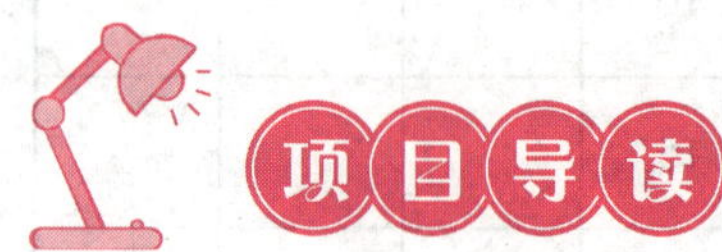

项目导读

眼睛可以看到缤纷的色彩，耳朵可以听到悦耳的旋律，皮肤可以感知四季的冷暖。正是由于这些感觉器官的存在，人的世界才变得如此精彩。

从出生开始，人们就通过感觉器官接收外界的信息、感受外界的刺激，来探索和认识周围的世界。不过，婴幼儿的感觉器官尚未发育成熟，在结构和功能方面与成人有着不小的差异。那么，这些差异具体体现在哪些方面？婴幼儿感知到的世界又是什么样的呢？本项目将对上述问题的相关内容进行详细讲解。

学习目标

知识目标：

- 掌握婴幼儿眼的结构和功能。
- 掌握婴幼儿耳的结构和功能。
- 掌握婴幼儿皮肤的结构和功能。
- 熟悉婴幼儿感觉器官的保健要点。

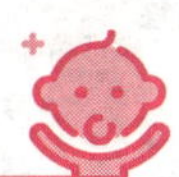

能力目标：

- 能够根据婴幼儿感觉器官的结构和功能特点开展科学、合理的保育教育活动。

素质目标：

- 树立科学的保育教育理念，支持婴幼儿主动探索、操作体验和表达表现，丰富婴幼儿的直接经验。
- 强化协调育人意识，与家庭和社区密切协作，积极向家庭和社区宣传科学育儿理念和方法，充分整合各方资源支持托育机构的保育教育工作。

项目导入

阳阳今年 2 岁半，平时很喜欢看绘本，为此妈妈给他买了很多有趣的绘本。最近，阳阳更是痴迷于此，从早到晚都在看，有时候一次可以看 40 min，妈妈很担心他近视。正好这几天社区开展眼科义诊活动，阳阳妈妈决定带阳阳去检查一下视力。结果，医生检查阳阳的眼睛后，在检查单上写了“屈光不正”4 个字。

请问：阳阳的视力有问题吗？婴幼儿眼的发育有何特点？

感觉器官是指人体与外界环境发生联系，感知周围事物变化的一类器官，主要包括眼、耳、鼻、舌和皮肤等，本项目主要对眼、耳和皮肤进行讲解。

探索一　婴幼儿眼的结构和功能

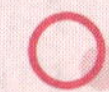

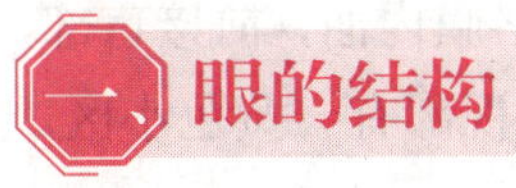

一、眼的结构

眼由眼球和眼副器共同构成。

（一）眼球

眼球是眼的主要部分，位于眶内，略呈球形，其后部借视神经与脑相连。眼球由眼球壁和眼球内容物构成，眼球壁包括外膜、中膜和内膜，眼球内容物包括房水、晶状体和玻

璃体，如图 9-1 所示。

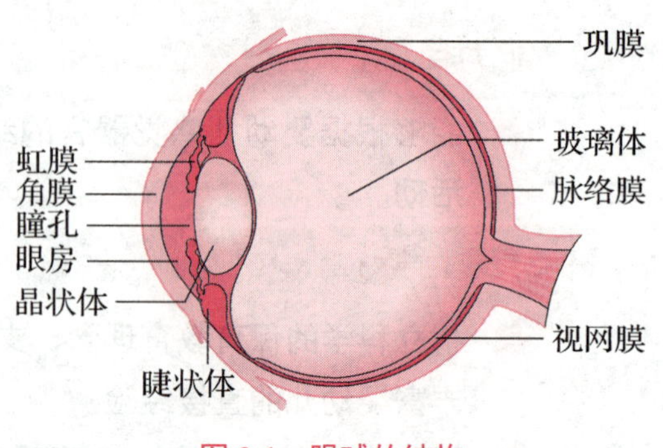

图 9-1　眼球的结构

1．眼球壁

（1）外膜

外膜由致密坚韧的结缔组织膜构成，分为角膜和巩膜。

✧ **角膜**：为外膜的前 1/6，透明微凸，中央较薄，四周较厚，具有屈光作用。角膜内无血管，但含有丰富的感觉神经末梢。

✧ **巩膜**：为外膜的后 5/6，呈乳白色，不透明，质地坚韧，俗称“眼白”。巩膜前缘与角膜相接，中部有血管和神经通过，后方与视神经外鞘相连续。

（2）中膜

中膜富含血管和色素细胞，呈棕黑色，由前向后分为虹膜、睫状体和脉络膜三部分。

✧ **虹膜**：是中膜最前面的部分，位于晶状体的前面，呈圆盘形。虹膜中央有圆形的瞳孔，瞳孔是外界光线进入眼睛的通道。虹膜内含有环形的瞳孔括约肌和放射状排列的瞳孔开大肌，瞳孔括约肌收缩可使瞳孔缩小，瞳孔开大肌收缩可使瞳孔放大，以调节进入眼内的光量。虹膜可呈棕黑色、蓝色或灰色等，具体颜色由虹膜内色素的含量和分布情况决定。

✧ **睫状体**：位于虹膜的后方，外侧是巩膜，是中膜的肥厚部分。睫状体内的平滑肌称为睫状肌，睫状肌可通过收缩或舒张起到调节晶状体厚度的作用，以适应视近物或视远物。

✧ **脉络膜**：位于中膜的后 2/3，是薄而软的棕色膜，介于巩膜和视网膜之间，后方有视神经通过。脉络膜富含血管，可为眼球提供营养；富含色素，可起遮光作用，避免光线从瞳孔外的眼壁透入而扰乱视觉。

（3）内膜

内膜是眼球壁的最内层，又称视网膜，是一层柔软而透明的膜，紧贴在脉络膜的内面，有感受光刺激的作用。视网膜分为虹膜部、睫状体部和脉络膜部。前两部分别位于虹膜和睫状体内，无神经成分，不感光，称为视网膜盲部；脉络膜部附于脉络膜内面，前接盲部，后连视神经，是神经组织膜，有感光作用，称为视网膜视部。视网膜视部有一黄色小区，称为黄斑，黄斑中央有一凹陷称为中央凹，是感光最敏锐的地方。

2．眼球内容物

（1）房水

房水充满于眼房（角膜与晶状体之间的间隙），为无色透明的液体。房水的主要功能是为角膜和晶状体提供营养、维持正常的眼内压，此外还有屈光作用。

（2）晶状体

晶状体位于虹膜与玻璃体之间，呈双凸透镜状，无色透明，具有弹性，无血管和神经分布。晶状体因疾病或创伤变混浊，可导致白内障。晶状体与睫状体由睫状小带连接，晶状体的曲度可随睫状肌的收缩和舒张而改变。

（3）玻璃体

玻璃体是一种无色透明的胶状物质，如果变混浊，视力会受到影响。玻璃体位于晶状体与视网膜之间，约占眼球的4/5，对视网膜有支撑作用，其支撑作用减弱，会导致视网膜脱离。

（二）眼副器

眼副器包括眼睑、结膜、泪器和眼球外肌等结构。

1．眼睑

眼睑分为上睑和下睑，主要起保护眼球的作用。上、下睑之间的裂隙称为睑裂，睑裂两端的锐角分别称为内眦和外眦。眼睑的游离缘称为睑缘，睑缘一般有2～3行睫毛，睫毛的作用主要是防止灰尘进入眼内和减弱强光照射。睑缘内侧端上下各有一小孔，称为泪点，如图9-2所示。

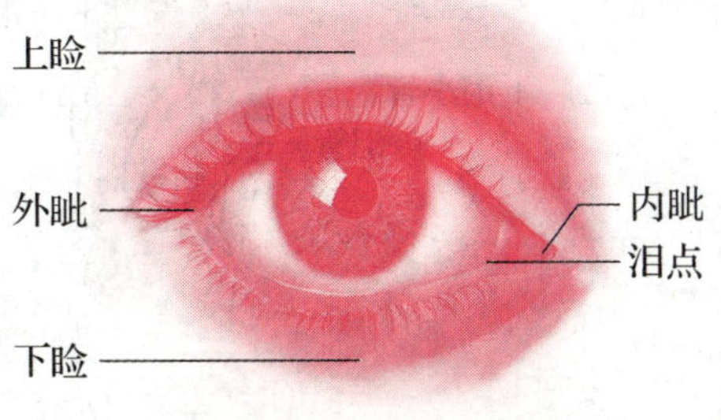

图9-2 眼睑的结构

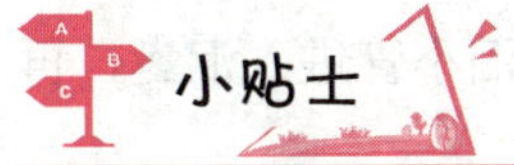

小贴士

如果睫毛长向角膜，称为倒睫。倒睫是婴幼儿常见的眼部疾病，会导致有异物感、经常流泪，还可造成结膜充血，甚至角膜浅表溃疡。

2．结膜

结膜是一层光滑透明的黏膜，位于眼球的前面和眼睑的后面，薄而富含血管。根据分布部位，结膜分为睑结膜、球结膜和结膜穹隆。睑结膜衬覆于上、下睑内面；球结膜覆盖在眼球前面，在接近角膜边缘处移行为角膜上皮；结膜穹隆为睑结膜和球结膜的移行处，分为结膜上穹和结膜下穹，如图9-3所示。

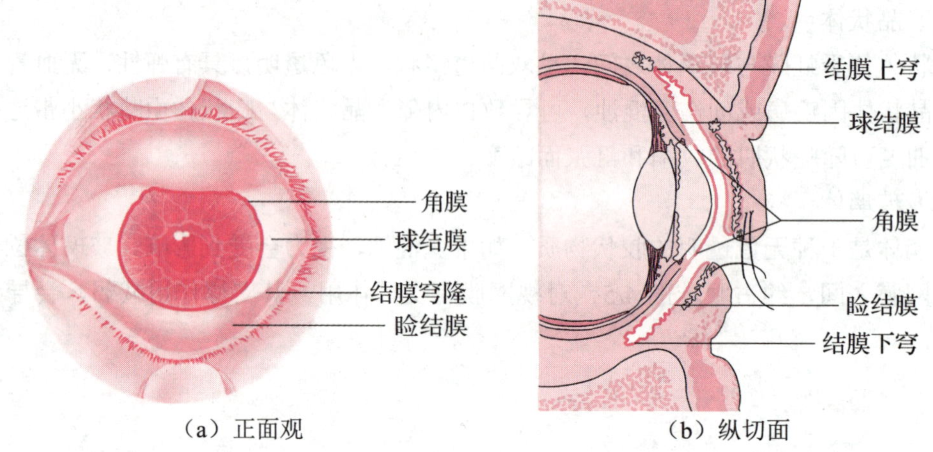

（a）正面观　　（b）纵切面

图 9-3　结膜的结构

3．泪器

泪器包括泪腺和泪道，泪道又可分为泪点、泪小管、泪囊和鼻泪管，如图 9-4 所示。

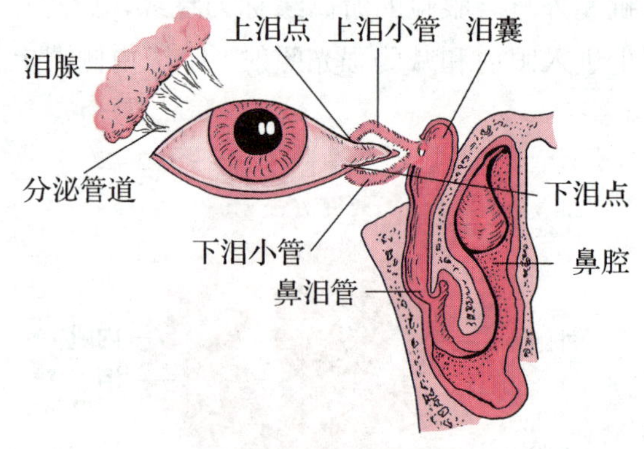

图 9-4　泪器的结构

（1）泪腺

泪腺位于眼眶上壁的泪腺窝内，可分泌泪液。泪液可借助眨眼活动分布至眼球表面，起到润滑角膜、冲洗灰尘和杀灭细菌等作用。多余的泪液会经泪点、泪小管进入泪囊，再通过鼻泪管到达鼻腔。

婴幼儿的泪腺发育不成熟，无法分泌足够的泪液，且婴幼儿眨眼的频率较低，对于外界刺激的防御能力较差，因此不建议让婴幼儿长时间观看电视和手机等电子产品。

（2）泪点

泪点是泪小管的开口，是泪液进入泪道的起始处。

（3）泪小管

泪小管为连接泪点与泪囊的管道，分为上泪小管和下泪小管。

（4）泪囊

泪囊位于眼眶内侧的泪囊窝内，泪囊的前面有睑内侧韧带和眼轮匝肌纤维。眼轮匝肌收缩时，睑内侧韧带拉伸，使泪囊扩大，囊内产生负压，泪液流入泪囊。

（5）鼻泪管

鼻泪管为膜性管道，上部与泪囊相通，下部开口于下鼻道。鼻泪管黏膜内有丰富的静脉微血管，婴幼儿感冒时，黏膜会充血肿胀，使鼻泪管下口闭塞，导致泪液向鼻腔引流不通畅，引起流泪。

4. 眼球外肌

眼球外肌共有 7 块，分布于眼球周围，包括运动眼球的 4 块直肌（上直肌、下直肌、内直肌和外直肌）、2 块斜肌（上斜肌和下斜肌）和上提上眼睑的上睑提肌，如图 9-5 所示。

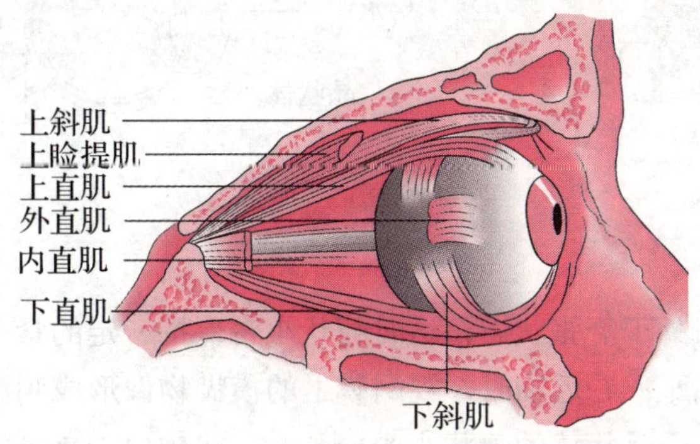

图 9-5 右眼眼球外肌（外侧面观）

内直肌使眼球转向内侧，外直肌使眼球转向外侧，上直肌使眼球转向上内方，下直肌使眼球转向下内方，上斜肌使眼球转向下外方，下斜肌使眼球转向上外方。两眼球的正常转动是两侧眼球外肌协同作用的结果，任一肌肌力减退或瘫痪，可导致斜视或复视。

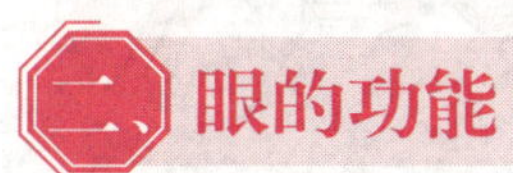二、眼的功能

眼在视觉形成中的主要功能是折光功能和感光功能。折光功能是指将外界物体的光折射到视网膜上并形成清晰的物像；感光功能是指将物像的光信号转变为电信号，经视神经传入视觉中枢。视觉中枢进一步分析处理，最终形成视觉。

（一）眼的折光功能

1. 眼的折光系统

由于感光细胞在视网膜上，因此外界物体能在视网膜上形成真实且清晰的物像是视觉形成的首要条件。外界物体在视网膜上形成物像是通过眼的折光系统完成的。眼的折光系统包括角膜、房水、晶状体和玻璃体。这四种折光体的折光能力不同，光线最主要的折射发生在角膜，其次是晶状体。

2. 眼的调节

根据光学成像原理，正常人眼看 6 m 以外的远物时，无须任何调节就能在视网膜上形成清晰的物像，如图 9-6 所示。看 6 m 以内的近物时，从物体发出或反射的光线到达眼时会出现一定程度的辐散，使物体成像在视网膜之后，视网膜上只能产生一个模糊的物像。为了看清物体，眼会通过适当的调节，使物像落在视网膜上，这种适应性变化过程称为眼的调节。眼的调节包括晶状体的调节、瞳孔的调节和眼球会聚。

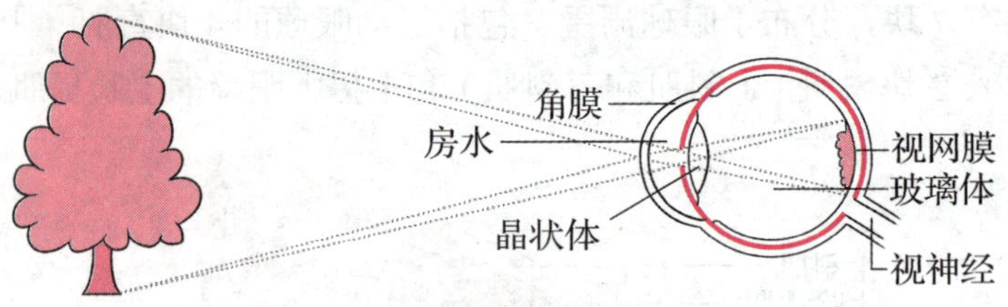

图 9-6　眼成像示意图

（1）晶状体的调节

看远物时，睫状肌处于舒张状态，这时睫状小带保持一定的紧张度，晶状体受睫状小带的牵引，形状相对扁平；看近物时，视网膜上的模糊物像形成刺激传至中枢，反射性引起睫状肌收缩，使连接于晶状体的睫状小带松弛，晶状体由于自身的弹性而变凸，折光能力增强，使物像前移，成像在视网膜上，如图 9-7 所示。

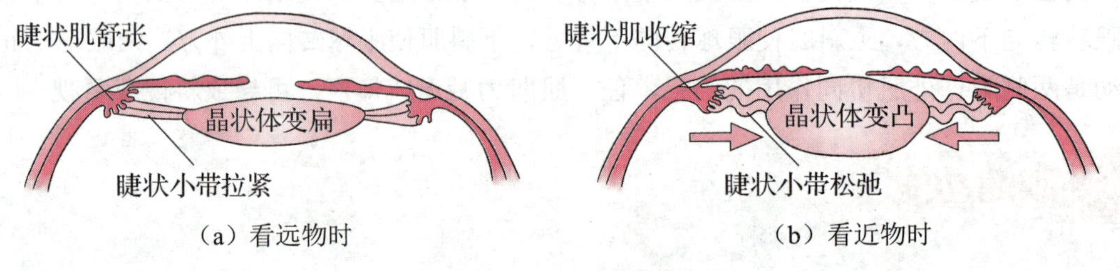

（a）看远物时　　（b）看近物时

图 9-7　晶状体的调节

婴幼儿的晶状体弹性大，调节能力较强，使近在眼前的物体也能清晰地成像在视网膜上。所以，即使把物体放在距离眼睛很近的地方，婴幼儿也能看清楚。但长此以往，容易使睫状肌疲劳、晶状体凸度变大，形成假性近视（又称调节性近视）。

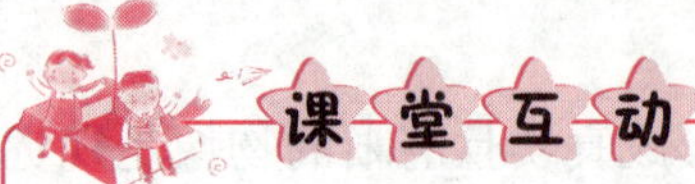

以小组为单位，每组准备一根蜡烛、一个 3 倍放大镜、一个 5 倍放大镜和一张黑色卡纸，模拟眼的成像原理。具体步骤如下：

（1）将卡纸（模拟视网膜）、放大镜（模拟晶状体）和蜡烛依次竖直摆放在桌面上，保持三者高度相同且在一条直线上，放大镜与卡纸相距 15 cm，如图 9-8 所示。

（2）点燃蜡烛，缓慢移动蜡烛，直到卡纸上呈现清晰的蜡烛火焰的像，测量并记录蜡烛与放大镜之间的距离。

（3）更换放大镜，重复上述步骤。

（4）结合所学知识，讨论实验结果。

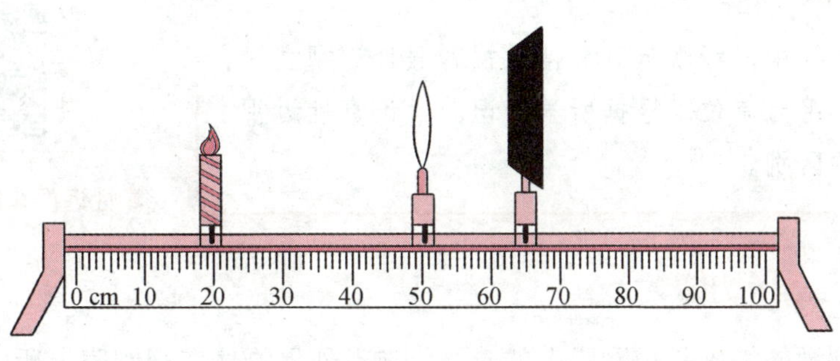

图 9-8　眼的成像原理模拟实验

（2）瞳孔的调节

瞳孔的放大和缩小可以调节进入眼内的光量。生理状态下，有两种情况可以改变瞳孔的大小：① 看近物反射性地引起双侧瞳孔缩小，这一过程称为瞳孔近反射或瞳孔调节反射。其意义是减少进入眼内的光量，减少折光系统的球面像差（像的边缘模糊）和色像差（像的边缘色彩模糊），使成像清晰。② 瞳孔在光线变强时缩小，在光线变弱时放大，这一反射过程称为瞳孔对光反射。其意义是调节进入眼内的光量，使视网膜不因光量过多而受到损害，也不因光量过少而影响视觉。

（3）眼球会聚

双眼注视近物时，双眼眼球会同时内收，这一现象称为眼球会聚。眼球会聚可使双眼看近物时，物体成像于两眼视网膜的对称点上，以避免形成复视。

3．眼的折光异常

由于眼球形态异常或折光能力异常，平行光线不能在视网膜上聚集成像的现象，称为眼的折光异常或屈光不正，包括近视、远视和散光。

（1）近视

近视多由眼球的前后径过长或折光系统的折光能力过强造成。近视可使来自远方物体的平行光线在视网膜前聚焦，引起视觉模糊。近视可用凹透镜矫正。

（2）远视

远视是由眼球前后径过短或折光系统折光能力过弱造成的。远视可使物体进入眼内的平行光线成像于视网膜之后，引起视觉模糊。远视可用凸透镜矫正。

（3）散光

正常人眼的角膜表面为正球面，球面各经线的曲率都相等，因此到达角膜表面各个点上的平行光线经折射后均能聚焦于视网膜上。散光眼的角膜经线曲率不一致，平行光线经折射后不能聚焦于视网膜上清晰成像，引起视物模糊。规则散光（眼外伤造成的角膜表面畸形可导致不规则散光）可用柱面镜矫正。

课堂互动

在日常生活中，经常听到真性近视和假性近视之说，请同学们以小组为单位，根据所学知识，讨论真性近视和假性近视的区别。

真性近视和假性近视的区别

（二）眼的感光功能

眼感受光刺激的细胞是视网膜上的感光细胞，外界物体在视网膜上所成的像会刺激感光细胞产生生物电信号并传入中枢，经视觉中枢分析处理后形成主观视觉。视网膜中存在着两种感光换能系统，即视杆系统和视锥系统。

1. 视杆系统的感光功能

视杆系统的感光细胞为视杆细胞（见图 9-9），视杆细胞对光的敏感度较高，能在昏暗的环境中感受弱光刺激而引起视觉。视杆系统的主要功能是暗光下视物，不能产生色觉，对物体细节的分辨能力较弱，又称晚光觉系统。

视杆细胞

视锥细胞

图 9-9　视杆细胞和视锥细胞

2. 视锥系统的感光功能

视锥系统的感光细胞为视锥细胞（见图 9-9），视锥细胞对光的敏感度较低，在强光下才能被激活。视锥系统的主要功能是白昼视物，可产生色觉，对物体细节的分辨能力强，又称昼光觉系统。

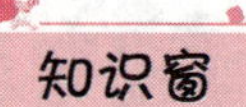

知识窗

视网膜的感光机制

1. 视杆细胞的感光机制

视杆细胞所含有的视色素称为视紫红质，视紫红质由视蛋白和视黄醛组成。视紫红质在明处分解，在暗处又可重新合成，其分解与合成的平衡点取决于光照的强度。在弱光下，视紫红质的合成速度大于分解速度，视网膜中处于合成状态的视紫红质数量增多，眼对光的敏感度升高；在强光下，视紫红质的分解速度大于合成速度，视网膜中处于合成状态的视紫红质数量减少，眼对光的敏感度降低，甚至失去感光能力。

视紫红质分解和合成的过程中，一部分视黄醛被消耗，这部分被消耗的视黄醛需要维生素 A 来补充，因此，维生素 A 长期摄入不足，会影响人在暗光中的视觉，引起夜盲症。

2．视锥细胞的感光机制

视锥细胞有三种，分别含有不同的视色素，能分别感受红、绿、蓝三种基本颜色。不同颜色的光刺激视网膜时，三种视锥细胞以不同的比例兴奋，将信息传入视觉中枢形成不同的色觉。例如，红、绿、蓝三种视锥细胞的兴奋比例为 4∶1∶0 时，形成红色视觉；兴奋比例为 2∶8∶1 时，形成绿色视觉；等比例兴奋时，形成白色视觉。

（三）与视觉有关的生理现象

1．视敏度

视敏度又称视力，是指人眼所能分辨的外界两个物点间最小距离的能力。

2．视野

视野是指单眼固定注视前方一点不动时，该眼所能看到的最大空间范围。视野受面部结构的影响，鼻侧和上侧的视野较小，颞侧和下侧的视野较大。此外，视野的大小也受所视物体颜色的影响，一般白色物体的视野最大，其次是黄色、蓝色、红色和绿色。

3．暗适应与明适应

当人长时间处于明处突然进入暗处时，最初看不清任何物体，经过一定的时间后，对光的敏感度逐渐升高，逐步能看清暗处的物体，这种现象称为暗适应。当人长时间处于暗处突然进入明处时，最初感到耀眼的光亮而看不清物体，稍待片刻才能恢复视觉，这种现象称为明适应。

（四）婴幼儿视觉的特点

婴幼儿的视觉在出生后 8 个月至 3 岁发育最快，一直延续到 6 岁左右，尤其是 1 岁前，是婴幼儿视觉发育的黄金时期。不同年龄婴幼儿视觉的特点如表 9-1 所示。

表 9-1 婴幼儿视觉的特点

年龄	视觉的特点
0～1 月龄	（1）视觉器官和视神经等尚未发育成熟，视力相当于成人的 1/30，眼肌调节能力差 （2）可以看到模糊的影像；瞳孔对光有反应，会眨眼；视力范围可达 20～25 cm，视野只有 45°左右
1～2 月龄	（1）视网膜上的视锥细胞已经能够分辨色彩，但不能真正识别各种颜色，视觉对比敏感度较弱，喜欢鲜艳的色彩和强烈的黑白对比 （2）在 1.5～2 月龄时，可以看清活动的物体，可以追视物体及光源

续表

年龄	视觉的特点
2～3 月龄	（1）2 月龄时具有短暂注视和两眼定视的能力 （2）可以区别面孔，区分黄色、红色及橙色 （3）有些婴儿可能出现斜视，经过一段时间的视觉练习，双眼协调水平会迅速提高，一般在 8 周之内可以自动矫正
3～4 月龄	（1）眼睛运动更加自如，视野可达 180°，具有追视能力 （2）4 月龄时已经可以展现出对某种颜色的偏爱，可以分辨出属于同一种颜色但深浅不同的两种色彩
4～5 月龄	（1）视觉进步很快，视网膜发育更加成熟，能由近看远，再由远看近，并且开始建立立体感 （2）会以视线寻找声音来源，或追踪移动物体 （3）可以渐渐盯住某一物体看几秒钟，拥有定视能力
5～6 月龄	（1）双眼聚焦能力逐渐发育成熟，可以自动调整自己的姿势，以便看清想要看的物体 （2）能够注意远处活动的事物，并可目测距离 （3）可以抓物，手眼协调能力开始发展
7～8 月龄	（1）几乎拥有和成人一样的视觉能力，拥有对轮廓、色彩、距离、体积等的感知能力 （2）感知远近、深浅的深度知觉也开始发展
9～10 月龄	（1）转眼自如，视线能随移动的物体上下左右移动；对于眼前突然消失的物体，会有寻物反应 （2）可以辨别物体的大小、形状及移动的速度，可以看到小物体、区分简单的几何图形、模仿面部表情
11～12 月龄	12 月龄时，视觉发育已经相当完善，开始对一些细小物体产生兴趣，并能区分简单的几何图形
1～1.5 岁	（1）视觉敏锐，视功能充分发展 （2）喜欢借眼引导手部活动，喜欢触摸所有看到的新事物，手眼协调能力快速发展 （3）能够分辨出物体的形状，并可以把不同形状的积木插到不同的插孔中
1.5～2 岁	（1）可以通过观察将物体配对，视觉精辨能力发展得更好 （2）可以细致地模仿看到的行为 （3）可以集中注意力观看动画片或书本上的图画
2～2.5 岁	（1）可以看见细小的东西，如爬行的小虫 （2）远距离视觉发展，能注视 3 m 远的小玩具，可以判断事物的远近，且视线能跟上快速移动的物体 （3）可以指出喜爱的颜色，视觉记忆能力增强
2.5～3 岁	可以分辨几何图形，并可以独立画圆、椭圆、长方形、三角形、梯形和菱形等图形

资料来源：中国就业培训技术指导中心，《保育员（基础知识）》，中国劳动社会保障出版社，2021 年。

探索二　婴幼儿耳的结构和功能

一、耳的结构

耳又称前庭蜗器，包括外耳、中耳和内耳三部分，如图 9-10 所示。

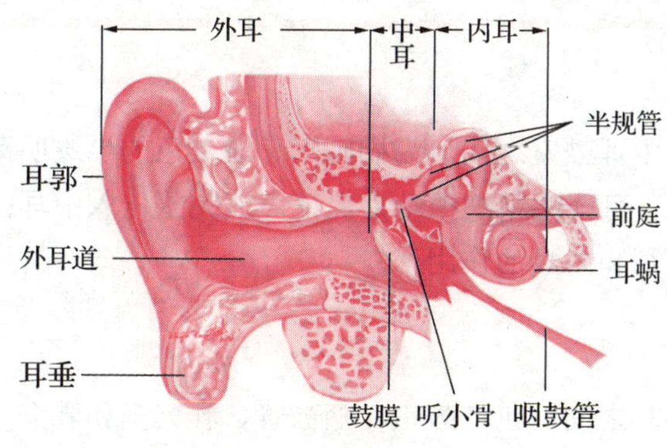

图 9-10　耳的结构

（一）外耳

外耳包括耳郭、外耳道和鼓膜。

1. 耳郭

耳郭主要由皮肤和弹性软骨构成，含有丰富的血管和神经。耳郭下方无软骨的部分称为耳垂；外侧面有外耳门，外耳门前方的突起称为耳屏。耳郭有收集声波、确定声源方向的作用。

2. 外耳道

外耳道是一条自外耳门至鼓膜的弯曲管道，成人长 2～2.5 cm，外 1/3 为软骨部，内 2/3 为骨性部。外耳道内表面覆盖一层皮肤，皮下组织很少，与下方的软骨膜或骨膜紧贴，不易移动，且皮肤内有丰富的感觉神经末梢，因此外耳道发生肿胀时痛感较强。此外，外耳道的皮肤内含有毛囊、皮脂腺和耵聍腺，耵聍腺的分泌物称为耵聍（俗称“耳屎”），有保护外耳道的作用。

婴幼儿的外耳道较成人窄，外耳道壁尚未完全骨化和愈合，且外耳道的皮肤较成人脆弱，因此在外力作用下容易破损感染，导致炎症的发生。

如何预防婴幼儿外耳道炎

知识窗

婴幼儿的耵聍需要清理吗

婴幼儿的耳部较为脆弱，正常情况下耳内的耵聍无须处理，因为外耳道本身有自洁功能，会将深处的耵聍排出。但是当耵聍特别多，甚至结块形成栓塞，影响听力或者导致外耳道疼痛或发炎时，应及时清理，但不要自行处理，而应到医院由专业人员进行外耳道冲洗或其他相应处理，因为直接用耳勺清理非常容易损伤外耳道，严重时甚至可能导致鼓膜损伤或穿孔。

3．鼓膜

鼓膜位于外耳道与中耳鼓室之间，为椭圆形、淡灰色的半透明薄膜，弹性强，质地坚韧。鼓膜在声波的作用下可产生精细振动，保证声波完整传入中耳；同时能承受一定的水压和气压，具有保护中耳和内耳的作用。

（二）中耳

中耳位于外耳和内耳之间，包括鼓室、咽鼓管、乳突窦和乳突小房。中耳的主要作用是将来自外耳的声音放大输入内耳，为下一步的听觉转导做准备。

1．鼓室

鼓室位于鼓膜与内耳之间，是不规则的含气小腔，室壁内面衬有黏膜。鼓室内有 3 块听小骨，分别是锤骨、砧骨和镫骨，三块小骨相互连接组成听骨链，如图 9-11 所示。听骨链可在声波通过振动方式传入内耳的过程中起到“增压减幅”的作用，既可以有效提高声波传递的效率，又可以减小振幅保护内耳。

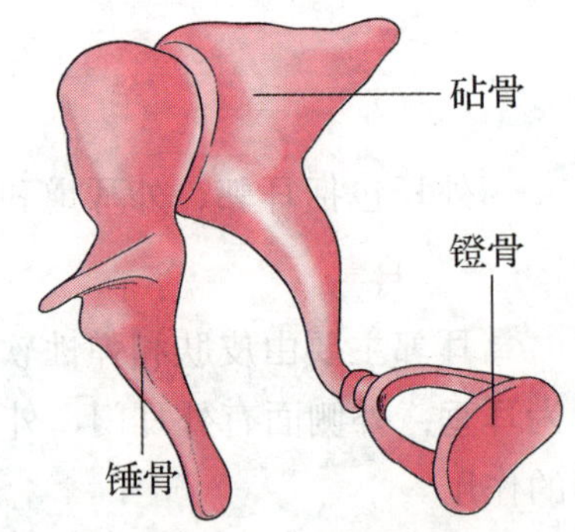

图 9-11　听骨链

2．咽鼓管

咽鼓管是连接鼓室和鼻咽部的通道，呈弓状弯曲，外 1/3 为骨部，内 2/3 为软骨部。咽鼓管软骨部的开口平时处于闭合状态，在做吞咽、张口或打哈欠等动作时会打开，以平衡中耳和外耳的气压，保持鼓膜正常振动。

婴幼儿的咽鼓管短且粗，走行方向比较平直（约呈水平），软骨部开口与鼓室开口几乎在同一水平面上，如图 9-12 所示。因此，婴幼儿咽部发生感染时，病原体极易侵入鼓室引起中耳炎。照护者应提高警惕，减少或避免危险因素。例如，不要让婴幼儿躺着吃奶，以防奶液通过咽鼓管流入中耳造成感染，引起中耳炎。

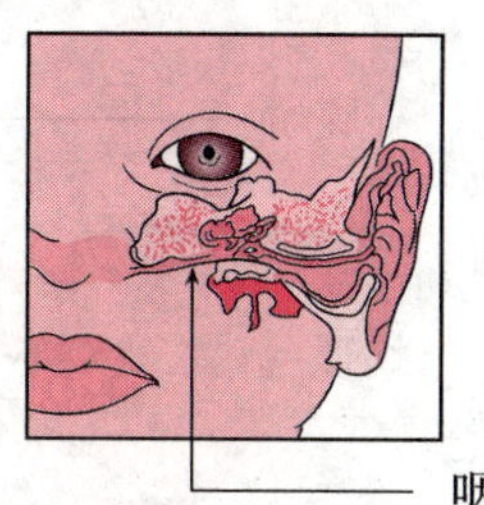
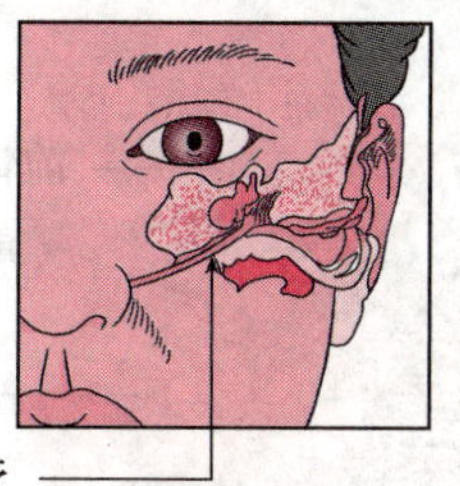

（a）婴幼儿的咽鼓管　（b）成人的咽鼓管

图 9-12　婴幼儿与成人的咽鼓管对比

知识窗

婴幼儿急性化脓性中耳炎

急性化脓性中耳炎是溶血性链球菌、金黄色葡萄球菌、肺炎链球菌等常见的化脓性致病菌侵入婴幼儿耳部引起的急性感染。婴幼儿患病后常出现耳痛、听力减退和鼓膜充血等，严重时甚至会有脓液从鼓膜穿孔处流出。婴幼儿出现此种情况时，应及时带其就医。同时，平时应加强婴幼儿的体格锻炼，防止呼吸道感染，积极治疗邻近器官的病灶，以防引发该病。

3．乳突窦和乳突小房

乳突窦是位于鼓室后上方的含气空腔，前方与鼓室相连通，后下方与乳突小房相连通，乳突小房是颞骨乳突部的含气小腔，如图 9-13 所示。

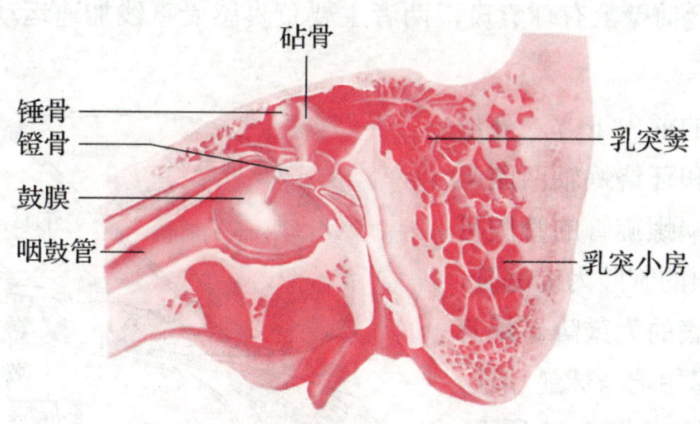

图 9-13　乳突窦和乳突小房

（三）内耳

内耳又称迷路，由骨迷路和膜迷路构成，骨迷路是骨性管道，膜迷路是位于骨迷路内的膜性管道。由后向前，骨迷路分为骨半规管、前庭和耳蜗，膜迷路分为膜半规管、椭圆囊与球囊、蜗管，如图 9-14 所示。

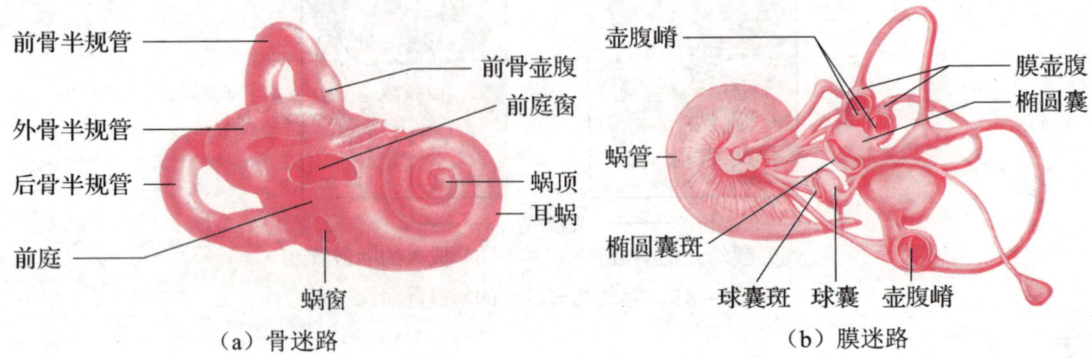

图 9-14　骨迷路和膜迷路

1. 骨半规管和膜半规管

骨半规管由三个 C 形骨性管道组成，分别为前骨半规管、后骨半规管和外骨半规管。每个骨半规管由两个骨脚连于前庭。其中一个骨脚膨大，称为壶腹骨脚，膨大处称为骨壶腹。膜半规管的形态与骨半规管相似，在骨壶腹内有相应的膨大，称为膜壶腹，每个膜壶腹的壁上有隆起的壶腹嵴，壶腹嵴是位觉感受器。

2. 前庭

前庭位于骨迷路中部，是一个不规则的腔隙，与耳蜗和骨半规管相通。其外侧壁即鼓室的内侧壁，上有前庭窗和蜗窗。

3. 椭圆囊和球囊

椭圆囊和球囊位于前庭。椭圆囊在后上方，球囊较小，在前下方。椭圆囊内底和前壁上有椭圆囊斑，球囊前壁上有球囊斑，两者主要负责感受直线加速运动和减速运动。

4. 耳蜗和蜗管

耳蜗位于前庭的前内下方，外形像蜗牛壳，由蜗轴和环绕蜗轴两圈半的蜗螺旋管组成。蜗螺旋管的管腔可分为三部分：近蜗顶的管腔为前庭阶，中间为蜗管，近蜗底的为鼓阶。蜗管套在蜗螺旋管内，起始端与球囊相连，其基底膜上有螺旋器，如图 9-15 所示。螺旋器是听觉感受器，由毛细胞和支持细胞等组成。每个毛细胞的顶部有上百条呈阶梯状整齐排列的听毛，同时毛细胞的顶部与蜗管内淋巴接触，底部与鼓阶外淋巴接触，这些共同构成感受声波的结构基础。

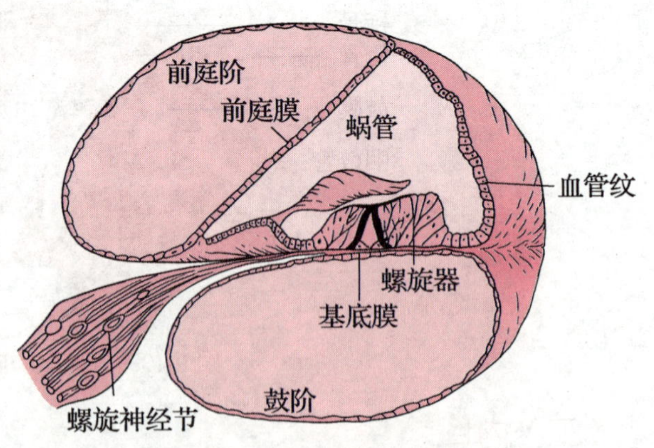

图 9-15　蜗螺旋管的结构

二、耳的功能

（一）外耳和中耳的传音功能

声波传入内耳主要有气传导和骨传导两种途径，以气传导为主。

1. 气传导

声波经外耳道引起鼓膜振动，再经听骨链和前庭窗传入耳蜗，这种途径称为气传导。

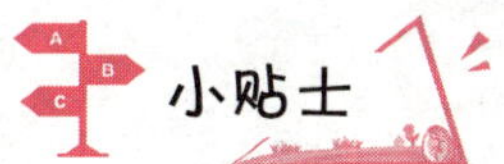

小贴士

当鼓膜大穿孔或听骨链严重损坏时，声波也可通过外耳道和鼓室内的空气传至蜗窗，再传入耳蜗，使听觉功能得到部分代偿，但这种传导途径的效能较低，会导致听力大为减弱。

2. 骨传导

声波可直接引起颅骨振动，经颅骨和耳蜗骨壁传入耳蜗，这种传导途径称为骨传导。骨传导的效能比气传导低得多，在引起正常听觉中的作用较小。

知识窗

传音性耳聋和感音性耳聋

当外耳道或中耳发生病变时，气传导途径受损，气传导的作用减弱而骨传导的作用相对增强，此时引起的听力障碍称为传音性耳聋；当耳蜗发生病变时，气传导和骨传导的作用均减弱，此时引起的听力障碍称为感音性耳聋。

（二）内耳的感音换能功能

声波传入内耳引起基底膜和蜗管内淋巴振动，毛细胞顶部的听毛随之发生位移、变形，导致毛细胞产生感受器电位（适宜刺激引起感受器产生的渐变的非传导性电位变化），继而引起耳蜗听神经纤维产生动作电位。听觉冲动到达大脑皮质的听觉中枢产生听觉。

（三）婴幼儿听觉的特点

胎儿尚在子宫时便有听觉。婴幼儿刚出生时，由于鼓室内没有空气，因此听觉较差。出生后 3～7 天，听觉已经发展得相当良好。足月时，已有良好的听觉灵敏度，50 dB 以上的声响可引起呼吸改变、惊跳反射、眨眼或啼哭。3～4 个月时，听到声音后可将头转向声源，听到悦耳的声音会出现微笑等反应。7～9 个月时，能够确定声源，并能区别语言的意义。13～16 个月时，可寻找不同响度的声源。4 岁时，听觉发育已经完善。

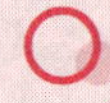

探索三　婴幼儿皮肤的结构和功能

一、皮肤的结构

皮肤覆盖在人体表面，是人体最大的器官，约占体重的 15%，展开面积有 1.5～2 m^2。其厚度因部位不同而略有差异，足底的皮肤最厚，有 4～5 mm，眼皮处的皮肤最薄，不到 1 mm。

皮肤由表皮、真皮、皮下组织和皮肤附属器（包括汗腺、皮脂腺、毛发和甲）组成，如图 9-16 所示。

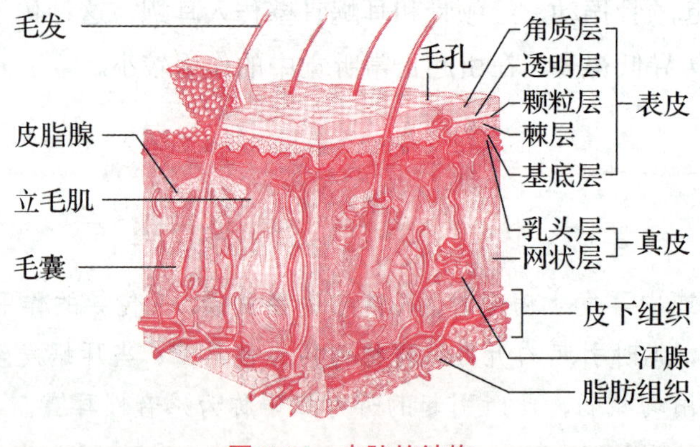

图 9-16　皮肤的结构

（一）表皮

表皮是皮肤最外面的一层，主要由角质形成细胞、黑素细胞、朗格汉斯细胞和梅克尔细胞构成。

1. 角质形成细胞

角质形成细胞是表皮的主要构成细胞，占表皮细胞的 80%以上，其特征为分化过程中可产生角蛋白。角蛋白的吸水能力较强，一般含水量不低于 10%。角蛋白含水量过低，会导致皮肤干燥，甚至出现鳞屑或皲裂。根据分化阶段和特点，角质形成细胞分为五层，由浅至深分别为角质层、透明层、颗粒层、棘层和基底层。

如何防止婴幼儿皮肤受损

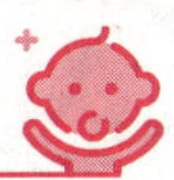

（1）角质层

角质层位于表皮的最上层，由5～20层已死亡的扁平细胞构成，在手掌和足底部位可达40～50层。这些细胞上下重叠排列，紧密结合成板层状结构，非常坚韧，是人体重要的屏障。

婴幼儿的角质层薄且容易脱落，容易被外物渗透或摩擦受损。

（2）透明层

透明层位于角质层和颗粒层之间，仅见于掌跖的表皮中，由2～3层扁平细胞构成。

（3）颗粒层

颗粒层位于棘层的上方，在角质层薄的部位（如眼皮表皮）由1～3层梭形细胞或扁平细胞构成，在掌跖等部位可厚达10层。

（4）棘层

棘层位于基底层的上方，由4～8层多边形的棘细胞构成。

（5）基底层

基底层位于表皮的最底层，由一层立方形或圆柱形细胞构成。本层细胞有极强的增殖能力，增生的细胞逐渐向表层推移，形成表皮的各层细胞。

2．黑素细胞

黑素细胞位于基底层，约占基底层细胞总数的10%，如图9-17所示。黑素细胞能产生黑色素，黑色素可以遮挡和反射紫外线，保护真皮及深部组织。此外，黑色素含量的多少，可决定皮肤颜色的深浅。

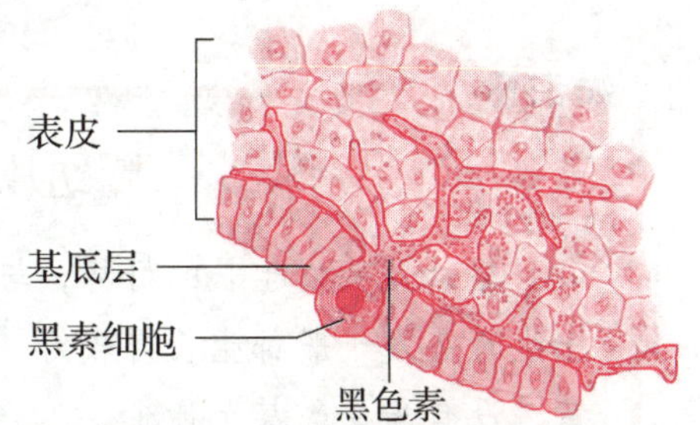

图9-17 黑素细胞

3．朗格汉斯细胞

朗格汉斯细胞呈树枝状，多分布于棘层，占表皮细胞总数的3%～5%。朗格汉斯细胞具有吞噬功能，可识别、处理和呈递抗原，参与免疫反应及同种异体移植的排斥反应，是一种重要的免疫细胞。

4．梅克尔细胞

梅克尔细胞多分布于基底层细胞之间，胞质中含有许多神经内分泌颗粒，可能具有触觉感受器的功能。

（二）真皮

真皮位于表皮之下，由浅至深分为乳头层和网状层，两层之间无明显界限。乳头层为凸向表皮底部的乳头状隆起，内含丰富的毛细血管、毛细淋巴管和神经组织。网状层较厚，位于乳头层下方，有较大的血管、淋巴管和神经穿行。

真皮在组织学上属于不规则的致密结缔组织，主要由纤维组成，纤维之间有少量的基质和细胞成分。真皮中的纤维主要是胶原纤维、网状纤维和弹性纤维。其中，胶原纤维在真皮中含量最丰富，韧性大，抗拉力强，但缺乏弹性；网状纤维本质上属于未成熟的胶原纤维；弹性纤维可保持皮肤弹性，并起到支撑皮肤及其附属器的作用。

（三）皮下组织

皮下组织位于真皮下方，向下与肌膜等组织相连，主要由疏松结缔组织及脂肪小叶组成，又称皮下脂肪层。皮下组织含有血管、淋巴管、神经和汗腺等。皮下组织的厚度随部位、性别及营养状况的不同而有所差异。

（四）皮肤附属器

1. 毛发

毛发位于皮肤以外的部分称为毛干；位于皮肤以内的部分称为毛根；毛根末端的膨大部分称为毛球，毛球被上皮细胞和结缔组织形成的毛囊包裹；毛球下端凹陷，结缔组织、神经末梢和毛细血管凸入其中，形成毛乳头，毛乳头可为毛球提供营养。毛囊的一侧附有立毛肌，收缩时可使毛发竖立。

知识窗

婴幼儿头发稀黄是营养不良吗

婴幼儿头发生长的好坏，与营养有一定的关系。如果胎儿期营养充足，婴幼儿出生时头发一般都生长得较好。但是如果婴幼儿在出生后营养摄入不足，头发会发黄、没有光泽，甚至稀少。

有的婴幼儿头发虽然不多，但有光泽，发量与父母相似，且身长（高）和体重都增长良好，则不必过于担心。对于头发稀少且伴有营养不良性疾病（如贫血、佝偻病、消化不良等）的婴幼儿，则应及时带其去医院治疗。

2. 皮脂腺

皮脂腺存在于掌跖和指（趾）屈侧以外的全身皮肤，尤以头面部及胸背上部为多。皮脂腺的主要作用是分泌皮脂润滑皮肤和毛发，防止皮肤干燥。

3. 汗腺

根据结构和功能，汗腺分为局泌汗腺和顶泌汗腺。

（1）局泌汗腺

局泌汗腺又称外泌汗腺，除唇部、鼓膜、甲床、乳头、包皮内侧、龟头、小阴唇及阴蒂外，遍布全身。局泌汗腺分泌汗液，有调节体温和排出部分代谢产物等作用。

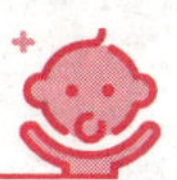

（2）顶泌汗腺

顶泌汗腺主要分布在腋窝、乳晕、脐周、肛周、包皮、阴阜和小阴唇，偶见于面部、头皮和躯干。顶泌汗腺分泌黏稠的乳状液，其分泌主要受性激素影响，青春期分泌旺盛。

婴幼儿汗腺发育不完善，出汗所需温度稍高于成人，且汗腺的密度大于成人，因此容易出现痱子。同时，婴幼儿通过出汗调节体温的能力差，特别容易受环境温度的影响，因此当婴幼儿（尤其是新生儿）有发热症状时，禁止捂汗，否则体温可能会持续升高，造成不可逆的损伤。

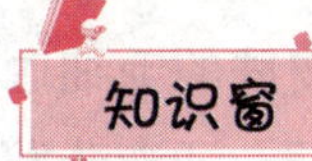

如何区分湿疹和痱子

（1）起因不同：湿疹的病因非常复杂，主要包括食物过敏、环境过敏、感染及皮肤屏障功能障碍（主要原因是干燥和摩擦等）等；痱子是由汗液排出不畅滞留于皮内导致的。

（2）发生时间不同：湿疹一年四季都可发生，痱子高发于夏季。

（3）发生部位不同：湿疹多发于干燥、易摩擦部位，如面颊部、耳后和肘窝等；痱子多发于闷热、多汗部位，如颈部、腋下、腹股沟和后背等。

（4）形态不同：湿疹在开始时表现为皮肤发红，上面有针尖大小的红色丘疹，融合成片；痱子表现为丘疹中央有小白点，颗粒分明，常成批出现并迅速增多。

4. 指（趾）甲

指（趾）甲是表皮角质层细胞增厚形成的板状结构，位于手指和足趾远端的背侧面，对指（趾）尖端起保护作用。正常的指（趾）甲外观红润有光泽，坚韧，呈弧形，末端受压可变白，压力解除后立刻恢复红润。

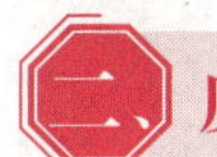

二、皮肤的功能

（一）保护功能

皮肤可以保护体内的组织免受外界有害因素的损伤，也可以阻止体内水分、电解质及营养物质的丢失。不过，婴幼儿的皮肤薄嫩，保护功能较差且易受到损伤，外界的化学性物质易经皮肤渗入机体而引起中毒，物理性刺激（如摩擦、挤压、冲击及紫外线辐射等）易致皮肤损伤。

（二）感觉功能

皮肤内含有丰富的感觉神经末梢，可以感受外界的各种刺激，产生不同的感觉，如触觉、痛觉、压觉、痒觉、冷觉和温觉等。新生儿最早出现的感觉就是皮肤感觉。

（三）分泌和排泄功能

皮肤的分泌功能是指汗腺分泌汗液，皮脂腺分泌皮脂。汗液与皮脂混合可形成乳化皮脂膜，具有滋润和保护皮肤、毛发等作用。皮肤的排泄功能是指皮肤通过出汗排出体内代谢产生的废物，如尿酸和尿素等。

（四）体温调节功能

皮肤可通过血液循环和汗液蒸发对体温进行调节。当外界温度较高时，皮肤的毛细血管网开放，体表血流量增多，使皮肤散热，体温不致过高；同时人体大量出汗，汗液蒸发带走身体的部分热量，也可起到降低体温的作用。

婴幼儿皮肤的散热面积相对较大，当外界温度过低时，婴幼儿散热比成人多，易受凉，甚至出现皮肤冻伤。

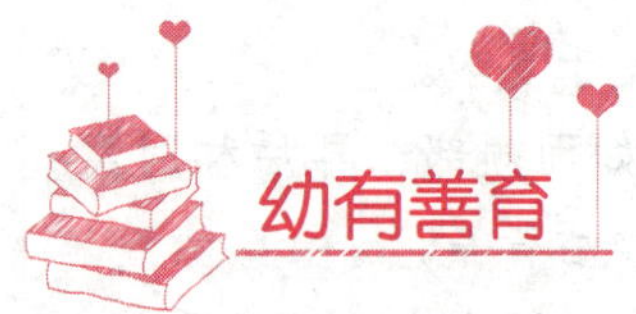

幼有善育

行动起来，共护婴幼儿眼、耳健康

为提升儿童健康水平，促进儿童早期发展，加强婴幼儿养育照护指导，强化医疗机构通过养育风险筛查与咨询指导、父母课堂、亲子活动、随访等形式，指导家庭养育人掌握科学育儿理念和知识，提高婴幼儿健康养育照护能力和水平，2022 年 11 月 19 日，国家卫生健康委办公厅印发《3 岁以下婴幼儿健康养育照护指南（试行）》（以下简称《指南》）。

《指南》中明确给出了眼、耳疾病的防控与照护方法，具体内容如下。

1．眼病的防控与家庭照护

指导养育人提高对视力不良和近视的防控意识，引导家庭定期主动接受儿童眼保健和视力检查服务，完成各年龄阶段的眼病筛查、视力和“远视储备量”的监测，以早期发现和治疗早产儿视网膜病变、先天性白内障、视网膜母细胞瘤等致盲性眼病，预防近视的发生。

日常养育照护中应保证婴幼儿充足睡眠、均衡膳食和户外活动时间，减少持续近距离用眼时间，保持婴幼儿眼部清洁卫生。2 岁以内不建议观看或使用电子屏幕，2 岁以上观看或使用电子屏幕时间每天累计不超过 1 h，每次使用时间不超过 20 min。如婴幼儿出现以下症状应及时就诊：不能追视、对外界反应差；看东西时凑近、眯

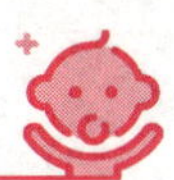

眼、皱眉、斜眼、歪头；瞳孔区发白、畏光、流泪、眼部发红或有脓性分泌物等。

2．听力障碍的预防与家庭照护

指导家庭积极主动接受儿童耳及听力保健服务，注意观察儿童对声音的反应和语言发育的情况。日常养育中，应远离强声或持续噪声环境，避免儿童去有强工业噪声、娱乐性噪声的场所；避免儿童使用耳机；洗澡或游泳时防止呛水和耳部进水；不要自行清洁外耳道，避免损伤；避免头部、耳部外伤和外耳道异物；儿童罹患腮腺炎或脑膜炎后，应注意观察其听力变化。

如发现儿童有以下情形之一，应及时就诊，接受进一步评估：耳部及耳周皮肤异常；外耳道有分泌物或异常气味；有拍打或抓挠耳部的动作；有耳痒、耳痛、耳胀等症状；对声音反应迟钝，或有语言发育迟缓的表现；头常常往一侧歪，或对呼唤无回应。

资料来源：国家卫生健康委办公厅，《3 岁以下婴幼儿健康养育照护指南（试行）》，中华人民共和国国家卫生健康委员会官网，2022 年 11 月 28 日

探索四　婴幼儿感觉器官的保健要点

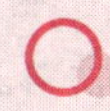

一、眼的保健要点

（一）定期检查视力

定期带婴幼儿检查视力是及时发现婴幼儿视力异常的有效措施。一般来说，新生儿期检查 2 次；婴儿期检查 4 次，分别在 3 个月、6 个月、8 个月和 12 个月时检查 1 次；幼儿期检查 4 次，分别在 18 个月、24 个月、30 个月和 36 个月时检查 1 次。

（二）避免强光刺激

婴幼儿的眼睛尚未发育完善，光线过强会导致婴幼儿结膜充血、眼周发红，并可伴有流泪和刺痛，还可能会刺激角膜和视网膜，导致视力模糊和视物不清，严重者甚至可能会出现永久性失明。

此外，婴幼儿长时间使用电子产品也会造成视力下降，视网膜上的感光物质视紫红质消耗会加快。因此，应保证婴幼儿每次看电子屏幕的时间不超过 20 min，同时保证室内亮度接近电子屏幕的亮度。

（三）防止眼外伤

照护者要告诫婴幼儿不要拿着尖锐的物品奔跑，以免摔倒刺伤眼睛；使用强酸和强碱等洗涤剂时要避开婴幼儿，以免灼伤婴幼儿的眼睛，如果不慎将洗涤剂弄进婴幼儿的眼睛，应马上用清水彻底为其冲洗，并立即带其去医院做进一步处理。

（四）提供适量的护眼食品

婴幼儿的眼睛在生长发育过程中需要充足的营养，照护者应为婴幼儿提供适量的护眼食品。例如，菠菜含有丰富的叶黄素，能预防视网膜黄斑病变，同时含有丰富的胡萝卜素（可转化成维生素 A），能预防眼干和夜盲症；胡萝卜含有丰富的胡萝卜素，能预防眼干和夜盲症；蛋黄含有丰富的叶黄素和玉米黄素（类胡萝卜素），能减少紫外线对眼睛的伤害、预防视网膜黄斑病变。

二、耳的保健要点

（一）定期检测听力

婴幼儿出生后 3～5 天需要进行常规的听力筛查。如果听力筛查没有通过，需要在出生后 42 天到指定的有资质的医疗机构进行听力复筛。如果仍未通过，需要在出生后 3 个月进行第一次听力确诊。如果确诊为轻中度耳聋，需在出生后 6 个月进行第二次听力确诊；如果确诊为重度耳聋，需要提前到出生后 4 个月进行第二次听力确诊。如果第二次仍然确诊为耳聋，需要及时采取助听措施，如戴骨导助听器，并遵医嘱定期检测听力。

（二）避免噪声影响

婴幼儿在出生后 1 个月便已经具备较为完善的听觉，但由于婴幼儿的鼓膜和听觉细胞较为脆弱，对噪声十分敏感，因此长期处在 70 dB 以上的噪声环境中，听觉系统就会受到损害。噪声经常达到 80 dB，会使婴幼儿出现头痛、头昏、耳鸣、情绪紧张及记忆力减退等症状，还会引起精神萎靡、烦躁不安、消化不良及食欲不振等，甚至使内分泌发生紊乱，妨碍婴幼儿身心健康与智力发育。高分贝（>100 dB）的噪声还会导致听力的永久性损伤。照护者应确保婴幼儿远离噪声源，选择相对安静、远离喧闹的街道和工厂的居住环境；平时带婴幼儿外出活动时，也应选择植被茂盛的公园等较安静的地方；此外，还要避免给婴幼儿戴耳机听歌等，以免损伤其鼓膜和听觉细胞。

小贴士

在安静的环境中，30 dB 左右的声音就已属于噪声，50 dB 以上就会影响人休息，90 dB 以上就会损害人的听力。一般来说，人正常说话的声音为 40～60 dB，大声喊叫时可达 70～80 dB。

三、皮肤的保健要点

（一）冬季皮肤保健要点

冬季寒冷干燥，婴幼儿皮肤的分泌功能尚未发育完善，皮肤很容易干裂、脱屑。因此照护者尽量不要用肥皂等碱性清洁用品为婴幼儿洗手、洗脸、洗澡等，且每次清洗后要及时为婴幼儿涂抹专用的护肤品，以增强对皮肤的滋润和保护。

（二）夏季皮肤保健要点

（1）夏季炎热，婴幼儿汗腺尚未发育完善，容易生痱子，照护者应尽可能给婴幼儿穿宽松、透气的棉质衣物，也可适当使用空调。

（2）夏季蚊虫多，照护者需适当为婴幼儿涂抹防蚊虫液，避免发生过敏性皮炎。

（3）夏季阳光强烈，紫外线强，为保护婴幼儿娇嫩的皮肤，应避免其正午在户外活动。若必须外出，要做好防晒，以防婴幼儿的皮肤被晒伤。

项目检测

一、单项选择题

1．眼的折光系统不包括（　　）。

A．角膜　　B．房水　　C．玻璃体　　D．视网膜

2．巩膜属于眼球壁的（　　）。

A．外膜　　B．内膜　　C．眼副器　　D．中膜

3．中耳中传导声波最重要的结构是（　　）。

A．鼓膜　　B．咽鼓管　　C．听骨链　　D．乳突窦

4．黑素细胞存在于表皮的（　　）。

A．透明层　　B．棘层　　C．颗粒层　　D．基底层

5. 眼球的前后径过长或折光系统的折光能力过强会造成（　　）。

A. 近视　　B. 远视　　C. 散光　　D. 复视

6. 眼的调节功能不包括（　　）。

A. 晶状体的调节　　B. 瞳孔的调节
C. 眼球会聚　　D. 角膜的调节

7. 睫状肌收缩可使（　　）。

A. 角膜曲度增大　　B. 瞳孔缩小
C. 晶状体曲度减小　　D. 晶状体曲度增大

8. 听觉的感受器是（　　）。

A. 蜗管螺旋器　　B. 球囊斑　　C. 壶腹嵴　　D. 前庭

9. 连接鼓室和鼻咽部的通道是（　　）。

A. 蜗管　　B. 咽鼓管　　C. 乳突窦　　D. 外耳道

二、填空题

1. 眼的折光系统包括________、________、________和________。

2. 骨迷路分为________、________和________，膜迷路分为________、________、________和________。

3. 皮肤由________、________、________和皮肤附属器组成。

4. 真皮由浅至深可分为________和________。

三、简答题

1. 晶状体在视觉形成过程中具有哪些作用？婴幼儿的晶状体有何特点？

2. 简述婴幼儿耳的结构。

3. 婴幼儿的皮肤与成人相比，有何不同之处？

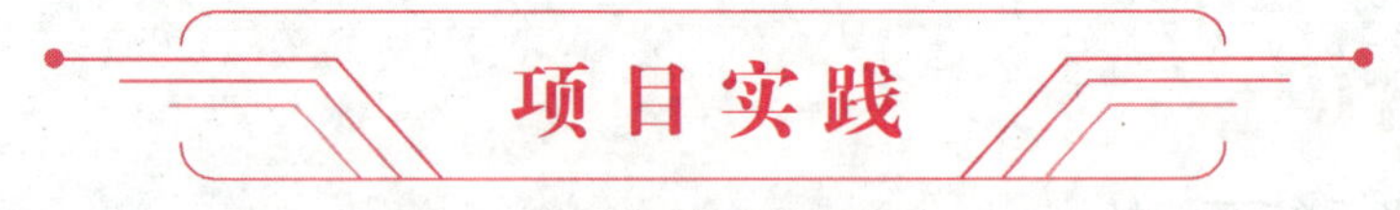

项目实践

寻感官奥秘，探奇妙世界

【活动背景】视、听、摸……都是婴幼儿最基本的感知世界的方法，而不同的感官对同一种事物也会有不一样的感受。因此，了解自己的感官，充分利用不同的感官去感受事物，有助于婴幼儿全方位地认识事物、探索世界。

【活动要求】以小组为单位，以“寻感官奥秘，探奇妙世界”为主题设计一次婴幼儿感官探索活动。具体要求如下：

（1）根据本项目所学知识，结合活动主题和婴幼儿的学习能力，安排活动内容。